新・精神保健福祉士シリーズ 5

精神障害リハビリテーション論

福祉臨床シリーズ編集委員会編

責任編集＝ 古屋龍太・森山拓也

弘文堂

はじめに—精神障害リハビリテーションとリカバリー

　精神保健福祉士（以下、「MHSW」と略す）は、何をする人であろうか。さまざまなメンタルヘルスの課題を背負った方々に対する、相談面接や支援調整、権利擁護などがまず思い浮かぶであろうが、それだけではない。MHSW は、さまざまな社会資源の開拓に取り組み、精神障害のある方々のリハビリテーション活動を担ってきている。歴史的にも早くからMHSW は、精神科病棟やデイケアをはじめとした精神科医療現場で、あるいは地域の支援機関で、新たな資源開発に取り組みながら、さまざまなリハビリテーションの実践を重ねてきている。

　リハビリテーションというと、ともすると障害のある人の機能回復訓練がイメージされる。しかし、精神障害リハビリテーションはそれだけに留まらない。支援を要する人固有の個人の問題として機能の回復に焦点づけるのではなく、その人の生きる環境や社会のあり方などを含めて、全体状況の中で生きる個人として考え、社会参加に向けたかかわりを構築することが、MHSW にとってのリハビリテーション実践となる。

　しかし、精神障害リハビリテーションは、MHSW ひとりだけで成し遂げられるものではない。多職種・多機関の同僚や仲間と協働しながらのチーム作業になる。自身の MHSW としての視座や価値が明確でないと、他者と差異を共有していくことはできない。MHSW として、精神障害のある人の社会参加に向けてどのように相談支援を展開できるのか、具体的なリハビリテーション現場でどのような取組みが為されているのか、本書を通して学んでほしい。

　また、精神障害リハビリテーションは、年々その姿を変えてきている。かつての病院内活動から地域社会へ、医師の指示の下でなされていた医学的リハビリテーションから、多職種協働による心理社会的リハビリテーションへ、専門職主導から当事者主体へ、徐々に重点は移りつつある。それとともに、リカバリーやレジリエンス、ピアサポートやハームリダクション等の新しい言葉や考え方が現場にも浸透してきている。

　本書で紹介されているさまざまなリハビリテーションプログラムを学ぶことを通して、固定的に考えられていた「精神障害」の見方も変わってくるであろう。当事者研究やオープンダイアローグは、当事者を主体とした新たな支援の哲学と思考の枠組みを提示しており、専門職を名乗る側のあり方も問われてきている。ぜひ本書を通じて、時代状況を変えていこうとする新しい知の枠組みを学んでほしい。

一方で、リカバリーという体験は、障害を負った方々に固有のことではない。ある日突然、未曽有の災害に襲われ、愛する大切な人を喪い、生活のすべてを瞬時に喪失した体験をした人々にとっても、リカバリーは切実なテーマである。経済的復興や街の再生だけでなく、あらためて生きなおしていくための希望や夢、めざす目標や見通しが必要である。リカバリー志向のプログラムは当事者を中心に組み立てられる必要があり、むしろ専門職が成し得ることは、とても限られた支援であることを自戒しておく必要がある。

　私たちの目の前に、支援を必要とする人々がいる。不安を抱えながらも、自らの足で立ち上がり、自分自身で歩こうと、もがき苦しむ人がいる。MHSWの仕事は、既設のレールに乗せたり、移動手段の車を調達してくることではない。ましてや、その人々を一身に背負うことではない。パターナリズムに基づく安直なサービス提供や代理行為は、当事者をますますパワーレスに陥れる。MHSWにできるのは、ともにその場にたたずみ、歩くための方策をともに考え、課題と目標をまず明らかにすることである。そして共有された目標に向けてできることから始め、当事者自身が最初の一歩を踏み出すのを支え、一緒に行動していくことである。

　そのためにも、MHSWをめざす人には、現場で出会う精神障害のある人たちの生き方やあり方から学び、自身はMHSWとして何ができるのか、何を為さねばならないかを考えて欲しい。同じ時空を共有し、生きる喜びや哀しみをともにする体験を重ねていきながら、精神障害リハビリテーションに係るMHSWの実践の意味を見つけていってほしい。

　諸外国に比べて、著しく時代遅れで無作為なままの日本の精神保健医療福祉システムを、当事者主体に転換するために、MHSWの日々の地道な実践はある。現場のMHSWたちの個々の実践体験を踏まえて、経験として紡ぎだされてきた言葉を学びながら、この国の精神保健医療福祉の現状を少しでも変革していくための視座と論理を獲得してほしい。

　さまざまな地域や現場で、これからMHSWとして働く読者の皆さんにとって、このテキストが地図となり、新たな一歩を踏み出すための足がかりになれば幸いである。

2023年3月

責任編者を代表して

古屋龍太

目次

精神障害リハビリテーション論 (30 時間)〈シラバスと本書との対応表〉

ねらい（目標）			
①精神障害リハビリテーションの概念とプロセス及び精神保健福祉士の役割について理解し、援助場面で活用できる。 ②精神障害リハビリテーションプログラムの知識を援助場面で活用できる。 ③精神障害リハビリテーションの実施機関と精神障害リハビリテーションプログラムの関連について理解し、援助場面で活用できる。			

教育に含むべき事項	想定される教育内容の例		本書との対応
大項目	中項目	小項目（例示）	
①精神障害リハビリテーションの理念、定義、基本原則	1 精神障害リハビリテーションの理念と定義	● リハビリテーションの理念 ● 権利の回復 ● 生活環境への適応 ● 技能の育成 ● 自尊心の回復 ● 環境面への介入	第1章1節
	2 医学的・職業的・社会的・教育的リハビリテーション	● 医学的リハビリテーション ● 職業的リハビリテーション ● 社会的リハビリテーション ● 教育的リハビリテーション	第1章2節
	3 精神障害リハビリテーションの基本原則	● 基本原則	第1章3節
	4 精神障害リハビリテーションとソーシャルワークとの関係	● 障害とニーズ ● 個人への介入 ● 環境への介入	第1章4節
	5 地域及びリカバリー概念を基盤としたリハビリテーションの意義	● リカバリー概念 ● ストレングスモデル ● 地域を基盤とした精神障害リハビリテーションの意義	第1章5節
②精神障害リハビリテーションの構成及び展開	1 精神障害リハビリテーションの対象		第2章1節
	2 チームアプローチ	● 多職種連携	第2章2節
	3 精神障害リハビリテーションのプロセス	● ケースの発見 ● インテーク ● アセスメント ● プランニング ● 支援の実施 ● モニタリング ● 支援の終結と事後評価	第2章3節
	4 精神障害リハビリテーションにおける精神保健福祉士の役割		第2章4節

教育に含むべき事項	想定される教育内容の例		本書との対応
大項目	中項目	小項目（例示）	
③精神障害リハビリテーションプログラムの内容と実施機関	1 医学的リハビリテーションプログラム	● 認知行動療法 ● 行動療法 ● 作業療法 ● 健康自己管理のプログラム ● 依存症回復プログラム ● デイ・ケアプログラム ● 実施機関（精神科病院、精神保健福祉センター等）	第3章1節
	2 職業的リハビリテーションプログラム	● 就労準備プログラム ● 援助付雇用プログラム ● IPS モデル ● 復職支援プログラム ● 就労定着プログラム ● 実施機関（就労移行支援事業所、就労継続支援事業所等）	第3章2節
	3 社会的リハビリテーションプログラム	● 社会生活技能訓練 ● 心理教育プログラム ● WRAP ● 生活訓練プログラム ● 地域移行プログラム ● 実施機関（生活訓練事業所、地域活動支援センター、共同生活援助、保護観察所等）	第3章3節
	4 教育的リハビリテーションプログラム	● 特別支援教育プログラム ● 障害学生支援プログラム ● 実施機関（特別支援学校、放課後等デイサービス、児童発達支援等）	第3章4節
	5 家族支援プログラム	● 家族心理教育 ● 家族による家族支援プログラム ● 実施機関（セルフヘルプグループ等）	第3章5節
④精神障害リハビリテーションの動向と実際	1 精神障害当事者や家族を主体としたリハビリテーション	● ピアサポートグループとピア活動 ● ピアスタッフ ● 家族による家族支援 ● 当事者プログラム	第4章1節
	2 依存症のリハビリテーション		第4章2節

注）この対応表は、厚生労働省が発表したシラバスの内容が、本書のどの章・節で扱われているかを示しています。

全体にかかわる項目については、「本書との対応」欄には挙げていません。

「想定される教育内容の例」で挙げられていない重要項目については、独自の視点で盛り込んであります。目次や索引でご確認ください。

第1章 精神障害リハビリテーションの理念、定義、基本原則

精神障害リハビリテーションとは、精神障害などメンタルヘルス上の課題をもつ人びとが、地域社会に溶け込んで、学業や仕事、人付き合いなど日常生活をその人らしく暮らせるように、その人自身の技能の向上を促進するとともに、支援的な環境の開発に取り組むことである。その基盤となる考え方を学ぶ。

1

精神障害リハビリテーションの理念と定義について、歴史を踏まえて学ぶ。権利の回復、生活環境への適応、技能の育成、自尊心の回復、環境面への介入といった観点について理解する。

2

精神障害リハビリテーションは、医療、職業、教育、社会の4領域を中心に発展してきた。それぞれの領域の主たる内容について学び、その広がりについても触れる。

3

リカバリー志向、パーソンセンタードアプローチ、地域社会への統合、希望を中心とした個別化された支援、などの精神障害リハビリテーションの原則を学ぶ。

4

障害の捉え方の変化と精神障害によって生じるさまざまな支援ニーズを理解し、リハビリテーション過程における個人および環境へのソーシャルワーク介入の視点と方法を学ぶ。

5

精神保健福祉領域における、リカバリーとストレングスモデルの概念を学ぶことで、地域を基盤としたリハビリテーションの意義について理解を深める。

1. 精神障害リハビリテーションの理念と定義

A. リハビリテーションの理念

世界保健機関
WHO: World Health
Organization
「全ての人びとが可能な
最高の健康水準に到達す
ること」を目的として、
1948 年に設立された国
連の専門機関。

　「リハビリテーション」という言葉を聞くと、病院での機能回復訓練などを思い浮かべる人は多いことであろう。しかし**世界保健機関（WHO）**による 2017 年の定義では、「リハビリテーションとは、環境との相互作用の中で、健康状態のある個人の機能を最適化し、障害を軽減することを目的とする一連の介入のことである。健康状態には疾病、障害、傷害、外傷のほか、妊娠、老化、ストレス、先天性異常、遺伝的素因などの状況も含まれることがある。リハビリテーションは人びとが生活し、働き、学ぶ能力を最大限に高めることを目的とする」とされている[1]。単なる機能回復訓練以上のものであり、健康状態に直接働きかける医療だけではなく生活（社会）、仕事（職業）、学び（教育）といった多領域にまたがる働きかけを包括的に行うことが定義づけられているといえよう。

　元々リハビリテーション rehabilitation という語は「再び」という意味の接頭詞 re- と「適した」という意味を持つラテン語の形容詞 habilis、「～すること」という意味の接尾語 -ation からなっており、「再び適した状態にすること」を意味していた。つまり、「その社会に認められる人間たるにふさわしい状態とされること」という語源であった。中世ではこの言葉が、支配者によっていったん剥奪された臣下の身分を再び与えられるとき、あるいは破門された信者が教皇に許されるときに用いられていた。いずれもその属する社会において「認められない」人間として排除されたものが、再びその社会に「認められる」に至った際に用いられたのである。ここから「リハビリテーション」には「名誉回復」「復権」という意味が込められるようになった。この言葉が、犯罪などにより収監されていた人びとにも適用されるようになったのは近代に入ってからとされている。ここから転じて、人としてふさわしい尊厳や権利、名誉などが何らかの理由によって社会から損なわれたときに、その尊厳や権利、名誉などを回復して、社会に再び受け入れられるように支援することをリハビリテーションと呼ぶようになった。とりわけ保健医療分野で、傷病を負った人びとが、治療後に再び働くことで「市民」として社会に包容されるように訓練や支援を提供することを表す言葉として用いられるようになった。特に第一次

世界大戦後に大勢の戦傷者が残され、大々的に社会復帰に向けた訓練や支援を必要とするようになったことから、「リハビリテーション」という言葉が今日的な意味で定着していった。

その後、主に身体の障害に対する職業リハビリテーション以外にもさまざまな領域で発展を遂げた。国際連合は1982年の「障害者に関する世界行動計画」の中で、「リハビリテーションとは、身体的、精神的、かつまた社会的に最も適した機能水準の達成を可能にすることによって、各個人が自らの人生を変革していくための手段を提供していくことを目指し、かつ、時間を限定したプロセスである」と定義するに至った。この定義により、障害の種別を問わないことや、リハビリテーションは身体的、精神的、社会的な働きに焦点を当てた時間限定の支援であること、その主役は障害のある人自身であることが明確化された。近年では、リハビリテーションは「**全人間的復権**」として、障害があっても「その人らしい生き方を社会でおくる」権利の実現を目指す包括的な支援を指して用いられるようになっている。そしてその包括的な概念をより明確にするために「**総合リハビリテーション**」が唱えられるようになった。医学や職業、教育といった領域別の支援や専門家同士の連携だけでなく、当事者が中心となって家族や医療や行政、NPOなどさまざまな立場や職種の人がかかわり合いながらリハビリテーションを実現していこうというものである。

精神障害リハビリテーションでは、精神障害に伴ってさまざまな社会生活上の困難が生じるので、医療だけではなく日常生活や職業や教育などの面から介入をしていく。アメリカの精神科リハビリテーション協会では、精神科リハビリテーションのことを「何らかの精神保健上の問題によって有意義な生活を送る能力が著しく損なわれていると診断された人に対して、リカバリーを支援し、地域に溶け込んだ暮らしを十分に味わい、その人の生活の質を向上させるもの」とし、「その人が望む生活、仕事、学習、社会環境において物事をうまく運び満足できる能力を高めるために、個人の技能を発達させることおよび必要な外的資源を活用することに焦点を当てる」としている[2]。田中英樹は、精神障害リハビリテーションの定義づけの変遷を総括し、当初は社会的な役割の強化を中心として個人の機能回復を支えるという捉え方があったが、徐々に環境面の改善を強調する考えが広がったことや、リハビリテーションの目的が機能の「改善」ではなく環境への「適応」に焦点づけられることで、単なる訓練以上の社会的な支援の重要性が位置づけられたことを概観した[3]。その上で精神障害リハビリテーションを「精神障害を対象に、精神障害のある人の参加を得て、その人と状況の最大限の再建をめざして有期限で展開される、一連の訓練と支

全人間的復権
内閣府の障害者基本計画にも明記された「リハビリテーション」の理念であり、障害があっても人間らしく生きる権利を回復すること。

総合リハビリテーション
従来のリハビリテーションは医学・教育・職業・社会の独立した4領域から成り立っていた。総合リハビリテーションとは、本人の望む生活の実現を中心に据えて部門の壁を越えて緊密な連携を図りながら総合的、一体的にリハビリテーションプロセスを進めるという考え方である。

援を中核とした技術的かつ社会組織的な方策」と定義している。この定義が明確に示しているように、医療のように精神疾患を対象とするのではなく、「障害」の部分を働きかけの対象としている。また社会福祉制度のいくつかは本人の不足を補うために設計されているが、リハビリテーションでは環境の調整と本人の技能の獲得を訓練することで、生活上の困難状況に適応していく力（**コンピテンシー**）を高めていくことが目指されるのである。

なお精神障害リハビリテーションは、世界的には以前は**精神科リハビリテーション**と呼ばれていたが、現在は**心理社会的リハビリテーション**とも呼ばれている。精神科医療の枠で提供されるものというより、地域生活への包摂を目指して広く提供されるものだからである。

B. 権利の回復

多くの国で、精神保健上の問題を抱える人びとは日常的に**人権侵害**を経験している。精神障害の既往を理由として身体疾患の治療のための入院を拒まれるなど、ケアの質が低下せざるを得ないことがある。生活困窮とあいまって人権への配慮が十分ではない生活施設で暮らさざるを得ないこともある。精神障害ゆえに、教育や雇用の面で不利益を生じることもある。劣悪な生活環境を受け入れなくてはならないこともある。グループホームの建築に際して反対運動を展開される事例は枚挙にいとまがない。社会の中でさまざまな人権侵害が起こっているのである。

精神障害を抱える人びとを含むすべての人は、**世界人権宣言**に明記されたように、平等と差別をされない権利を有している。また**障害者権利条約**に謳われた、より具体的な権利、たとえば意思決定過程に障害者本人が関わることや、他の者と平等の選択の機会をもって地域社会で生活すること、必要な支援サービスを容易に利用できること、等の権利も有している。

権利の回復をどのように実現するのであろうか。国際連合や WHO などの国際機関が普遍的価値として挙げる「**人権を基盤としたアプローチ**」の考え方を参照してみよう[4]。そこではまず人権について、①普遍性、②不可分性、③平等と非差別、④参加、⑤説明責任の5原則を定めている。普遍性とは、人権はすべての人が享受するものであるということを指す。不可分性とは、すべての人権がつながっており、分けて考えることはできないということである。特定の人権を優先して他の人権を無視してはならないのである。また人権が脅かされている人は、多くの場合社会的弱者として差別的な立場に追いやられていることが多い。そのため平等・非差別の

原則が必要となる。参加とは、自分の人権に影響を与える決定に参加する権利をもつということである。積極的に、自由に、有意義な参加となるために本人の**エンパワメント**や情報や機会への**アクセシビリティ**を保つことが欠かせない。最後の説明責任とは、すべての人が権利を行使できるように、周囲の責務履行者は人権の実現について説明責任を果たす必要があるということである。説明責任を果たしていくためには、人権を保障するための適切な法律、政策、制度、行政手続きおよび権利侵害を回復するための仕組みが必要となる。つまり、人権を基盤とするアプローチでは、権利を侵害された人を「**権利保有者**」としてエンパワメントして権利を行使できるように支援するだけではない。周囲の人びとは権利の行使を支える責務を負うもの（責務履行者）として位置づけられ、責務履行者としての能力を高めていくことが求められる。責務履行者は周辺の家族や支援者、行政、国家といったミクロレベルからマクロレベルに及ぶ。

　人権を基盤とするアプローチでは、まず本人の権利がどのように保障／侵害されているかを確認していく。そして権利が侵害されているのであれば、どうすれば権利の行使が可能になるのかを考えていく。人権を侵害された権利保有者に権利の気づきや行使のためのスキルを求めるだけではなく、責務履行者が他者の人権を尊重するとともに、人権侵害に気づいたときは被害者の救済に向け働きかけ、より積極的な人権の充足に向けたサービスを開発するためのエンパワメントも目指していくのである。

　ここではニーズに基づく支援から、普遍的な人権を基盤とするアプローチへの視座の転換が求められる。権利保有者だけではなく責務履行者の人権といった観点も加えることで、より包括的な視座に基づく支援を考えることができるようになるだろう。たとえば、これまでは精神障害者本人の支援のために家族にケア役割を求めがちであったが、そもそも家族自身の人権は保障されているのか、家族が責務履行者としてふるまうことができるような支援は提供されているのか、といった観点でプランを見直せる。支援者が本人や家族への支援が十分にできない環境があるのであれば、法制化に向けた調査研究に取り組むこともできる。

　人権を基盤としたアプローチは共通の方法論が確立されているわけではないが、さまざまな現場での具体的な応用展開が望まれている。

C. 生活環境への適応

　精神障害リハビリテーションの目的は、精神障害や精神保健上の問題を抱える人びとの**パーソナル・リカバリー**を促進し、地域社会への包摂と、

パーソナル・リカバリー
➡ p.36 第2章1節 A.

5

生活の質を高めて満足して過ごせるようにすることである。したがって、精神障害リハビリテーションでは、個々人を尊重し、個別化された支援を提供していく。

これは、現在の生活環境に「適応」できるように本人に変化を強要する考え方とは異なるものである。もちろん精神障害者の多くは「生活環境に適応しよう」と多大な努力を払っており、それを否定するものではない。しかし個々の生活上の望みは人それぞれであり、その人らしい「生活環境への適応」は客観的な基準で考えることができるものではない。生活環境への適応を考えるうえで重要なのは、個別性を重視した**パーソンセンタードアプローチ**であり、本人のリカバリーを志向するものである。ディーガンは、リカバリーのプロセスについて、自分の限界に直面して新しい可能性を広げていくことで、「新しい自分になるための過程」であると述べている[5]。そして、リカバリーは一人ひとりのユニークな旅であり、診断やマニュアルに基づいたものではないため、専門職は自分で方向性を決めることを学ぶように援助することが重要であると指摘している。

そのうえで、ディーガンは専門職がなすべき働きかけについてまず「多様な辛い症状を軽減するために、すでに対処していることについて、尋ねてみることです」と述べている[5]。本人自身を症状に苦しむ哀れな犠牲者として扱うのではなく、積極的に自己適応能力を活用している人として向き合うのである。そのうえで「個人個人に必要な特別な才能や資源を探し出さねばなりません。そしてリカバリーのためのサービス資源を結集して援助せねばなりません」と述べ[5]、本人がもつ才能や資質を探索するというスキル獲得の支援と、多様なサービス資源を結集するという生活環境の調整や環境への働きかけの支援とを組み込んでいくというあり方を説明している。

D. 技能（スキル）の育成

精神障害リハビリテーションでは、個人が希望する生活を送ったり、望む仕事に着いたり、十分に学ぶ権利を得るなど、その人の社会生活の中で望ましい体験を得て満足するために必要な技能を身につけるよう支援する。そのためには適切に社会資源を利用できるという技能も含まれる。先述した通り、どのような技能を獲得するよう訓練するかは、専門職が症状や生活機能に関する客観的アセスメントに基づいて決めるのではなく、本人との対話を通じて本人のリカバリーを支えるために必要な技能を個別的に組み合わせて計画していくことが重要である。

パーソンセンタードアプローチ
person-centered approach
ここでいうパーソンセンタードアプローチとは、WHOが提唱している考え方であり、個人を、さまざまなレベルのニーズ（その人自身の健康の社会的決定要因に由来するニーズ）と目標をもった全体として捉えるケアのアプローチおよび実践を指している。心理療法のperson-centered approach（日本ではクライエント中心療法や来談者中心療法と訳されてきた）や、認知症ケアのパーソン・センタード・ケアより幅広い包括概念として用いている。

ディーガン
Deegan, Patricia E.
10代で統合失調症と診断された後、障害者権利運動に携わり、精神保健福祉領域におけるリカバリーの潮流を理論的にも実践的にも先導してきた活動家である。

技能にはどのようなものが含まれるであろうか。野中猛は、技能を①個人的な日常生活である食事、整容、清掃、買物、移動、趣味などに用いるものと、②社会的な対人関係である挨拶、依頼、拒否、交遊などの技能と、③問題解決のための技能に分けている(6)。これらの技能が必要となる背景には、精神障害によりさまざまな認知機能障害が生じて日常生活の基本的な営みを継続することが困難になることや、症状出現の経緯や治療の経過の中で、対人的なトラブルを起こしてしまったり社会的なつながりを喪失してしまうなどして技能を発揮したり維持したりする機会が乏しくなること、これらの技能の獲得途上にあった児童期や青年前期に発症してしまったために技能の学習・獲得の機会が得られなかったこと、などが複雑に絡み合っている。医療機関での治療を継続しても日常生活の困難が実感されるときに、これらの技能の必要性が顕在化する。家族や専門職が保護的に代行することもあるが、そのままではますますできなくなり生活困難が広がってしまう。技能を育成する機会を提供することは重要である。

日常生活に関する技能では、生活の場において衣食住を整える経験を積み重ねていくことから始まる。支援者によるモデリングや共同作業を繰り返し、技能を獲得していく。またお金の管理や、一人の時間の過ごし方、性生活に関する悩みについても生活場面での経験の積み重ねを通じた訓練、指導が実践的に必要になるであろう。

社会の中での振る舞いや対人関係を築き、維持するための技能に関しては、**社会生活スキルトレーニング（SST）**を用いた訓練プログラムを設けている機関が多い。SSTとは社会的学習理論や認知行動理論に基づく構造化された訓練モデルである。特定の場面や状況に焦点を当て、望ましい行動の形を知り、他者の**モデリング**を観たり**ロールプレイ**を重ねるなどして練習する。プログラム外の日常生活での練習課題の実践と振り返りを繰り返すことで、技能の定着を目指す手法である。SSTで取り上げることのできる技能とは、あいさつの仕方、誘いの断り方、怒りの伝え方といった基本的な技能だけではなく、それぞれの個別な症状との付き合い方や、人との交流の中で疲れたときのやり過ごし方など、生活上のさまざまな困難に対して幅広く応用していくことができる。つまりSSTを続けることで、問題状況を観察し、自己や他者の行動を分析し、望ましい行動や思考のパターンを検討したり、問題状況に対する対処レパートリーを増やすことができるようになるなど、問題解決の技能そのものをも身につけられるようになる。たとえば浦河べてるの家では、幻聴との付き合い方などをテーマとしたSSTミーティングを行っていたことが「当事者研究」の発展に大いに寄与した。

社会生活スキルトレーニング
SST: Social Skills Training
コミュニケーションスキルの改善、対人関係の構築と改善、生活上の問題解決、疾病の自己管理等を目的とした支援手法である。

疾病管理とリカバリー
IMR: Illness Management and Recovery
アメリカ連邦保健省薬物依存精神保健サービス部（SAMHSA）がまとめた科学的根拠に基づく介入プログラムの一つ。精神疾患を持つ人が自らリカバリー目標を設定し、症状を自己管理し、リカバリープロセスにおいて役立つ情報やスキルを身につけることを目的とする。

WRAP: Wellness Recovery Action Plan
「ラップ」と読み、「元気回復行動プラン」とも訳される。ラップとは、リカバリーのプロセスに役に立ち、なりたい自分であるために、自分で作る自分のための行動プランのことである。対話の場において作ることで、より豊かなプランを作成できる。

職業準備性
就労を続けるために必要となる基本的な社会人としての能力がどの程度身につけられているかという概念である。障害者職業センターは「健康管理」「日常生活管理」「対人スキル」「基本的労働習慣」「職業適性」の各領域の資質を積み上げていくことの意義をピラミッド図を用いて説明している。

個別就労支援プログラム
IPS: Individual Placement and Support
メンタルヘルス分野におけるリカバリー志向の就労支援プログラムの一つのモデルである。訓練してから就職するのではなく、本人の希望に沿ってまず就職し、それからジョブコーチによる支援を得ながら職場に適応していくという援助つき雇用のことを指す。

なお、そのほかにも技能の獲得に資するプログラムはいくつかある。たとえば、認知機能の影響が背景にありさまざまな技能の獲得の妨げになっていることがあるため、認知機能の強化に焦点づけをしたリハビリテーションプログラムが開発されている。注意力、記憶力、処理速度、遂行機能などの認知機能の修正、強化に焦点を当てたリハビリテーションプログラムも開発されている。**認知リハビリテーション**と呼ばれており、主として保健医療機関において多様な形態のものが施行されている。

また症状への対処や困難への対応については、アメリカで開発された**IMR（疾病管理とリカバリー）**というプログラムや、**WRAP（元気回復行動プラン）**といったプログラムが有用である。いずれも自身の症状や精神障害の特性について理解し、リカバリーを実現していくための知識や方法を身につけるような内容となっている。

職業リハビリテーションにおいては大きく2つのアプローチが見られる。1つは、ステップアップ型の支援モデルであり、まずは**職業準備性**を高める訓練を行い、一定のレベルに到達したならば職業体験や福祉的就労に挑戦し、可能な人はさらにそこから競争的雇用の一般就労を目指していくという考え方である。もう1つは**個別就労支援プログラム（IPS）**と呼ばれるものである。IPSでは、本人の働きたいという希望に合わせて、症状にかかわらず一般就労を目指す。日常生活上での支援を行いつつ、就職活動も行い、実際の職場の中で本人にも雇用者や同僚に対してもサポートを提供していくモデルである。ステップアップ型の支援では、職業準備性ピラミッドのように客観的な職業技能を積み上げ式で向上していくことが想定されているが、IPSモデルでは職場の状況や本人の特性に応じて必要とされる技能は異なるという前提の下で、まず職場についてから必要な技能の最適化を図る支援を提供するという想定である。

教育リハビリテーションについては、これまでは**特別支援教育**か、**復学・不登校支援**と関連づけて語られることも多かった。障害者に対する合理的な配慮の提供が進むことで、教育の場でのリハビリテーションがさらに進展していくと考えられる。生涯学習の場への参加ではさらに多様な技能が必要であろう。これらの多くはSSTの枠組みを汎用することで対応できると考えられるが、さらなる発展が求められる領域である。

E. 自尊心の回復

精神障害や精神保健上の問題を抱えたときには、多くの人びとが**スティグマ**に苦しむことになる。それは、社会から実際に差別を受ける体験をす

ることだけではなく、「精神障害者になってしまった」「社会的な落伍者である」などと自らにレッテルを貼ってしまう、**セルフスティグマ**による苦しみも大きい。こうした苦しみは、当然ながら自尊感情を損ない、望ましい生活の実現という精神障害リハビリテーションの目的の達成を阻むものになりうる。こうした問題に対するミクロレベルの取組みとしては、**ストレングス志向**のアプローチが基盤となる。本人の夢を見出せるように対話や体験を積み重ねたり、目標実現に向けてさまざまなリハビリテーションプログラムを提供することでスキルの向上を実感してもらったり、地域社会の中で好きなように暮らす喜びを積み重ねていただくことが基盤となる。本人の喜びや達成感を家族や周囲の支援者も分かち合うことで、自己肯定的な感情を強化することもできるであろう。

　とはいえ一般の人びとの精神障害や回復に関する知識や理解はまだまだ十分ではないため、本人や家族が地域生活の中で偏見や差別に触れてスティグマに苦しむことはある。したがって、精神障害リハビリテーションにおいては、脱スティグマ化を目指す取組みが欠かせない。精神障害リハビリテーションの担当者は、地域の人びとがメンタルヘルスについてポジティブなイメージをもてるようにさまざまな働きかけができる。地域活動に熱心な団体と協働したり、地元の政治家や行政の取組みに関わることもできる。また警察官や薬剤師やその他の保健医療福祉の関係者が、精神障害について偏った理解（たとえば、精神障害者は暴力的である、等）をもっていることに気づいた場合には、正確な知識と回復のための手段について丁寧に情報提供を行うことができる。

F. 環境面への介入

　これまで記述してきたように、精神障害リハビリテーションにおいては本人への訓練だけではなく環境面への介入が不可欠である。

　人権を基盤としたアプローチに基づけば、権利保有者である本人が権利を行使する能力を高めるだけではなく、周囲の責務履行者は、本人に対して権利を保障する責務があるためである。

　たとえば、子どもが精神保健上の問題ゆえにリハビリテーションを必要としている場合はどうだろうか。子どものこうした問題はしばしば見過ごされ、問題が不登校や精神症状の悪化などで深刻化して初めて注意を向けられる。その後、まずは養育者に対して子どもが学ぶ権利や健康に暮らす権利を行使できるように働きかけがなされるかもしれない。しかし安直に養育者にのみ改善を促すのは人権を基盤とするアプローチの考えとは異な

スティグマ
stigma
直訳すると「烙印」である。周囲の人から「劣っている、汚れている」などといった否定的な目を向けられてしまい、それゆえに無視や差別といった対応をされてしまう特徴のこと。疾患や障害、性格気質、人種や宗教などが社会関係の中でスティグマになりやすい。

る。養育者自身の人権をも守りながら、責務を果たせるように支援する必要が、周囲の責務履行者に求められるからである。実際、精神保健上の問題を抱えた子どもは、貧困の中で育っていたり、自身が何らかの虐待を受けるか家族間暴力を目撃していたり、養育者に精神障害があるなど、そもそも家庭が安心して過ごせる環境でないことが多い。ヤングケアラーとして親や祖父母やきょうだいへのケアを担っていることもある。こうした状況を改善する責任を子どもの養育者に対してのみ求めるのは酷なことであろう。国や社会全体の取組みとして、子どもの養育者が適切な養育力を発揮できるように、家庭全体の生活環境の改善を支援することが不可欠になるのである。

　WHO の**地域を基盤とするリハビリテーションのガイドライン**では、メンタルヘルスの領域で社会的支援を促進する方法について以下のような方法を挙げている[7]。

●コミュニティ内で利用可能な社会福祉制度やサービスを確認しておく。

●精神障害者とその家族と共に、社会的ニーズを把握して可能な解決策を含めた計画を立てる。

●家族と協力して、精神障害者らの人権の保障に取り組み、基本的な生活ニーズ（たとえば食物や住居、衣服、衛生的な生活環境など）が十分に満たされるように取り組む。

●精神障害者が、家族の日常的な行事に参加できるように、家族を交えて話し合う。

●精神障害者やその家族が、親族や友人との付き合いを続けられるように、必要であれば関係を再構築するように支えること。親族や友人にメンタルヘルスの問題についてどう情報提供したらよいかについて提案する。

●精神障害者やその家族が地域の活動に参加できるように働きかける。障害者本人が自信がもてず、地域社会に対して障壁を感じる場合には、支援者が同行することもある。

●精神障害のある路上生活者と定期的な接触を保ち、必要なタイミングで適切な介入ができるようにする。

●食事、住居、教育、仕事等、精神障害者のニーズが満たされるようにさまざまな業界・職業の人びととの協働関係を構築する。

　これらの指針は極めて現実的であり、かつ実践可能なガイドとなっている。こうした介入を行っていくためにも、精神保健福祉士は視野を広くもち、地域活動にも関わっていくことが重要である。

2. 医学的・職業的・社会的・教育的リハビリテーション

A. 医学的リハビリテーション

医学的リハビリテーションは、障害の基盤となっている身体状況に働きかけるリハビリテーションであり、**機能回復訓練**や**作業訓練**などが含まれる。障害の発症当初にはまず優先的に求められるものであり、医学的治療と並行して提供されることも多い。医学的リハビリテーションを通じて、心身の機能の回復や活動能力の回復が目指される。

医学的リハビリテーションのうち、筋肉や骨などの使い方に働きかけを行うことで身体的、生理的機能の回復を目指す支援を**理学療法**と呼ぶ。手芸や陶芸、スポーツ、音楽、調理など、さまざまな作業課題を通じて、作業能力の回復を目指すリハビリテーションを**作業療法**と呼ぶ。言葉や音声の聞き取りや発音、発話に焦点を当てたリハビリテーションは**言語聴覚療法**、視力や視覚に関するリハビリテーションは**視能訓練**と呼ばれる。それぞれ理学療法士、作業療法士、言語聴覚士、視能訓練士と呼ばれる専門知識と技術をもつ有資格者によって行われる。

B. 職業的リハビリテーション

職業的リハビリテーションは、障害ゆえに職業に就く機会を失ったり、機会そのものを得られなかったりした人びとに対する支援である。職業に就くことを主目的として、障害のある人びとに対して、症状の管理や困難への対処、さまざまな生活課題の克服を目指していくほか、障害のある人を受け入れる職場の開拓や職場環境の整備、職業継続のための同僚や上司へのコンサルテーションなど、職場や社会に対する働きかけも行っていく領域である。そのためには個人の障害の程度を見立てる視点だけではなく、地域社会や職業文化に対して広い視点から関与することのできるソーシャルワークのスキルも大きく求められる。

障害者総合支援法に基づく就労支援事業や、**障害者雇用促進法**により設置された障害者就業・生活支援センター等が支援の拠点となることが多い。

障害者総合支援法
正式名称は、「障害者の日常生活及び社会生活を総合的に支援するための法律」。障害者が基本的人権を享有する個人としての尊厳にふさわしい生活を送れるように障害福祉サービスを体系化し、手続きを定め、また支援の枠組みを位置づけた法律である。

障害者雇用促進法
正式名称は、「障害者の雇用の促進等に関する法律」。障害者の職業が安定するために、雇用義務や雇用機会の確保、職業リハビリテーション等を定めた法律である。

11

C. 教育的リハビリテーション

　教育的リハビリテーションは、教育に関連したリハビリテーションである。精神障害の発症ゆえに、その人が本来もつ学ぶ権利が損なわれたまま時間を経過してしまった人は少なくない。それゆえ復学支援や修学支援、夜間や通信制の学校への入学支援などを通じて、学びたい気持ちを支えることは重要である。教育は単に学びたい意欲を満たすだけではなく、症状マネジメントや仕事をするにあたって必要となる基礎的なスキルを身に着ける機会となったり、学習環境を通じてソーシャルサポートネットワークが広がる機会となるものである。近年は**障害者差別解消法**により、障害のある人への**合理的な配慮**を求めやすくなった。情報保障の工夫や本人への支援の工夫により修学機会を拡大し、義務教育のみならず高等教育や生涯学習へもつなげていくことが必要となる。

　教育的リハビリテーションにはもう一つの側面がある。それは自身の障害や疾病について当事者や家族が学べる機会を提供することである。当事者や家族が、障害や疾病の特性やそれに対する対処の仕方、さらに用いることのできる社会資源の情報などについて学ぶことで、リハビリテーションをより効果的に進めていくことができる。障害の特性が見えづらかったり把握しづらかったりする高次脳機能障害や精神障害、発達障害の場合には、障害についての理解そのものが難しいことが多いため、生活課題と直面化しながら学ばざるを得ないことが多い。こうした長期的な視点で個人の体験に基づく学習の機会を提供することが教育リハビリテーションの一つの目的である。

D. 社会的リハビリテーション

　社会的リハビリテーションとは、社会生活におけるさまざまな課題への対処を支援する領域である。住まいを得て、日々の家事をこなし、好きなところに出かけるということが、精神障害やそれに起因する長期入院や社会的不利ゆえに困難になる人は少なくない。季節に合った衣類を選び、居心地のよい家を整えるために**家事援助**を活用しながら訓練の機会としたり、生活保護を活用して経済的不安を軽くすることで安心して社会参加に取り組んだりするなどができる。既存の制度では本人のニーズを十分に補うことはできないため、**コミュニティワーク**の視点をもって、新たな地域資源の創発に取り組むことも求められる。

障害者差別解消法
正式名称は、「障害を理由とする差別の解消の推進に関する法律」。障害を理由とした差別的取り扱いを禁止するほか、自治体や職場、学校などの事業所が障害のある人に対する合理的な配慮を提供することについて定めている。

3. 精神障害リハビリテーションの原則

A. 基本原則

今日的な精神障害リハビリテーションの礎となった**アンソニー**は、何度か精神科リハビリテーションの原則について説明している。**表1-3-1**に、1983年の書籍で提示した7原則を示す[8]。

表1-3-1　アンソニーらによる精神科リハビリテーションの原則

(1) リハビリテーションのすべての段階において、クライエントの関与が必要であること。
(2) 大抵は特定の状況に対応して新しく技能行動が習得されること。
(3) クライエント一人ひとりに合わせた個別のスキル目標を定めること。
(4) 個人的なあるいは環境的なクライエントの困難感を軽減したからといってスキルの向上につながるとは限らないこと。
(5) 環境とクライエント両方の特性の組み合わせから環境の制限が生じてしまっていること。
(6) よく考えたうえでクライエントの依存度を高めた結果、クライエントの機能が改善されることがあること。
(7) 希望は、精神科リハビリテーションの実践に不可欠な要素であること。

この当時から、リハビリテーションにおける利用者主体の原則が全面に出されており、困難の除去ではなくクライエント個人の目標の達成を支援することが中軸であり、本人の希望を尊重することが不可欠であることが指摘されている。これらの実践のためには地域社会の中でリハビリテーションを展開し、本人と環境の両方に働きかけを行うことが重要であることが指摘されている。

その後の発展を受け、アンソニーらは2002年に改訂した書籍では精神科リハビリテーションの原則を**表1-3-2**のようにまとめ直した[9]。

リハビリテーションにおける利用者主体の原則が全面に出されており、困難の除去ではなくクライエント個人の目標の達成を支援することが中軸であり、本人の積極的な参加を求め、本人の希望を尊重することが不可欠であることが指摘されている。また当事者のスキル開発と環境からの支援開発が精神障害リハビリテーションの両輪に当たることを明示したことも重要であろう。またリハビリテーションの焦点を、住まい、教育、職業の

アンソニー
Anthony, William A.
心理学者。1979年にボストン大学に精神科リハビリテーションセンターを設立し、精神科リハビリテーションの実践および理論の体系化およびリカバリー志向のアプローチの発展に多大な貢献を残した。「精神科リハビリテーションの父」と呼ばれる。

表1-3-2 アンソニーらによる、新しい精神科リハビリテーションの原則

1. 精神科リハビリテーションの最大の焦点は、精神障害を抱えた人の能力を改善することである。
2. 当事者からみた場合、精神科リハビリテーションのメリットは、必要とする環境における自らの行動が改善されることである。
3. 依存できるよう支えることが、最終的には自立能力を高めることにつながる。
4. 当事者の技能開発と環境的支援開発が、精神科リハビリテーションの二大介入である。
5. 精神科リハビリテーションの焦点は、精神障害のある人にとっての居住的、教育的、職業的な予後を改善することにある。
6. リハビリテーションプロセスへ当事者が積極的に参加し関与していくことは、精神科リハビリテーションの礎である。
7. 長期にわたる薬物療法が必要となることは多いが、薬物療法だけでリハビリテーションが不要になることはほとんどない。
8. 精神科リハビリテーションではさまざまな技法を折衷的に駆使する。
9. 希望は、精神科リハビリテーションに不可欠な構成要素である。

3点に位置づけた。ここでいう居住的な予後は、単にどこに住むかということではなく、地域の住居の中で落ち着いた日常生活を営み続けることができること、つまり前節で述べた社会的リハビリテーションのことを示す。教育、職業と並んで主要な領域と位置づけることができる。これらを実践するためにも、支援者は薬物療法にばかり頼るのではなく、さまざまな技法を折衷的に駆使できるように学び続ける必要があることも指摘されている。

　この9つの基本原則は、リカバリー志向の支援を基盤に置く今日でも重要な指針となっている。リカバリー志向が組み合わさった実践の原則については次節で述べる。

B. 実践原則

　これらの基本原則を実践するにあたっての指針はあるだろうか。本節ではアメリカの精神科リハビリテーション協会が挙げた12の実践上の基本原則[10]、**コリガン**がまとめた精神科リハビリテーションの原則[11] を紹介しておこう。

　アメリカの精神科リハビリテーション協会は、中核原則として、精神障害リハビリテーションの定義を踏まえて、実践者が行う取組みを12個挙げている。これらの原則はいずれも重要なものであり、利用者が十分に満たされていないと感じたときにはリハビリテーション提供者に対して要求することができるものと位置づけられている。

コリガン
Corrigan, Patrick W.
1956-
心理学者。イリノイ工科大学のカウンセリングおよびリハビリテーション部門の中心メンバーとして、精神科リハビリテーションの実践や指導に当たってきたほか、スティグマに関する研究でも知られる。

原則 1 : 精神科リハビリテーションの実践者は、希望と尊敬を伝え、すべての人が学習し成長する能力を持っていると信じる。

原則 2 : 精神科リハビリテーションの実践者は、文化がリカバリーの中心であることを認識し、すべてのサービスが、サービスを受ける個人にとって文化的に適切であることを保証するように努める。

原則 3 : 精神科リハビリテーションの実践者は、**十分な情報を得たうえでの共同意思決定**のプロセスに関与するとともに、サービスを受ける個人が特定する他の人びととの協働関係を促進する。

原則 4 : 精神科リハビリテーションの実践は、個人のストレングスと能力に基づいて行われる。

原則 5 : 精神科リハビリテーションの実践は、パーソンセンタードなものである。すなわち個人の価値観、希望、願望に合致した、個人に固有のニーズに対応するように設計されるものである。

原則 6 : 精神科リハビリテーションの実践は、リカバリープロセスにある人びとが市民権を行使し、責任を受け入れ、地域やより大きな社会の一員としての機会を探求することを通じて、自身の所属するコミュニティに完全に統合されるよう支援する。

原則 7 : 精神科リハビリテーションの実践は、自己決定とエンパワメントを促進する。すべての人は、自分が受けるサービスや支援の種類を含め、**自分自身のことを決定する権利**をもつ。

原則 8 : 精神科リハビリテーションの実践は、コミュニティにおける日常的なかかわり、ピアサポートの取組み、セルフヘルプや相互支援グループなどを活用し、個人的なサポートネットワークの構築を促進する。

原則 9 : 精神科リハビリテーションの実践は、人付き合い、職業、教育、住居、知識、家計、スピリチュアルな面などの、あらゆる側面において生活の質を向上させるよう人びとを支援することに尽力している。

原則 10 : 精神科リハビリテーションの実践は健康とウェルネスを促進し、個人に合わせたウェルネスプランを立て、それを利用するよう奨励する。

原則 11 : 精神科リハビリテーションは、パーソナル・リカバリーと一致する結果をもたらす、エビデンスに基づく、有望な、新しい優れた実践的取組みを重視する。プログラムには、構造化されたプログラム評価と、サービスを受ける人が積極的にサービスの質の向上に関与する仕組みが含まれなければならない。

原則 12 : 精神科リハビリテーションのサービスは、すべての人が必要なときにいつでも容易に利用できるものでなければならない。また、これらのサービスは、精神科や内科、そのほかの全人的な医療やケアの実践と医療、ホリスティックな治療や実践と十分に連携し、統合的に提供されるべきである。

十分な情報を得たうえでの共同意思決定
informed shared decision making
医療現場において、医師らから十分に情報提供を行ったうえで患者がそれに同意をするという「インフォームドコンセント」の概念の先に生まれた手法。医師と患者が、治療のゴール、治療における双方の責任、好みや願いなどを対話するプロセスを経て適切な治療方針を見つけ出すこと。SDM と略されることが多い。共有された意思決定、協働的意思決定と訳されることもある。

　以上の実践原則は、精神障害リハビリテーションの基本原則と一致しているがより細部にわたっていることがうかがえるであろう。たとえば原則2からは、文化的な背景に対する適切な配慮が欠かせないことがわかる。たとえば日本においてはまだ性別役割分業意識が根強く残っているため、支援者が性の多様性に配慮したサービスの必要性を十分に理解できないかもしれない。人は多様な存在であり、性、宗教、社会階層、民族、障害などさまざまな側面をもっている。精神障害に配慮するだけではなく、これらの要素に起因するさまざまな価値観の相違や生活困難に十分留意しなが

らかかわることが必要である。また原則8では実践の際にはいわゆるフォーマルな支援、制度に位置づけられた医療や福祉サービスだけではなく、普段の日常生活の中での人付き合いやピアサポート、当事者活動なども視野に入れて個人的なサポートネットワークを作ることが重視されている。支援者が描く「エコマップ」にはしばしばフォーマルな支援のみが描き込まれることが多いが、本人が描くサポートネットワークでは友人や「常連のお店」なども含めたインフォーマルなつながりがより重要になることを忘れてはならない。また原則11ではサービスの質を保つために積極的によい取組みを開発していくことと、それを蓄積して評価して行く重要性が指摘されている。よい実践を単に行うばかりではなく、それを記録し、記述し、文書化してさまざまなスタッフが実践できるようにし、定期的に振り返り評価を行って実際にさまざまな利用者の役に立っているのかどうかという観点で科学的な根拠を積み重ねて行くことで、質の高い実践を維持することができる。こうした幅広い精神障害リハビリテーションの活動を、一機関ですべて行うことはできない。各サービス機関でできることは限られているため、原則5や10にあるように利用者自身が望むようなリハビリテーションプログラムを立て、健康維持のためのプランを組み、支援者らはそれに合わせていわば活用されたり、連携の一端を担う形でかかわっていく姿勢が必要であろう。

　コリガンは、ストレングスモデルの興隆や、ピアサポート活動の広がり、ACT等の地域を基盤としたリハビリテーションの広がりを踏まえて、精神科リハビリテーションの原則を本人に対する働きかけとコミュニティに対する働きかけの2つに分けて整理した[3]。まず本人へ働きかける際の原則として、①リカバリー、②希望、③目標志向、④クオリティ・オブ・ライフ、⑤ストレングス志向、⑥失敗することの尊厳、の6点を挙げた。また、コミュニティに対する働きかけの原則としては、①自己決定、②コミュニティ統合、③「まず配属してから訓練すること」、④支援しながら修正していくこと、⑤現実世界志向、⑥包摂、⑦サービスの連続性、⑧サービスの統合、である。

　まず本人に対する働きかけである。リカバリーに関しては別項で詳述されるが、本人にとっての「回復」を幅広く考えることが必要である。つまり、多くの人びとは精神障害による困難を完全に解消しなくても、精神障害と共に生きることを学ぶ。つまりリカバリーには、「症状や障害による困難が軽減する」と結果として捉える考え方だけではなく、現在の症状や障害にかかわらず希望によって支えられた「新たな生き方」を構築していくプロセスとして捉える考え方がある。精神科リハビリテーション提供者

ACT: Assertive
Community Treatment
包括型地域生活支援プログラム
「アクト」と読む。

は将来の機会や可能性が広がっていると実感できるような相互作用を促進する。そのために「**希望**」をもてるように支えることが重要となる。

目標志向とは、精神科リハビリテーションの焦点を本人の目標に当てることである。本人が教育、仕事、住まい、人間関係、健康、信仰心、レクリエーションといった人の主要な生活領域のそれぞれにおいて何を達成したいのか、丁寧に聞き取る必要がある。希望が浮かぶような環境を調整しながら、目標を定める話し合いが重要となる。**クオリティ・オブ・ライフ**とは、生活の質、すなわち仕事、収入、健康、自立した生活、人間関係など、生活のさまざまな領域においてどの程度満足しているか、ということを指す。目標を確認し、それに関連する**ストレングス**に焦点を当てたかかわりをすることで、幸福感を実感しやすくなる。リハビリテーションのプロセスにおいて本人が自分のストレングスを活用したり、新たなストレングスに気づく機会となったりできるよう働きかけることも重要である。

最後に「**失敗することの尊厳**」とは、「失敗」を恐れないことであり、「失敗」にも「尊厳」を付与するということである。どのように周到に準備していたとしても、人は失敗をする。再発入院のような本人にも支援者にも苦しいものもあるであろう。だが人は「失敗」する。「失敗」は人生の一部である。「失敗」は挑戦した証であり、その経験から学べることは多い。浦河べてるの家では「おりてゆく人生」や「安心して絶望できる人生」といった、生きていれば誰もが抱える「当たり前の苦労」に尊厳を見出す標語を提案しており、支援者にとっての指針となっている。

続いてコミュニティに対する働きかけの原則について説明する。**自己決定**とは、地域での生活がうまくいくかどうかは本人の自己決定にかかっているということである。**コミュニティ統合**とは、段階的アプローチでリハビリテーションを進めるのではなく、まず地域の中で始めていくということである。**段階的アプローチ**では、まず保護的な職場、理解のない地域の人びとから隔離された住まい等の保護された環境で訓練を始め、本人が適応できたら次のステップに進むという考え方をとってきた。しかし、こうした過度に慎重なリハビリテーションアプローチは症状の再発を防ぐには役立たず、むしろ目標の達成までの道のりが遠く見えづらくなることで本人がいら立ち、状態が悪化することすらあることが研究から明らかになってきている。むしろ「**まず配属してから訓練すること**」、すなわち本人の目標が達成される職場や学校や住まいにまず身を置いてもらい、そこで実際に直面する困難に応じて訓練と支援を受けることのほうが役立つことが明らかになった。当然ながら、こうした地域での生活に取り組んでいくためには家族や、友人や、職場や学校の人びと、近隣の人びとからの理解が

不可欠となる。リハビリテーション提供者は、これらの人びとのネットワークを組織化し、本人や身近な家族など特定の個人に過剰な負担がかかり過ぎないように配慮する必要がある。そうして「**支援しながら修正していく**」ことで、コミュニティのルールを変えていくことにもつながる。たとえば精神障害と付き合いながら大学で単位を履修することや、職場で休みながら職を保持することなど、合理的な配慮に関する新たなルールが提案できるだろう。こうして「まず配属してから訓練すること」を実践していくことでリハビリテーションは「**現実世界志向**」のものとなる。すなわち仕事、住居、健康、および人間関係を含む同年代の人びとと同じような機会を正当に享受することにつながる。これは精神障害者を地域社会に**包摂**していくことにつながる。これは同時に、精神障害をもつのは特殊な（危険な）人ではなく、また精神障害者の家族も問題のある家族なのではなく、権力や所得や社会階層にかかわらず、誰もが精神科リハビリテーションサービスの対象となり得るということを認めることでもある。

　最後に「**サービスの連続性**」とは、慢性化した精神障害には時間制限が役立たないということであり、関係の継続性を維持する工夫が必要である。本人が自発的に気軽に訪れることのできるような**クラブハウスプログラム**などは一つの手立てである。また参加をやめた方々へ組織として「卒業生イベント」のような形で働きかけをして、「あなたのことを気にかけている」と伝えることもよいかもしれない。「**サービスの統合**」とは、現在の細分化された福祉サービス供給体制では、本人がいくつものプログラムに同時に参加する必要が生じて異なる枠組みからの働きかけで混乱したり（医師と家族と職場の上司の言い分が異なるように感じる等）、課題に優先順位をつけたことで、後回しにされた課題から生活上の困難が広がったりすることがある。可能であれば一つのチームの中でいくつかのサービスを統合的に提供できるとよい（たとえば ACT チームによる訪問の中で家事スキルの獲得と家族支援と症状マネジメントを提供できるように）。多機関の関与が必要な場合には、カンファレンスの工夫などでネットワークを強化することが必要であろう。

　コリガンが挙げた実践原則のうち、ストレングス志向や目標志向、希望の重視といった本人に対する働きかけについては、日本においても一定程度広まってきたといえる。一方で、コミュニティに対する働きかけに関しては、まだまだ十分ではないといえるだろう。つまり、日本では精神障害者に対して保護的に、段階的なアプローチでリハビリテーションを提供しようという発想をもつ人が少なくない。それは、日本の精神障害リハビリテーションが医学的リハビリテーションの枠組みから始まったがゆえに、

まだ地域を基盤とするリハビリテーションの発想が十分に定着していないためであろう。また、リカバリーを「結果」としてのみ捉えてしまい、「失敗する尊厳」を本人も支援者も受け入れづらいと、支援者自身も本人が直面する当たり前の苦労を「失敗」とみなしてしまい、それを予防するように保護的なかかわりになり、段階的アプローチから離れられないようになる。

　地域を基盤とする精神障害リハビリテーションのプロセスを自動車運転になぞらえてみよう。本人の技能や周囲の環境条件があまりに悪いときは、運転代行者がその場を切り抜けるために手を貸すことはある。しかし行き先を決めるのは本人自身である。人生という道の運転をすべて他者が代行することはできない。本人に運転席に乗ってもらう時間を徐々に増やし、道路を整備したり乗りやすい車種にしたり、場合によっては必要な改造を加えるなどして環境に手を加え、さまざまな環境で、さまざまな助言者や技術者の手を借りつつ本人が経験を重ねていくしかない。最大限本人自身が「自分で好きなようにドライブをする」ことを楽しめるように応援するのである。

　このように地域を基盤として個別化した精神障害リハビリテーションを提供する際には、本人と環境の状況が一人ひとり異なるがゆえに、その相互作用の先の展開が読みづらく、見通しがもてないまま対応をし続ける必要が生じる。特に本人自身に不安が強く選択肢が見えないときはなおさらである。そのためにまず、支援者自身がネガティブ・ケイパビリティ、すなわち不確実性に耐える力が必要となる。支援者一人の力量で対処しようとするには限界があるが、地域を基盤とするリハビリテーションでは、その不確実性に耐える力そのものも地域から得ることができる。つまり本人を中心として地域の複数の支援者同士が集まって「先行きの不透明さ」を共有し、同じ悩みを分かち合うとともに、差し当たっての「急場のしのぎ方」を共に考え支え合いながら乗り越えることができるであろう。地域では複数の支援者のつながりがあるため、対話を積み重ねながらリカバリーの実現を支援していくことがむしろ容易にもなる。そのような状況での道しるべとなるのが本人の「希望」であり、それを引き出す「好み」である。「好み」を大切に「希望」の灯を絶やさずに対話してしんどさに耐える取組みがリカバリーの「プロセス」の一端をなすのかもしれない。支援者自身も地域社会が変わっていくという希望を絶やさず、「失敗する尊厳」を恐れずに、とりあえずやってみてから状況に合わせて修正していくといった発想で、その場しのぎを繰り返していたら、いつの間にか社会が大きく変わっていた、ということを実感できるであろう。

■■■■■■■■■■■■■ 注)

　　　ネット検索によるデータの取得日は，いずれも 7 月 16 日．

(1) World Health Organization website, Rehabilitation 2030: A call for action (Meeting report). 2017.

(2) Psychiatric Rehabilitation Association (PRA) and Psychiatric Rehabilitation Foundation (PRF) website, About PRA.

(3) 田中英樹『精神障害者支援の思想と戦略— QOL から HOL へ』金剛出版，2019.

(4) World Health Organization website, Guidance on community mental health services: Promoting person-centred and rights-based approaches, 2021.

(5) ディーガン，P. 著「第 1 章自分で決める回復と変化の過程としてのリカバリー」ブラウン，C. 編／坂本明子監訳『リカバリー—希望をもたらすエンパワーメントモデル』金剛出版，2021，pp.14–32.

(6) 野中猛『精神障害リハビリテーション論—リカバリーへの道』岩崎学術出版社，2006.

(7) World Health Organization website, Kamala Achu, Kathy Al Jubah, Svein Brodtkorb, et al. *Community-based rehabilitation: CBR guidelines*. Supplementary booklet, 2010.

(8) Anthony, W. A., Cohen, M. R., & Cohen, B. F. Philosophy, treatment process, and principles of the psychiatric rehabilitation approach. *New Directions for Mental Health Services* (17), 1983, pp.67–79.

(9) Anthony, W. A., Cohen, M., Farkas, M., Gagne, C. & Harding, C. *Psychiatric Rehabilitation* (2nd ed.). Boston, MA: Boston University Center for Psychiatric Rehabilitation, 2002.

(10) Psychiatric Rehabilitation Association (PRA) and Psychiatric Rehabilitation Foundation (PRF) website, Core Principles and Values: PRA's Core Principles and Values further describe the key elements of psychiatric rehabilitation practice.

(11) Corrigan, P. W. *Principles and Practice of Psychiatric Rehabilitation: An Empirical Approach* (2nd ed.). Guilford Publications, 2016.

4. 精神障害リハビリテーションとソーシャルワークの関係

A. 障害とニーズ

[1] 精神の障害

　障害は個人に起因するものと考えられがちであるが、障害にはさまざまな側面やレベルがある。その人の生きる国や時代の環境によって、人びとが障害をどのように捉えるかの認識や法制度によって、障害の姿は大きく異なってくる。

　世界保健機関（WHO）は、1980年の**国際障害分類**（以下、**ICIDH**）により、病気が機能障害や能力障害をもたらし、社会的不利（ハンディキャップ）を引き起こすとする障害構造を示した（**図1-4-1**）。精神障害のある人に即してそれぞれの次元を考えると、「病気／変調」として統合失調症を発症した人は、「**機能障害**」として幻聴等の知覚障害や妄想等の思考障害、感情・意欲の障害などの精神症状が生じ、その結果「**能力障害**」として家事や日常生活の自立、作業や役割の遂行、他者とのコミュニケーションなどができなくなり、そのため「**社会的不利**」として仕事ができず経済的自立が難しくなるだけでなく、他者との交流や活動も制限を受けることになる、との図式になる。

国際障害分類
ICIDH: International Classification of Impairments, Disabilities, and Handicaps
「国際疾病分類（ICD）」を補助する「機能障害・能力障害・社会的不利の国際分類」として発表・試用されたもの。

図 1-4-1　国際障害分類 ICIDH（WHO, 1980）

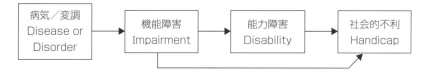

　ICIDHの意義としては、障害を3つのレベルに分類し、それぞれのレベルの障害に階層性（相互依存性と相対的独立性）があることを示したことがある。しかし、原因と結果が一方向の線形モデルの考え方で、各レベル相互の影響が示されていないことや環境要因の影響が反映されていないこと、障害を否定的に捉える**医学モデル**に依拠していることなどから、障害当事者から批判を受けることとなった。

　その後、ICIDHのモデルは改訂され、2001年WHOは**国際生活機能分**

国際生活機能分類
ICF: International Classification of Functioning, Disability and Health
「生活機能・障害・健康の国際分類」（WHO, 2001）。

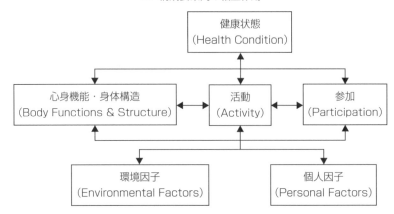

図 1-4-2 国際生活機能分類 ICF（WHO，2001）

ICF 構成要素間の相互作用

健康状態
(Health Condition)

心身機能・身体構造
(Body Functions & Structure)

活動
(Activity)

参加
(Participation)

環境因子
(Environmental Factors)

個人因子
(Personal Factors)

ICF 構成要素の定義

- 心身機能（body functions）：身体系の生理的機能（心理的機能を含む）である。
- 身体構造（body structures）：器官・肢体とその構成部分などの、身体の解剖学的部分である。
- 機能障害（構造障害を含む。impairments）：著しい変異や喪失などといった、心身機能または身体構造上の問題である。
- 活動（activity）：課題や行為の個人による遂行のことである。
- 参加（participation）：生活・人生場面（life situation）へのかかわりのことである。
- 活動制限（activity limitations）：個人が活動を行うときに生じる難しさのことである。
- 参加制約（participation restrictions）：個人が何らかの生活・人生場面にかかわるときに経験する難しさのことである。
- 環境因子（environmental factors）：人々が生活し、人生を送っている物的な環境や社会的環境、人々の社会的な態度による環境を構成する因子のことである。

出典）世界保健機関（WHO），2003，p.17 より筆者改変.

類（以下、ICF）を採択した。疾病と心身機能、活動と社会参加、環境と個人の因子などが相互に影響を与えながら障害を形成するものであり、環境を含む背景因子を重視したことや各因子の相互作用・関係を重視したことなどが特徴として挙げられる（**図 1-4-2**）[1]。これにより、従来は医学モデルで捉えられていた障害は、社会モデルの視点を取り入れ、**生物−心理−社会モデル**への転換が図られた。従来の「障害者」は、「障害のある人」として、環境の中の人（person in environment）と捉える「**人と環境の相互作用モデル**」に見方が変化した。

　ともすれば「精神障害者」とラベリングされて認識されていた人も、その人の特徴の一部としての精神障害があるのであり、その障害の姿は生活する社会環境により異なるとの考え方が当たり前になった（**図 1-4-3**）。精神障害リハビリテーションを進めていくには、個人への働きかけとかかわりはもちろん必要であるが、その人が生きる生活環境・社会環境を変えて

生物−心理−社会モデル
bio-psycho-social model

障害者
disabled person

障害のある人
persons with disabilities

図1-4-3　障害のある人への転換

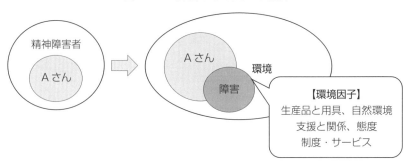

精神障害者
Aさん

→

Aさん
障害
環境

【環境因子】
生産品と用具、自然環境
支援と関係、態度
制度・サービス

いくかかわりも求められている。**環境因子**として、物理的環境や自然環境と合わせ、その人にかかわる支援者との関係、周囲の人びとの態度、サービス・制度・政策などが重視されていることを心にとどめておきたい。

［2］支援ニーズ

　精神の障害のある人たちは、日常生活や社会生活におけるさまざまな生活に関わる問題が生じる。その生活上の問題を、支援上の課題として捉え、**ニーズ**を満たすための支援を展開するのが、精神保健福祉士（以下、MHSW）をはじめとしたソーシャルワーカーである。

　ニーズは一般に「必要」と訳され「人間が社会生活を営むために欠かすことのできない基本的要件を欠く状態」と説明される[(2)]。**ブラッドショー**は、社会福祉におけるニーズを「主観的／客観的」と「顕在／潜在」を軸として、①**エクスプレスド・ニード**（表出されたニード）、②**フェルト・ニード**（感得されたニード）、③**ノーマティブ・ニード**（規範的ニード）、④**コンパラティブ・ニード**（比較ニード）の4つに分類している。

　日本の社会福祉では、長らく続いた措置制度により、法律や専門職によって定められた規範的なノーマティブ・ニーズによって支援が提供されていた。2000（平成12）年の**介護保険制度**により、利用者本位の理念に基づき、制度として利用申請されたエクスプレスド・ニーズに転換した。白澤は、利用者から発せられるデマンド（要求）との関係に言及し、利用者の主観的に体感しているフェルト・ニーズと、専門職の客観的なノーマティブ・ニーズと合致させながら解決していく**リアル・ニーズ**を探ることが基本であるとしている[(3)]。

　一方で、上野はニーズをめぐるダイナミックなプロセスを提起し、当事者とそれ以外の第三者の関係の中でニーズが顕在化／潜在化するかによって、①承認ニーズ、②庇護ニーズ、③非認知ニーズ、④要求ニーズの4つに分類している[(4)]。**自立生活運動**をベースとして提起された上野のニーズ

ブラッドショー
Bradshaw, Jonathan Richard

自立生活運動
「IL運動（Independent Living Movement）」とも称され、障害者が自立生活の権利を主張した社会運動を指す。

論は、専門職と呼ばれる第三者がどのように「当事者主権」の「支援」ができるのか、厳しい問いを発している。

　三浦は「何らかの基準に基づいて把握された状態が、社会的に改善・解決を必要とすると社会的に認められた場合に、その状態をニード（要援護状態）とすることができる」[5]と定義しており、ニーズとは時代状況を反映した社会的なものと位置づけられる。当事者が何をニーズと考え表明するか、専門職等の関係者がどのように認知し承認するかによって変わってくる。その意味では、社会福祉全体の中で「ニーズ」の定義はまだ流動的ともいえるが、ここでは MHSW がかかわる精神障害によって派生する介入ニーズに絞って見ていく。

B. 個人への介入

　第2節に記されているように、精神障害リハビリテーションは**当事者主体**の原則がある。障害に起因する困難の除去ではなく、利用者個人の目標の達成を支援することを中核に据えており、本人の希望を尊重することが不可欠である。精神障害リハビリテーションの最大の焦点は、精神障害のある人の能力を改善することであり、利用者のスキル開発と環境からの支援を開発することが、精神障害リハビリテーションの両輪に当たる。

　医学的リハビリテーションとしては、スポーツや工芸活動などのさまざまな作業課題を通じて作業能力の回復を目指す**作業療法**が、どこの精神科病院でも行われている。外来患者を対象とする**精神科デイケア**では、多職種チームにより展開されるさまざまなグループ活動を通して、機能の回復とコミュニケーションの改善等が図られ、社会参加に向けてのステップとなっている。

　職業的リハビリテーションとしては、多種多様な**就労支援事業所**や、**障害者就業・生活支援センター**、**障害者職業センター**等でさまざまな訓練と支援が行われている。仕事に就くことを目標に、利用者自身の能力の開発・向上と職場となる事業所の開拓や職場への働きかけも行っている。

　社会的リハビリテーションとしては、**社会生活スキルトレーニング（SST）**や生活訓練などを通して、さまざまな日常生活・社会生活上の課題への対処技能を高めるプログラムが行われている。利用者それぞれの生活課題に応じて、精神科医療機関だけでなく、地域の**障害福祉サービス事業所**など、広範な支援機関で取り組まれている。

　それぞれの支援プログラムは、利用者個人を対象としたものであるが、いずれの場面にも MHSW は強く関与している。MHSW は他の職種と連

医学的リハビリテーション
➡ p.72 第3章1節

作業療法
➡ p.83 第3章1節 C.

精神科デイケア
➡ p.97 第3章1節 F.

職業的リハビリテーション
➡ p.112 第3章2節

就労支援事業所
障害者総合支援法に基づき、就労移行支援、就労継続支援 A 型・B 型など、多種多様な事業所がある。

障害者就業・生活支援センター
障害者雇用促進法に基づき、就業に向けて生活支援も行っている。

社会的リハビリテーション
➡ p.128 第3章3節

社会生活スキルトレーニング（SST）
➡ p.128 第3章3節 A.

携して、ソーシャル・グループワークの観点から心理社会的な介入を行い、機能の回復を支援する。また、MHSWは利用者の生活全般にわたる相談支援を行い、障害によって生じるさまざまな問題を**アセスメント**し、生活課題の解決に向けた検討を行う。さらに**社会参加の制約**がある利用者に対しては、本人の社会的な環境を評価し、障害を軽減する生活保障の支援を行う。

　MHSWは、あくまでも社会福祉職でありリハビリテーション職種ではないが、精神障害リハビリテーションのさまざまな場面で、利用者個人への介入を常に行っている。

C. 環境への介入

　前節で記述されているように、精神障害リハビリテーションにおいては本人への訓練だけではなく環境面への介入が不可欠である。

　たとえば、長期入院患者の退院・地域移行支援にあたっては、患者本人の**退院意欲の喚起**や退院後の生活訓練もさることながら、さまざまな環境面の問題に対する調整が必要になる。入院中の患者の場合は、現在入院している病棟が主たる生活環境の場であることから、本人の退院意欲喚起以前に、病棟スタッフの**退院支援意欲の喚起**がまず必要になる。家族が退院に不安や抵抗を示している場合も多く、退院方針を具体化するには粘り強い家族との調整が不可欠である。退院するには退院後の生活の場となる住まいの確保が必須であり、家族との退院後の同居が難しいようであれば、単身でひとり暮らしをするためのアパート確保や、グループホームの利用も考えなければならない。退院後の生活をする地域に、本人を知る人がいない状況では孤立無援の状況に放り出すことになるため、さまざまな地域の支援者へ事前につなぎ、日中活動の場を通して同病の仲間との交流を図っていく段取りも必要になる。地域で在宅生活を送っていくには、経済的基盤の確保が必要であり、障害年金の請求や生活保護の受給申請などを事前に行っていかねばならない。

　これらの退院準備に向けた調整は、精神科病院内のMHSWが一人で担うことはできず、**一般相談支援事業者**や**特定相談支援事業者**の**相談支援専門員**らや関係機関の協力を得て、初めて成し遂げられる。WHOの**地域を基盤とするリハビリテーションのガイドライン**に沿って、地域で社会的支援を促進する方法を確認しながら、常日頃から病院と地域のMHSWが連携を図りながら、さまざまな環境整備を図ることが、実効性のある精神障害リハビリテーションを構築することにつながる。このような環境への介

退院意欲の喚起
多くの長期入院者は、入院が長引く中で生活意欲や自発性が失われる「施設症」となり、入院治療を必要としない病状になっても、退院後の生活の見通しも立たないことから、退院を拒否する。地域移行支援にあたっては、本人が「退院したい」と思えるようなモチベーションサポートがまず必要になる。

退院支援意欲の喚起
長期入院者のケアを長年担ってきた病棟スタッフは、地域での十分なサポートのない中での退院直後の病状再燃や、度重なる再入院を体験しており、何をやっても無駄との意識に陥りがちになり支援意欲を失っていることが多い。

一般相談支援事業者
基本相談支援に加えて、地域移行支援と地域定着支援の地域相談支援を行う事業者。

特定相談支援事業者
基本相談支援に加えて、サービス利用支援（サービス等利用計画作成）と継続サービス利用支援（モニタリング）の計画相談支援を行う事業者。

地域を基盤とするリハビリテーションのガイドライン
➡ p.10　第1章1節F.

入こそ、MHSW がソーシャルワーカーとして本領を発揮できる仕事といえよう。

D. 社会開発と社会変革

　しかし、環境への介入は、個人と環境との接点で生じるニーズを補う制度とのマッチングや、不適応状態の調整のみを指すものではない。接点で生じている問題は、個人に起因するものではなく、環境そのものに内在する制度上の矛盾や社会的問題を反映していることが多い。日本の現行の法制度で定められたサービスを提供すれば解決する問題ではなく、法制度そのものが、時代意識に合わない旧弊な障害者観に基づく専門職主導の制度設計のままで、制度疲労を起こしていることも多い。グローバル・スタンダードとなっている**障害者権利条約**に照らせば、極めて不合理かつ抑圧的で当事者主体の支援には程遠いことが、この国にはまだたくさんある。

　その中でも特異的なのが、日本の精神医療に係る現状と法制度である。精神障害リハビリテーションに関わるさまざまな実践は、**パターナリズム**が横行しがちな閉鎖的な精神科病院の中で、当事者それぞれの**リカバリー**を目指して取り組まれてきた。地域では、MHSW たちが各地で新たな資源を開拓し、地域を基盤とする社会的リハビリテーションの場を築いてきた。しかし、それでもなお、精神障害のある人をめぐる日本のリハビリテーション環境は、総体としては未だリカバリー志向には転換できていない。

　環境への介入には、**社会開発**と**社会変革**の視点が欠かせない。個人のニーズを起点に、何が社会環境の問題として顕在化しているのか、何を変えていくことが必要なのか、実践を通して明らかにしていく必要がある。MHSW はソーシャルワーカーとして、常にソーシャルな「**社会モデル**」の視点を失わずに、精神障害リハビリテーションに取り組みたい。

パターナリズム
「父性的保護主義」と訳される。本人の意思とは無関係に、専門職がよかれと考える方針を強いること。

リカバリー
➡ p.27 第 1 章 5 節 A.

注)
(1) 世界保健機関（WHO）／障害者福祉研究会編『ICF 国際生活機能分類—国際障害分類改定版』中央法規出版，2003，p.17.
(2) 小林良二「社会福祉対象の認識方法」仲村優一・一番ヶ瀬康子・右田紀久恵監修『エンサイクロペディア社会福祉学』中央法規，2007，pp.358-363.
(3) 白澤政和「ケアマネジメント」仲村優一・一番ヶ瀬康子・右田紀久恵監修『エンサイクロペディア社会福祉学』中央法規，2007，pp.644-649.
(4) 上野千鶴子・中西正司編『ニーズ中心の福祉社会へ—当事者主権の次世代福祉戦略』医学書院，2008.
(5) 三浦文夫「社会福祉におけるニードについて」『社会福祉政策研究』全国社会福祉協議会，1985.

5. 地域およびリカバリー概念を基盤としたリハビリテーションの意義

A. リカバリー概念

[1] リカバリーとは

　日本の精神保健福祉において、リカバリーの概念は、近年注目を集める一つとなっている。リカバリーとは、平易にいえば、「疾病や障害にとらわれ過ぎず、価値のある自分の人生を取り戻す過程」ということである。

　その定義について、定まったものはないが、1つ紹介したい。「リカバリーは、一つの過程、生活の仕方、姿勢、日々の課題への取り組み方である。それは、完全な直線的過程ではない。時々、われわれの進路は気まぐれで、われわれはたじろぎ、後ずさりし、取り直し、そして再出発する…求められることは、課題に立ち向かうことであり、新たな価値ある誠実さと**能力障害**の範囲内かそれを越えた目的を回復させることである。願いは、意味のある貢献ができる地域で、生活し、仕事をし、人を愛することである」(1)。

　これによれば、リカバリーは、結果だけではなく過程でもあるということになる。疾病や障害にとらわれ過ぎず、価値のある自分の人生を取り戻す。このことは、常に固定された具体的なゴールではない。いくつかの目的を達成することで、ゴールはさらに高く遠くに設定されるかもしれない。そのため、重要なのは、そのゴールに向かうための生活の仕方であり、姿勢であり、日々の課題の取り組み方なのだということである。

　「完全に直線的過程」ではないという表現も現実をよく表している。誰にとってもそうであるが、さらに精神障害を負うことによりさまざまな障壁の影響を受け、自分の人生を取り戻すことに、より多くの苦労を必要とする場合もあろう。そうした苦労を乗り越えることで、より価値のある人生となる。

[2] リカバリーの4つの段階

　リカバリーを達成するための段階として4つが示されている。「希望」「エンパワメント」「自己責任」「生活のなかの有意義な役割」(2) である。

(1) 希望

　まずは希望をもつことが必要である。クライエントは、精神障害によってさまざまな障壁と対峙する中で、傷つき倒れこんで絶望を感じることも

能力障害
disability
世界保健機関（WHO）が示した、国際障害分類（ICIDH）によると、機能障害に起因して起こる活動の低下を意味する。なお、国際障害分類（ICIDH）は、国際生活機能分類（ICF）へ改訂されている。

27

あるであろう。そのようなとき、クライエントが自分の可能性を信じ、将来への明確な希望をもつことが必要である。

（2）エンパワメント

クライエントが自分の本来の力を発揮できることである。障害をもつことにより、クライエントにはさまざまな障壁が降りかかる。それを取り除き、自分らしく生きていくことである。場合によっては、**ピアサポート**の活用も有用である。

（3）自己責任

リカバリーを進める責任はクライエント本人にある。クライエントが受けるストレスは、安易に回避されるべきものではない。もちろん、リスクをサポートする視点が重要である。

（4）生活のなかの有意義な役割

仕事や家族など、生活する中でさまざまな役割を得ることは重要である。さまざまな役割をこなすことで自己の必要性が感じられ、人生における満足度は高まる。クライエントは新たな役割を模索することが有用である。

このように、クライエントは、希望をもつことから始まり、エンパワメントを高め、自己の責任を自覚し、有意義な役割を得ることで、価値のある自分の人生を取り戻していくのである。

B. ストレングスモデル

［1］ ストレングスとは

ストレングスモデルは、1982 年に**ラップ**らによって見いだされ、現在にわたり注目されてきている。その理由は、精神保健福祉、ソーシャルワーク、そしてその他の援助専門家に対して、従前の援助の**パラダイム転換**を促しているからである。

その特徴は、クライエントの病気や障害、短所や問題などのマイナス要素ではなく、健康さや長所、可能性などのプラスの要素に目を向ける点にある。そのことをラップは、「われわれが問題より可能性を、強制ではなく選択を、病気よりむしろ健康を見るようにする。それらを見ることができれば、成果が得られよう。われわれが欠陥というぬかるみにはまっている限り成果を得ることはできない」[1]と述べている。

確かに、目の前に困っているクライエントがいたら、私たちは、どこに問題があるのかをアセスメントするのではないであろうか。「何か問題があるから困っている」という一般的な視点は、われわれ援助専門職に限らず、社会全体に存在する、ある種の文化といってもよいかもしれない。そ

のため、まずは、そのことに気づくことが重要である。その認識ができれば、このストレングスモデルの意義に気づくことができるであろう。

　ここで具体的にストレングスモデルの視点を説明しておく。たとえば、Aさんという浪費傾向があるクライエントがいるとしよう。Aさんは、生活保護を受給しており、毎月の保護費はそのほとんどがパチンコ代に消えていく。そして、月の中頃には生活費が尽きて、家族や友人にお金を無心して困らせる。そのため、Aさんの問題は、パチンコをやめられないことと計画性のなさと見ることができる。さらには、**ギャンブル依存症**を疑うかもしれない。そして、この場合、従来の援助であれば、援助専門職は、パチンコをやめるよう促したり、計画的な生活費の使用について説得したり、精神科受診を薦めたりするということになるだろう。

　これを、ストレングスモデルの視点でAさんの情報を得ていく。すると、Aさんは音楽が好きで、なかでもある歌手の大ファンであることや、物事にコツコツと取り組む力があることがわかった。そこで、援助専門職は、その歌手のコンサートに行くことをAさんに提案した。Aさんは大いに興味をもち、コンサートに行くために生活費を計画的に貯めていくことにした。もちろん、すぐにうまくいくことはなく、パチンコに行ってしまうこともあった。それでも、少しずつパチンコに行くことは少なくなり、お金を貯められるようになる。3ヵ月後には近くのコンサート会場、その次の月には地方のコンサート会場に泊りがけで出かけることができた。さらに、コンサートに何度も行くようになることで、コンサート仲間もでき、その仲間同士の交流もAさんを支えてくれた。

　このように、Aさんの場合、音楽が好きだということを活かして浪費生活から抜け出すことができた。マイナスの部分ばかりに注目するのではなく、プラスの部分に注目し、それを活性化することでマイナスの部分を補ったのだといえよう。

ギャンブル依存症
依存症（addiction）の一つで、パチンコや競馬などのギャンブルをやめたくてもやめられない、コントロール不能の状態になる。

[2]　ストレングスモデルの原則

　さらに理解を深めるために、ストレングスモデルの原則を以下に示す。
原則1：精神障害者はリカバリーし、生活を改善し高めることができる。
原則2：焦点は欠陥ではなく個人のストレングスである。
原則3：地域を資源のオアシスとして捉える。
原則4：クライエントこそが支援過程の監督者である。
原則5：ケースマネジャーとクライエントの関係性が根本であり本質である。
原則6：われわれの仕事の主要な場所は地域である。

C. 地域を基盤とした精神障害リハビリテーションの意義

[1] より自己選択の機会がある

　ストレングスモデルの精神障害リハビリテーションは、主に地域を基盤に展開される。地域には、より**自己選択**の機会があるからである。

　精神障害のある人への処遇は、長く精神科病院への隔離収容が主なものだった。しかし、集団処遇の場である精神科病院の中では、個人に適応した個別的なリハビリテーションの提供には限界がある。また、患者の安全が最優先とされやすい医療の中では、患者は容易に失敗できない。失敗が、時に大きな学びとなり成長へつながることを考えれば、失敗は安易に避けるべきものではない。

　地域で生活するということは、生活の主体者となることでもある。些細とも思えることも含めて、生活は選択の連続である。地域にいる限り、自らの選択で自らの生活を決めていく機会は豊富に存在する。失敗と成功を繰り返す成長の機会である。

　もちろん、過度な失敗体験は、マイナスの影響を残す可能性がある。しかし、失敗を完全に予測して避け続けることはできない。そうであれば、失敗の危険性も含めて、クライエント自身が判断するしかない。それは、失敗の責任はクライエント自らが取ることを意味する。それを踏まえても、地域で自己選択することのリハビリテーション的な意義は大きい。

[2] より人とのつながりがある

　地域で生活するということは、よりさまざまな人とのつながりを作り、保つことを可能とする。

　人はさまざまな人とのかかわりの中で生きる社会的な生き物である。地域で生活することで、家族や友人、知人などの**インフォーマル**な人とのつながりだけではなく、精神保健福祉士などの**フォーマル**な人とのつながりも作られる可能性がある。そして、インフォーマル・フォーマルな人とのつながりは、さまざまなサポートを得る機会となる。

　たとえば、Bさんという精神障害により不安が強く、道を覚えるのも苦手であるため、一人での外出に困難が伴う人がいたとしよう。Bさんの両親は、精神障害に対する理解があるため、嫌がることなく外出に付き添っていたが、高齢のために頻繁には行けない。そのため、趣味の映画鑑賞やショッピングについては友人が付き添い、精神科受診や**精神科デイケア**の参加には行動援護事業所のスタッフが付き添った。受診時には毎回主治医の診察のほかに、精神保健福祉士とも面談を行い生活上の相談の時間を取

精神科デイケア
➡ p.97 第3章1節 F.

30

っていた。精神科デイケアでも馴染みのメンバーやスタッフの中では安心して過ごせる。近くのコンビニでは、顔を覚えてくれた店員がレジで声をかけてくれる。最近は、近所の家庭菜園を行っている年配の女性と野菜の成長について、短いながらも言葉を交わすことが楽しみとなっている。

このように、Bさんは、精神障害をもちながらも地域で生活することによって、さまざまな人とのつながりをもつことができている。これが精神科病院であれば、治療者側と患者同士とのつながりが主となるだろう。

地域で生活することで、さまざまな人とのつながりがあり、インフォーマルでもフォーマルでも、Bさんは支えられている。人とのつながりはBさんのリハビリテーションにとっても効果的である。

［3］ 有意義な役割がある

地域で生活する上で、有意義な役割をもつことができる。

精神科病院においては、患者として入院しているということもあり、意識的・無意識的に患者の役割を演じている側面も指摘できる。そして、患者という役割は、諦めや他者依存など、どちらかと言えば否定的な影響が大きいといえる。

患者の役割
➡ p.32
第1章5節コラム

それに対して、地域で生活するということは、たとえば、家族の中の父親であったり、職場での課長であったり、学校での先生であるなど、何らかの有意義な役割を担える可能性がある。そして、父親となれば、家族を養うためにしっかりと働いて、その役割を全うしようとする。課長であれば部下や会社の利益のために努力する。先生であれば、生徒に一生懸命に教える。

すべての人がそうであるというわけではないが、多くは、有意義な役割が得られると、それに沿うために、それに見合った人物になろうとする。それが、クライエントのリハビリテーションを促進する。地域で生活することで、有意義な役割を得て、有意義な人生を歩むことができる可能性が高まるといえる。

注）

(1) ラップ，C. A., &ゴスチャ，R. J. 著／田中英樹監訳／伊勢田堯他訳『ストレングスモデル─精神障害者のためのケースマネジメント（第2版）』金剛出版，2008，p.35，p.59（第3版，2014）．

(2) レーガン，M. 著／前田ケイ監訳『ビレッジから学ぶリカバリーへの道─精神の病から立ち直ることを支援する』金剛出版，2005，pp.28-95.

感染するリカバリー

特定非営利活動法人 地域精神保健福祉機構 コンボ　宇田川健

ここで述べるリカバリーは、パーソナルリカバリーのみである。リカバリーには指標がない。閉鎖病棟の保護室で、身体拘束のもとであってもリカバリーの過程にいる一人の当事者であったと私は言い張る。

リカバリーは感染し、リカバリーは再発する。リカバリーには終わりがない。リカバリーストーリーはバーバル、ノンバーバルである。

リカバリーとは当事者の誰でもが受け入れ、引き受けるのに時間がかかるものである。しかし気が付かないうちに背中で語られたリカバリーに感染してしまう。

ある時期、当事者としての一時的な振る舞いを演じることに慣れてしまい、当事者役割を自ら演じるようになる。演じていることも忘れるほど、長い時間が経つ。その後、自分にタガをはめて、自分から行動することや、何かを発することを、やめてしまう。完全な患者役割の始まりである。エンパワーの逆のことを自ら、または他者からの影響で行ってしまう。結果、自分で自分の人生を拘束する。

時が経ち、誰の背中であれ、そこで語られるリカバリーから、自分もこういうことをしてもいいのだと気づき、驚く。タガが外れる。心も体も行動範囲が勝手に広がる。専門職からは「この人は、こんなに主体性を回復した」と見えるようになる。

当事者役割を脱し、人生を取り戻した人は、生きる姿勢、言葉、背中を人に見られることで、リカバリーの感染源となる。

専門職のするべきことは、リカバリーの感染の邪魔しないことに尽きる。語りによって、リカバリーは感染することもあれば、文章を読むこと、態度を見ることなど当事者から当事者へ、または、どんな立場の人であれ、リカバリーは感染するのである。

一度、患者役割というタガがはずれ、自己を承認することが始まれば、他者を感染させる行動、言葉、生き方がその人に現れはじめる。

ピアサポートはリカバリーへの一番の近道である。たとえグループがなくても、当事者サービス提供者がいなくてもピアサポートは起こり得る。

リカバリーという事柄は、なんらかを取り戻す、なんらかの力を伸ばすなどということではない。自らが何重にもはめてしまった、タガを外していく過程である。人生が自分のものであることに驚き、受け入れ難いこの事実と困難な人生を、受け入ていく過程である。人生の困難と共に生き始めてしまい、苦しいながらも生活者として生きていく過程、それがリカバリーである。精神疾患がその過程で再燃することもあり得る。

それでも、自己を承認する力はしなやかであり、リ・リカバリーは起こり得る。リカバリーの再発である。そしてバーバル、ノンバーバルに他者にふたたび感染させ得るのである。

■ 理解を深めるための参考文献

- ● ブラウン，C. 編／坂本明子監訳『リカバリー──希望をもたらすエンパワーメントモデル』金剛出版，2021.
  リカバリー志向の精神障害リハビリテーションを進めていくうえでの指針となる教科書。精神障害に苦しんだ経験のある人びとからのリカバリーを求める声には強く心を揺さぶられる。

- ● 田中英樹『精神障害者支援の思想と戦略── QOL から HOL へ』金剛出版，2019.
  精神障害リハビリテーションの歴史を概観しながら，特に近年のリカバリー志向の実践がどのように広がってきたかを知ることができる書籍になっている。日本精神障害者リハビリテーション学会などのベストプラクティス賞の紹介など，日本における多彩な実践について知ることができ，さまざまな実践のモデルを探すことができる。

- ● World Health Organization website, *Guidance on community mental health services: Promoting person-centred and rights-based approaches*, 2021.
  人権を基盤とするパーソンセンタードなコミュニティメンタルヘルスサービスをどのように立ち上げることができるのか，WHO が取りまとめたガイドライン。リハビリテーションという言葉はあまり使われていないが，医療の枠を飛び出して行われている全世界のさまざまな地域での実践が紹介されており，大変参考になる。日本の実践がほとんど紹介されておらず，英語版のみとなるが無料でダウンロードできるため，ぜひトライしてもらいたい書籍である。

- ● 浅野弘毅『精神科デイケア学──治療の構造とケアの方法』M. C. MUSE, 2015.
  精神科デイケアの実践を通して，治療構造と寛解過程，プログラムと技法，ケアの意味，スタッフの倫理，精神科リハビリテーションの原則等を平易に綴っている。

- ● ラップ，C. A., & ゴスチャ，R. J.／田中英樹監訳／伊勢田堯他訳『ストレングスモデル──精神障害者のためのケースマネジメント（第 2 版）』金剛出版，2008（第 3 版，2014）.
  ストレングスモデルについて，長年取り組んできた著者によって，わかりやすく説明がなされている。ストレングスモデルは，現在の精神保健福祉領域の主要な理論となっているため，詳細を理解しておきたい。

第2章 精神障害リハビリテーションの構成および展開

精神障害リハビリテーションは、何をもって精神障害リハビリテーションたりえるのか。本章では、精神障害リハビリテーションを構成する、対象、実施者たる多職種連携チーム、具体的なプロセスについて理解を深めたうえで、精神保健福祉士の実践としての精神障害リハビリテーションを学ぶ。

1

精神障害リハビリテーションの対象に関する言説や、精神障害者の法的概念を踏まえて、その対象と特性、対象のもつニーズについて検討するために必要な視点を学ぶ。

2

精神障害リハビリテーションは、精神保健福祉士を含む多職種チームによって展開される。チームの形成過程と特徴を理解し、多職種連携チームとして機能するために必要な視点を学ぶ。

3

リハビリテーションプロセスは、ケアマネジメントの手法で行う。ケアマネジメントの概要およびプロセスを知り、さらにストレングス視点および意思決定支援の重要性について学ぶ。

4

リハビリテーションチームにおける精神保健福祉士の業務内容と役割について、主に精神科医療機関におけるリハビリテーションや相談支援の展開を通して理解する。

1. 精神障害リハビリテーションの対象

A. 精神障害リハビリテーションにおける対象とは

　「精神障害リハビリテーションの対象」と掲げると、誰に精神障害リハビリテーションを提供するかという話題と取られるであろう。しかし、精神障害リハビリテーションにおける対象論では、精神障害リハビリテーションの受け手としての対象という視座だけでなく、精神障害リハビリテーションに取り組む主体者としても捉える必要がある。なぜなら、精神障害リハビリテーションを含む精神保健医療福祉サービスにおいて支援者や「専門職」は、対象のリカバリー、特に**パーソナル・リカバリー**という「主体的な人生の営み」を応援することが期待されるためである。

　野中猛は、精神障害リハビリテーションの対象について、精神障害のために生活が困難になっている人びとであり、病名で対象規定するのではなく、生活の困難さによって規定すべきである[1]としている。つまり、精神障害リハビリテーションは、単に精神疾患を有する人を対象とするのではなく、生活上の障害が生じている人を対象としているといえる。

　さらに**田中英樹**は、精神障害リハビリテーションは全体として精神障害のある人とその取り巻く環境の双方への働きかけ、訓練と支援の相互補完を必要とする[2]としており、精神障害のある人だけでなく、その人を取り巻く環境も働きかけの対象と指摘している。これらの指摘をまとめると、精神障害リハビリテーションの対象とは、精神疾患に関連した生活上の障害、つまり精神障害を有する人（精神障害者）とその人を取り巻く環境であるといえる。

B. 精神障害者の概念

　精神障害リハビリテーションの対象の軸に「精神障害者」があるが、この概念の理解には留意が必要である。まずは法的概念から、精神障害者という概念について見ていく。

　精神保健福祉法5条では、「この法律で『精神障害者』とは、統合失調症、精神作用物質による急性中毒又はその依存症、知的障害、精神病質その他の精神疾患を有する者をいう」と定義づけている。この定義では精神

**パーソナル・リカバリー
personal recovery**
精神疾患の経験者たちから出てきた考え方で、「自分自身が決めた希望する人生の到達を目指すプロセス」である。病気自体の改善を指す「臨床的リカバリー（clinical recovery）」や住居、就労、教育、社会ネットワークなどの機会の拡大を指す「社会的リカバリー（social recovery）」と分けて整理される。

精神保健福祉法
正式名称は、「精神保健及び精神障害者福祉に関する法律」。精神障害者の医療および保護を行い、障害者総合支援法とあいまって、社会復帰の促進および自立と社会経済活動への参加に必要な援助を行い、発生予防、その他国民の精神保健の向上を図ることを目的とする法律。

障害者を、**精神疾患を有する者**（mentally disordered）という医学的な概念で捉えている。

　一方、**障害者基本法**2条1号では、障害者を「身体障害、知的障害、精神障害（発達障害を含む。）その他の心身の機能の障害がある者であって、障害及び社会的障壁により継続的に日常生活又は社会生活に相当な制限を受ける状態にあるものをいう」と定義づけている。また、同条第2号で**社会的障壁**を「障害がある者にとつて日常生活又は社会生活を営む上で障壁となるような社会における事物、制度、慣行、観念その他一切のものをいう」と定義づけている。この定義では、生活能力や社会生活、社会関係に着目した概念としての**精神障害者**（mentally disabled）として捉えている。

　これらの法的概念から、精神障害リハビリテーションの対象としての精神障害者を検討すると、**図2-1-1**のような整理が考えられる。法的概念と並列で捉えるのはやや強引であるが、精神障害リハビリテーションの対象を、精神疾患を有する者のうち、障害および社会的障壁により日常生活または社会生活に何らかの制限を受ける状態にある者とする整理である。そして、この日常生活または社会生活における何らかの制限こそが、**精神障害リハビリテーションのニーズ**といえると考えられる。

障害者基本法
「全ての国民が、障害の有無によつて分け隔てられることなく、相互に人格と個性を尊重し合いながら共生する社会を実現するため、障害者の自立及び社会参加の支援等のための施策に関し、基本原則を定め、国、地方公共団体等の責務を明らかにするとともに、障害者の自立及び社会参加の支援等のための施策の基本となる事項を定めること等により、障害者の自立及び社会参加の支援等のための施策を総合的かつ計画的に推進すること」を目的とする法律。

図2-1-1　**精神障害リハビリテーションにおける精神障害者の位置づけ**

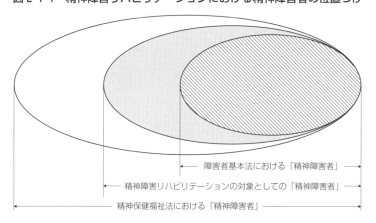

障害者基本法における「精神障害者」

精神障害リハビリテーションの対象としての「精神障害者」

精神保健福祉法における「精神障害者」

C. 精神障害リハビリテーションの対象の特性

　先に述べたように、精神障害リハビリテーションにおいて支援者や専門職には、対象の主体的な人生の営みを応援することが期待される。当然のことながら、人生の営みは個々別々なものであり、個人がもつ能力や置かれている状況もさまざまである。このような立場に立つと、たとえば「精

神障害者は対人関係が苦手な傾向がある」などと精神障害リハビリテーションの対象の特性を一般化した捉え方をすることに抵抗をもつ。仮に、精神障害を有する人が有しない人に比べて対人関係が苦手な傾向があったとしても、異なる個人であれば対人関係の苦手さがもつ意味は異なるし、同じ個人であったとしてもその人が置かれている状況が異なれば、これもまた対人関係の苦手さがもつ意味は異なる。

　このように、精神障害リハビリテーションの対象の特性を理解しようとするとき、対象である個人とその環境の**相互作用**に着目する必要がある。そして、この個人と環境の相互作用に着目する際に、**国際生活機能分類**（**ICF**）が提示している概念枠組み（→ p.22　図1-4-2）を用いることが役に立つ。ICF が提示する構成要素とそれらのダイナミックな相互関係から対象の状況を捉えることで、個人と環境との間で起きていることへの理解を助ける[(3)]。この理解の中には先述した、精神障害リハビリテーションのニーズが含まれている。また、ICF の視点に立つと、精神障害者に限らず、家族などの精神障害者を取り巻く人びとの特性、ニーズの理解にもつながるといえる。

注)

(1)　野中猛『図説精神障害リハビリテーション』中央法規，2003，pp.14-15.

(2)　田中英樹「Ⅳ　対象としての障害（disability）への着目とアプローチ」蜂矢英彦・岡上和雄監修『精神障害リハビリテーション学』金剛出版，2000，pp.22-23.

(3)　障害者福祉研究会編『国際生活機能分類（ICF）―国際障害分類改定版』中央法規，2002，pp.16-18.

国際生活機能分類
ICF: International Classification of Functioning, Disability and Health

2001 年に「国際障害分類（ICIDH）」の改訂版として WHO 総会で採択された国際的な分類法。人間の生活機能と障害について、「心身機能・身体構造」「活動と参加」それに影響を及ぼす「環境因子」について合計約1,500 項目に分類している。また、さまざまな構成概念間の相互作用についての理解を可視化するための概念枠組みを提示している。

2. チームアプローチ

A. リハビリテーションにかかわる多職種

[1] メディカルスタッフ

　病気になった人が患者として外来受診をすれば、医療機関では少なくとも主治医と看護師と受付事務職員がかかわり、薬が処方されれば調剤薬局で薬剤師とかかわる。数回の診療で治癒する病気ではなく、慢性疾患や長期にわたるリハビリテーションを要するときには、**理学療法士（PT）**や**作業療法士（OT）**のかかわりが組まれる。療養生活の継続や、さまざまな日常生活・社会生活上の困難を負った人であれば、ソーシャルワーカーが地域の機関などと共にかかわり、支援サービスを調整する必要も出てくる。入院を必要とする状態であれば、患者は家庭を離れ、病院の多様な専門職チームの支援を受けることになる。入院が長期化し**地域移行支援**を要する場合には、地域の多様な機関と連携・協働したチームが必要になる。

　チームのありようは、その医療機関の組織によって大きく異なる。入院病床を持たない小規模なクリニックであれば、気心の知れた少数の専門職スタッフですべての診療と相談支援業務が行われる。大規模な入院病棟を擁する病院であれば、各診療科や機能分化した病棟ごとのセクションに分かれ、それぞれの担当現場を一定の多職種チームで運営していくこととなる。

　かつては、医師以外の医療現場のスタッフは「**パラメディカル**」と称されていたが、接頭語の "para-" がもつ「補助」という意味が、医師の診療補助を前提とする主従関係をイメージさせることから使われなくなった。その後「共同」「協力」を表す "co-" をつけて「**コ・メディカル**」との和製英語が流布されたが、2012（平成24）年頃から「意味する職種の範囲が不明確」「医師とそれ以外といった上下関係を暗示させ、すべての医療人が対等に参画することが原則のチーム医療の精神に反する」などの問題点があることが指摘され、医学会等で使用の自粛が提起された。現在では、医療機関におけるすべての専門職は対等な立場で、医師の部下ではないとの主張から、医師を含めた医療従事者をまとめて「メディカルスタッフ」と呼ぶように変化してきている。しかし、精神保健福祉士（以下、MHSW）は社会福祉の専門職であり、たとえ医療現場で従事していても

理学療法士
PT: Physical Therapist

作業療法士
OT: Occupational Therapist

地域移行支援
退院ができず入院が長期化している患者に対して、さまざまな社会的調整と支援を行い、精神科病院からの退院を実現する取組み。

パラメディカル
paramedical

コ・メディカル
co-medical

「メディカルスタッフ」と呼称されることには違和感が残る。

　厚生労働省においてもチーム医療の推進をめぐって議論がなされてきており、多職種が相互に敬意を払いながら対等にものを言える組織風土づくりが重要と提起されているが、まだ実際の臨床現場との乖離は消えていない。本節では、医療機関を利用する患者を支えるリハビリテーション・チームをどのように創り上げていくか、MHSW の立場から検討していく。

［2］医療機関における多職種

専門職種
精神科医療機関における各専門職種の詳細は、第1巻『精神医学と精神医療』第4章6節を参照のこと。

　MHSW 以外の、精神科医療現場における主な専門職種を、表2-2-1 に示す。国家資格の専門職は、それぞれ異なる根拠法令によって定義されており、果たす役割が規定されている。

表2-2-1　各専門職の役割

	役割	根拠法令	関連資格・認定資格等
医師 （精神科医）	診断、治療	医師法	精神保健指定医・特定医師（精神保健福祉法） 精神科専門医（日本精神神経学会）
看護師	診療の補助療養上の世話、健康の保持、身体管理等	保健師助産師看護師法	准看護師・保健師・助産師 専門看護師（日本看護協会、日本精神科看護協会）
作業療法士	日常生活・社会生活・就労のための作業能力評価・改善等	理学療法士及び作業療法士法	認定作業療法士（日本作業療法士協会）
公認心理師	心理検査、心理相談、心理的アセスメント	公認心理師法	臨床心理士（日本臨床心理士資格認定協会） 認定心理士（日本心理学会）等
薬剤師	調剤、医薬品の供給、服用薬・副作用の説明等	薬剤師法	認定薬剤師（日本薬剤師研修センター等）
栄養士 管理栄養士	栄養の指導	栄養士法	認定管理栄養士・認定栄養士（日本栄養士会）
ピアサポーター	当事者性を活かした相談・支援	2021（令和3）年度障害福祉サービス等報酬改定	日本メンタルヘルスピアサポート専門員研修機構や自治体等が実施した研修受講

　医師は、診断・治療に係る決定権と最終的な責任を負い、医療現場ではチームリーダーとみなされる。**看護師**は、診療の補助、患者に対する療養

上の世話、健康の保持、身体管理等を担う。病院では最も多い職種であり、病棟では24時間交代勤務を行っており、入院患者には最も身近な存在である。**作業療法士**は、日常生活・社会生活・就労のための作業能力評価・改善等を担い、精神科リハビリテーション場面ではさまざまな作業療法プログラムを展開している。**公認心理師**は、まだ新しい国家資格職種であるが、心理検査・心理相談・心理的アセスメント等を担っている。**薬剤師**は、処方箋に基づき調剤を行うのが主な業務であるが、患者に対して服用薬・副作用の説明等を行う。**栄養士**は、栄養の指導を通して、患者の健康をサポートしている。

ピアサポーターは、自身の当事者体験を活かした相談・支援が期待されている。法定資格ではないが、2021（令和3）年度から、自治体や民間団体等が実施した研修を受講した当事者が**障害福祉サービス事業所**に配置された場合に、報酬加算が認められている。ピアサポーターに対する評価は高まりつつあるが、精神科医療機関における配置は極めて限られている。

それぞれの職種は、専門職として学んできた用語も、基盤とする価値も異なるため、お互いの専門職としての**信念対立**を生んだり、お互いに「言葉が通じない」と感じられる体験もしばしば生じる。精神障害リハビリテーションに携わる多職種がチームとして機能するためには、お互いへの信頼関係とコミュニケーションが必要になる。当事者に対する多様な側面からのチームアプローチを可能とするために、MHSWにはさまざまな職種を橋渡しするコーディネーターとしての調整役割が期待されている。また、医療の場にありながら**医学モデル**だけではない、**ストレングス視点**からの環境アプローチを展開し、病院の社会化を促していくことも、MHSWの大切な役割である。

[3] 職種による視点の違い

病院の医療スタッフにとって、対象者は常に「患者」である。しかし、一市民として街中で生活する当事者本人にとっては、「患者」と呼ばれるのは病院の中だけである。たとえ、理非分別を欠いた重篤な精神疾患状態にある人であっても、どのような病気の症状があっても、家族や友人・知人にとっては変わらぬかけがえのないその人である。しかも、同じ病気の患者であっても、疾病による心身機能の低下や、活動の制限、社会参加の程度はそれぞれ異なる。本人自身の健康な生活を希求する志向性や、周囲の支援体制などの環境要因によっても、患者の**生活機能**は異なったものとなる。精神の障害は周囲の態度や支援による環境の影響を受けやすく、家族や友人などのインフォーマルな支援者の存在によって、本人の生活課題

作業療法
→ p.83 第3章1節C.

信念対立
世界観・価値観に基づくそれぞれの確信により、場面や問題に対して果たすべき対応方針が分かれ、人間関係に感情的な確執を生むこと。

ストレングス視点
→ p.29 第1章5節B.[1]

国際生活機能分類
➡ p.21 第1章4節 A.

も軽減されることは多い。

疾病に伴って生じた生活機能のさまざまな障害を、どこに焦点を当てるかによって見え方は異なる。ICF（国際生活機能分類）の各項目に照らせば、**医師**や**看護師**などの医療職は、対象者を患者として観察し、病状を把握したうえで疾患を診断し、心身機能の異常や障害などの問題点を把握することに長けている。リハビリテーション場面では、**OT**は患者の機能面と活動面の改善を業務の中心課題に据え、日常生活などの活動領域までを視野に入れた支援を行う。一方、福祉職である MHSW は、個人・環境などの背景因子から対象に迫り、本人の健康な意思や力（**ストレングス**）を引き出しながら、社会参加を図る手法を得意とする。その意味では、MHSW の「生活者」の視座は、一般市民に近い目線の専門職といえるであろう。

もちろん、実際の現場では、対象である患者を単純に一方向からだけ見ている専門職はいない。それでも、ICF の要素に照らして考えると、各職種の養成カリキュラムは、上記のような専門的視野の教育に重点を置いている。患者の全体像をトータルに把握できている職種はおらず、専門職のそれぞれの視座により、見えるものと見えないもの、見えにくいものは大きく異なってくる。医師や看護師の**医学モデル**の視座と、MHSW の**生活モデル・社会モデル**の視座は、対極にあるといっても言い過ぎではない。どちらが正しいということではなく、リハビリテーションの過程においては、多様な視座からの多面的なアプローチが必須であり、そのためにも**多職種連携チーム**が必要とされるのである。

B. チームビルディング

[1] チームとは

精神障害リハビリテーションの場面における、多職種連携によるチームアプローチを見ていく前に、まずチームとは何かを考える。

チームとは、単なるグループではない。チームの定義は、4つの要素から構成される。①共有する目的と達成すべき目標がある。②メンバーに果たすべき役割が割り振られている。③メンバーは互いに協力し依存しあう。④メンバーとそれ以外の境界が明瞭である。グループにも上記の要素が含まれることがあるが、チームの場合には、メンバー間の役割付与がより補完的であることや、目標達成の成果が集団で評価されること、逆に責任は個人だけでなくメンバー全員が負うことなどが異なる[1]。

なお、チームを表す言葉として「One for all. All for one.」がしばしば

表 2-2-2　チームの種類

種類	特徴
チーム	• 長期にわたって維持される • メンバーの関係性も長期にわたる
タスクフォース	• 目的とする事業が完了したら解散する • 戦略的にメンバーや役割を付与する
クルー	• 短期で任務が完了する • 互いの能力や専門性を熟知している

出典）井上由起子ほか，2019 をもとに筆者作成.

語られる。「皆は 1 人のために、1 人は皆のために」と日本語訳されているが、誤訳である。「One for all」は確かに「1 人は皆のために」であるが、「All for One」は「皆は 1 つの目的のために」である。目的を共有するのがチームであり、目標がチームを束ねる基盤となる。

　チームの種類は、目的と時間を軸に 3 つに分類できる（表 2-2-2）。「チーム」は、職場の基礎的単位であり、長期にわたって維持されるものを指す。入院病棟のように、交代勤務のシフトを組みながら 24 時間 365 日稼働しているものや、精神科デイケアのように、利用者が来所する日中の一定時間の活動プログラムを多職種で運営するチームがある。「タスクフォース」は、明確な目的のもとで、期間を限定して結集して課題遂行に当たり、課題達成とともに解散するもので、「プロジェクトチーム」などとも呼ばれる。職場での大規模なイベントの開催や、業務の手法や書類様式の見直し、リハビリテーション体制構築のためのプロジェクトなどがある。「クルー」は、お互いの特性や力量を熟知している者同士で、短期で任務が完了するものを指す。感染症対策や事故発生時に対応する委員会などがある。

　保健医療福祉現場では「チーム」を基盤としつつ、状況に応じて「タスクフォース」や「クルー」が随時組まれることが通例である。

［2］チームビルディング

　チームは一朝一夕にしてできるものではない。異なる価値を有する専門職同士が、チームとして機能していくためには、意識的なチームビルディングの取組みが必要になる。チームの発達段階（ステージ）を示したものとしては、タックマンモデルが知られている（図 2-2-1）。

　「形成期」は、新たなセクションが立ち上げられるときの状態を指す。メンバーは互いのことをよく知らず、よそよそしい雰囲気で遠慮がちであり、お互いを理解することや目標を共有することに時間が割かれる。率直なコミュニケーションを図ることが、その後のチームの質を決める。

タックマン
Tuckman, Bruce Wayne
アメリカの心理学者。

43

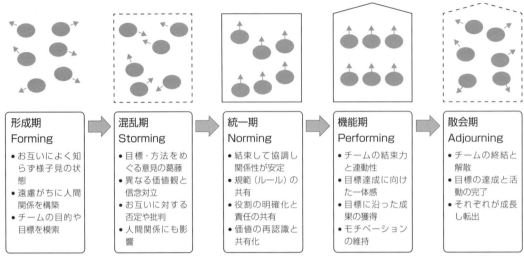

図 2-2-1　タックマンモデルによるチームビルディング

形成期 Forming	混乱期 Storming	統一期 Norming	機能期 Performing	散会期 Adjourning
● お互いによく知らず様子見の状態 ● 遠慮がちに人間関係を構築 ● チームの目的や目標を模索	● 目標・方法をめぐる意見の葛藤 ● 異なる価値観と信念対立 ● お互いに対する否定や批判 ● 人間関係にも影響	● 結束して協調し関係性が安定 ● 規範（ルール）の共有 ● 役割の明確化と責任の共有 ● 価値の再認識と共有化	● チームの結束力と連動性 ● 目標達成に向けた一体感 ● 目標に沿った成果の獲得 ● モチベーションの維持	● チームの終結と解散 ● 目標の達成と活動の完了 ● それぞれが成長し転出

出典）井上由起子ほか，2019 をもとに筆者作成.

　「混乱期」は、割り振られた仕事をお互いに補完しながら進めていく過程で、支援方針ややり方に意見対立や葛藤が生まれるようになる。職種による価値の差異が顕在化して信念対立を生み、メンバー間の人間関係にまで悪影響を及ぼす。しかし、この対立はチームが成長するためには避けては通れない通過儀礼の側面をもつ。

　「統一期」は、混乱期を乗り越えた後にくる。チームのメンバーは関係性も安定し、結束して協調行動をとり、それぞれの職務を果たす。チーム間での規範（ルール）が形成され、職種を超えた支援の価値が共有される。

　「機能期」は、チームに一体感が生まれ、目標に向けて各専門職の力が結集される。相互に学び合う場の設定や、新たな業務目標、非日常的なイベントに向けてのタスクフォース編成等により、モチベーションが維持される。

　チームを組むうえで無用な「混乱期」はない方がよいと考えがちであるが、「混乱期」や「統一期」などを経験してから「機能期」に到達しなければ、チームの力は十分に発揮されないとされている[1]。

　チーム形成の際にポイントになるのが、「disagree & commit」のルールである。「disagree ルール」とは、チーム内の意見が異なる場合に、率直に意見を述べ合い、議論の場ですべて出し尽くして方針を決定することを表す。一方「commit ルール」とは、チーム内の議論のうえで決まった方針は、誰のどのような意見であろうが、自分の意思決定としてコミットして実行するべきとするものである。チームで決まったことは、チーム全員で責任を負い、目標達成に向けて努力することの重要性を示している。

そのためにも、チームの構成メンバーが思ったことを自由闊達に言い合える対等な民主性が基盤となる。

[3] チーム内のコンフリクト

　前出のタックマンモデルの「混乱期」の説明でわかるように、現場では多くの場合、外部の機関との連携構築以前に、病院内の職種同士の連携が不十分であることも多い。本来協働して事に当たらねばならない支援でも、職種間でギスギスした**コンフリクト**が生じることもある。まずは、互いの職種の差異をきちんと認め合うことが前提となるが、そのためには相手の目に映っている世界を知る必要がある。

コンフリクト
conflict
意見や感情、利害の衝突・対立・葛藤・競合を指す。

　医療現場の特徴は、スタッフそれぞれが資格専門職の集まりであることにある。教育背景も、価値・原理も異なる異文化集団であり、職種により疾病観・支援観・対象観・倫理観は異なる。患者に対する善意に基づくかかわりと、ネガティブな感情の統制が前提とされ、組織の一員としてのスタッフのチーム性と整合性が常に強調される。当たり前の業務遂行がストレスフルになる病院という場所は、職種間やチーム内でコンフリクトが生じる素因が常に潜在している、極めて特殊な職場といえる。

　集団内・個人間に生じるコンフリクトは３種類がある（**表2-2-3**）。1つは、仕事そのものの在り方をめぐる対立・葛藤として生じる**タスクコンフリクト**である。2つ目に、仕事のやり方や責任の所在、役割分担をめぐる対立・葛藤で、**プロセスコンフリクト**と呼ばれる。3つ目は、構成員間でネガティブな感情的対立、葛藤を生む**関係コンフリクト**である。タスクコンフリクトは、よりよい解決方法を編み出したり、構成員が主体的にかかわろうとする雰囲気が形成されるなど、必ずしも悪いことばかりではないが、プロセスコンフリクトと関係コンフリクトは何も集団によい成果を生まない。タスクコンフリクトは、プロセスコンフリクトと関係コンフリクトを高め、プロセスコンフリクトは関係コンフリクトを高める。三者はさ

関係コンフリクト
「感情コンフリクト」と呼ばれることもある。

表2-2-3　コンフリクトのタイプ

タイプ	内容	特徴
タスク コンフリクト	仕事の内容や目標にかかわる対立 意義の有無への疑問や価値観の差異	生産的
プロセス コンフリクト	仕事のやり方についての対立 権限や業務量の偏在、方法や手順、優先順位の評価	非生産的
関係 コンフリクト	メンバー間の人間関係の対立 好き嫌いや立場の違いによる感情的反応	非生産的

出典）井上由起子ほか，2019をもとに筆者作成.

らに循環し、相互に負の強化を及ぼす。

［4］職種間のコンフリクト

　一方で、職種の差異そのものが直接対立を生むことはない。お互いの差異を認め合えているチームは、かかわる視点や次元は違っても、豊かな広がりをもった視野で、当事者の未来の生活イメージを共有した共通の目標に向かって、それぞれの職種の特性を活かしてアプローチすることができる。チームを束ねるのは、やはり共通の**支援目標**である。

　多職種チーム内に不協和音が生じるのは、お互いの差異を容認しない同一化や、一方が他方を従わせるパワーゲームが発生したときである。自らの意見や利害が認められないときに専門職種としての自尊心は傷つけられ、自己効力感は著しく低下する。ましてや、職業倫理や法律上のコンプライアンスに抵触する場面があったときには、即座にコンフリクトが生じ、差異はストレッサーとなる。それぞれの職種のアイデンティティを賭した闘争関係に発展することもある（**図2-2-2**）。

集団の機能
➡ p.72 第3章1節 A.
「集団精神療法」

　一旦コンフリクトが生じると、スタッフ間の人間関係だけでなく、支援環境に大きな影響を及ぼす。患者や家族の面前でスタッフ間のコンフリクトが露呈し、患者の治療や支援方針をめぐって異なる方針が示されると、患者・家族はどうすればよいかわからず混乱する。そうでなくても、スタッフ間のネガティブな感情的軋轢や緊張感に満ちたいびつな雰囲気は、患者・家族に不安を引き起こす[3]。

恒常性機能
さまざまな外部環境の変化に対して、内部環境をシステムとしての秩序維持のために一定の状態に保とうとする働きで、「ホメオスタシス」と称される。

　一方で、集団というものは常に自己調整機能と抑止機能、**恒常性機能**を有している。スタッフ自身が不安な心理状態に陥っているときこそ、感情

図2-2-2　現場で生じる4つのコンフリクト

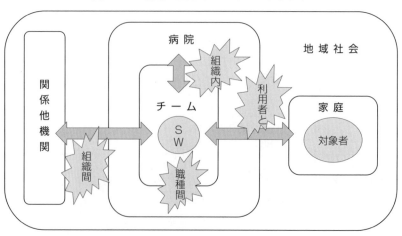

出典）古屋龍太，2003.（3）より.

46

的にならずに、チームで発生していることを言語化してチームに返す勇気が必要である。必ずしも、コンセンサス（総意）を得ることを目的にしなくても、チームが協働する目標を確認し、互いの差異を認め合いきちんと共有できれば、コンフリクトはかなり軽減するものである。

　また、コンフリクトは日常の人間関係で発生し、根づいていくことを考えると、問題があらわになってからの後手対応ではなく、うまく回っているときにこそポジティブなチーム形成を心がけることが必要になる。コンフリクトの発生を素直に話せるフォーマルな会議や、第三者が入っての**グループスーパービジョン**、職種相互のコンサルテーション場面を設けることにより、それぞれが新しい対処適応様式を獲得していくこともできる。

C. 多職種連携チーム

[1]「連携」とは何か

　連携とは、何であろうか。「連携」は辞書の定義では「互いに連絡をとり協力して物事を行うこと」（『広辞苑』）とされている。臨床現場に即して考えれば、「互いに」とは、それぞれの職種に違いがあることを前提とし、互いの差異を認め合うことである。「連絡をとり」とは、方法や手段を示し、異なる職種の意思疎通を図るコミュニケーションの重要さを表している。「協力して」とは、異なる立場の者同士がチームを組んだときの集団力動性と相補的協働性を示している。「物事を」とは、行為の目標や対象を表し、療養を含めた日常生活・社会生活の支援を表す。「行うこと」とは、利用者に関与し、その意思を確認しながら、方針に沿うよう環境を調整し課題を解決することである。

　このように考えると、リハビリテーション現場での「連携」は、異なる職種同士が、お互いの視点を尊重し、コミュニケーションを重ねて理解し合いながら、広い視野で患者を支援し、課題を解決していくことといえる。単に複数の職種や機関が、一緒に仕事をしている状態を指すだけでなく、1＋1＝2以上のアセスメント力の広がりや深化、課題解決に向けての対応柔軟性が獲得されてこそ、連携といえるのである。当事者のニーズにこたえるための専門職同士の連携実践は、**インタープロフェッショナル・ワーク（IPW）**とも呼ばれ「複数の領域の専門職者が各々の技術と役割をもとに、共通の目標を目指す協働」と定義されている[(2)]。

[2] 多職種連携チームの類型

　保健医療福祉現場における多職種連携チームには、3つのタイプがあ

インタープロフェッショナル・ワーク
IPW: Interprofessional Work

る[4]。チームを構成する多職種の相互作用性・階層性により**表2-2-4**のように分けられる。

表2-2-4　多職種連携チームのタイプ

	モデル	チーム例	多職種連携チームの特徴	相互作用性	役割解放性	階層性
マルチディシプリナリー multidisciplinary	マルチディシプリナリーモデル	病院における手術チームなど	医師を頂点とする階層構造・指示系統が明確で、役割が交代することはない。対象者の課題に対して、それぞれの職種の高度な専門性を発揮することでチームが機能する。	小	無	有
インターディシプリナリー interdisciplinary	インターディシプリナリーモデル	CPAや障害福祉サービス・介護保険サービスのチームなど	対象者の生活を支える目標志向が強い。チーム構成員一人ひとりのタスクが異なることが多く、専門職の考えをまとめたプランを、各機関・各職種が共有する必要がある。	大	一部有	無
トランスディシプリナリー transdisciplinary	トランスディシプリナリーモデル	精神科デイケアやACTのチームなど	課題達成のために、役割を職種で固定しない。治療活動・グループ運営などの際に、職種に関係なく、役割を柔軟に横断的に共有・交代していくことが多い。	大	有	無

出典）菊地和則，1999をもとに筆者作成.

MDT（Multi-Disciplinary Team）会議
治療・リハビリテーションに関わる多職種のチームによって開かれ、患者の治療計画を共有・評価し、方針を検討する。

医療観察法
正式名称は、「心神喪失等の状態で重大な他害行為を行った者の医療及び観察等に関する法律」。

CPA（Care Programme Approach）会議
外部の社会復帰調整官や家族、医療観察法病棟の各専門職が集まり、入院時から退院に向けた体制作りを検討する。

　医療とリハビリテーションに関わる専門職の多くは、法律により「医師の指示の下で働く診療補助職」と位置づけられていることもあり、医療機関では一般に**マルチディシプリナリーモデル**のチームが多く、**MDT会議**を通して方針検討が行われている。しかし、精神科医療機関では医療観察法病棟のように**CPA**（ケア・プログラム・アプローチ）**会議**を取り入れ、多職種が対等にコミュニケーションしながらアセスメント・プランニング等を行う**インターディシプリナリーモデル**を志向する精神医療現場も増えている。また、多職種で運営される精神科デイ・ケアのように、各職種が役割交代しながら専門分野を超えてプログラム活動を展開する**トランスディシプリナリーモデル**が当たり前の部署も増えつつある。

　これらは、どのモデルが優れているということはなく、それぞれのモデルに利点と限界がある。状況や課題により、最適のモデルを選択しながらチームを構築する、**チームビルディング**を意識した取組みが重要である。

[3] 多職種連携チームのコンピテンシー

多職種連携チームの意思疎通を図るために必要なコミュニケーション関係は、情報量に左右されることが多い。身近にいる専門職からの情報は入りやすく、縁遠い存在の情報は入りにくい。一方で、コミュニケーション情報量は少ない異なる職種同士でも、阿吽（あうん）の呼吸でチームとして連携できるスタッフも多い。連携が取れるかどうかは、実は専門職の個人の**コンピテンシー**（能力）により規定されている。異質な集団との間で適切な交流ができるかどうかは、連携の質を規定する重要な能力である。

2016（平成28）年には、保健医療福祉に関わる学会・協会が協力し合い、「**多職種連携コンピテンシー**」が示された（**図2-2-3**）[5]。中心に「患者・利用者・家族・コミュニティ中心」が据えられ、各職種が当事者の課題に焦点を当てて共通の目標を設けることが強調された。また、そのために「**職種間コミュニケーション**」の能力が重要であることを示し、チームメンバーがそれぞれの役割と意見を伝え合い、多様な職種固有の価値の差異を共有することを大切にしている。そのうえで、「**職種役割を全うする**」「**関係性に働きかける**」「**自職種を省みる**」「**他職種を理解する**」の4つの領域を示し、自らの職種と他の職種の役割を理解し、お互いを活かし合う連携協働チーム作りを志向するチームビルディングのあり方を示している。

チームビルディングを進め、各専門職の仕事上のモチベーションを強く喚起するのは、**当事者**の姿である。リハビリテーションを進めるうえで、スタッフ自身が専門職として力を発揮するためには、「**ケア会議**」の設定が有効である。ケア会議は、事例検討会やケースカンファレンスと異なり、当事者（患者・家族）抜きに方針を決めないことが前提である。当事者の

コンピテンシー
competency
組織の役割に即して安定的に優秀な成果を発揮することのできる行動特性（専門知識や技術、さまざまなノウハウ、基礎能力など）を指す。

ケア会議
障害者総合支援法に基づく計画相談支援では「サービス担当者会議」として位置づけられる個別支援会議。

図 2-2-3　多職種連携コンピテンシー

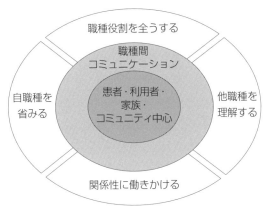

出典）多職種連携コンピテンシー開発チーム，2016.

49

想いや願い、生活上の希望や目標が**ストレングス視点**から明らかにされ、多職種の支援目標として共有される中で、スタッフチームもエンパワーされる。現実的な目標を中心に展開されるリハビリテーションや在宅支援は、専門職の力も引き出し、コミュニケーションを促進するものである。

現実的な目標中心
reality goal oriented

パターナリズム
paternalism
「父性的保護主義」と訳される。本人にとって最善と思われることを、本人の意思に反して強いること。

入院病棟や入所施設でありがちな**パターナリズム**は、当事者の生活意欲の低下を招くだけでなく、スタッフの勤労意欲をも失わせる。ともすれば、本人のネガティブな問題点や能力低下が取り上げられ、当事者がもつ豊かな可能性や生活感覚は背景に押しやられてしまう。逆に顔や心が見えた当事者への支援はモチベーションが高くなり、各担当者間の連絡調整や意思疎通は促される。専門職の職務モチベーションを喚起するケア会議は、リハビリテーションチームのスタッフにとっても重要な連携ツールといえる。

「信なくば立たず」という言葉の通り、信頼関係のないところに、連携などあり得ない。逆に信頼関係が形成された連携相手は、当事者にかかわる共通の支援目標さえ言語化して共有し合えれば、強固なパートナーとして機能し合える。インフォーマルな信頼構築が基盤となって、初めて多職種連携は機能し、リハビリテーションは実効ある取組みとなるのである。信頼関係の形成は、チームメンバー間のインフォーマルな心理的・情緒的交流が基盤となる。多職種チーム連携を促進し、チームの一体感を醸成するためにも、チーム内に生じがちな葛藤を回避する日常的なメンテナンスと、コンフリクト・マネジメントを図る MHSW の目配りと調整が重要である。

注）
(1) 井上由起子・鶴岡浩樹・宮島渡・村田麻起子『現場で役立つ介護・福祉リーダーのためのチームマネジメント』中央法規，2019.
(2) 吉本照子「インタープロフェショナルワークによる専門職の役割遂行」『Quality Nursing』7（9），2001，pp.4-11.
(3) 古屋龍太「スタッフチームのコンフリクトが患者集団に及ぼす影響とその対応方法」『精神科臨床サービス』3（2），2003，pp.233-236.
(4) 菊地和則「多職種チームの３つのモデル―チーム研究のための基本的概念整理」『社会福祉学』39（2），1999，pp.273-290.
(5) 多職種連携コンピテンシー開発チーム「医療保健福祉分野の多職種連携コンピテンシー」2016，p.11.

3. 精神障害リハビリテーションのプロセス

A. 精神障害リハビリテーションの原則

　精神障害リハビリテーションのプロセスの前提として、以下の4つの原則を提示したい。①当事者中心主義（パーソン・センタード）であること。②ストレングス視点で行うこと。③エンパワメントで行うこと。④ケアマネジメントの手法で行うこと。

　①の**当事者中心主義**であることの重要性であるが、近年医療分野では**シェアード・ディシジョン・メイキング（SDM）**が定着しつつある。いわば「治る」「生存期間を延ばす」ことだけを優先するのではなく、クライエントの意思や価値観を反映した医療を行い、**ウェルビーイング**の達成を目指すというものである。

　さらに障害者領域では、「障害福祉サービスの利用等にあたっての意思決定支援ガイドラインについて」[1]が国から提示されている。特に精神障害リハビリテーションは「生き方」「暮らし方」といった主観に触れる部分が大きいため、同ガイドラインに沿っているか、個々の支援には充分な検討が必要であろう。

　②の**ストレングス視点**とは「それまで支配的であった病理欠陥視点を批判する立場である。**ストレングス**とは人が上手だと思うもの、生得的な才能、獲得した能力・スキルなどの潜在能力や、良い環境に焦点を当てて、支援することあるいは強調する援助技法」[2]であり、**リッチモンド**の著作[3]にも源流が見られる。クライエントの希望を中心課題とし、解決に向かって協働する。

　③の**エンパワメント**であるが、「無力なクライエントにワーカーが力を分け与えることではなく、クライエントに対する信頼をもとに、環境に働きかける主体、問題解決に向け自己決定していくクライエントのパートナーとして対等な関係を築くことが重要である」[4]とあるように、クライエントの潜在能力を信じ、顕在化への支援が精神保健福祉士に求められる。

　④の**ケアマネジメント**を構成する基本的な考え方として、利用者のニーズ中心主義、利用者自身の問題解決能力の向上、自己決定の重視、サービス提供者・利用者間の契約概念などが内在しており[5]、先に述べた当事者中心主義、ストレングス視点、エンパワメントと重なる。

シェアード・ディシジョン・メイキング
SDM: Shared Decision Making
医師と患者が、医学情報のほか、価値観や生活の状況など共有したうえで治療方針を話し合い、その最終決定を医師に任せるのではなく患者と共に行うプロセス。共同意思決定とも呼ばれる。

ウェルビーイング
well-being
満足した生活を送れている状態、幸福な状態、充実した状態など。

ストレングス
strengths

リッチモンド
Richmond, Mary Ellen
1861-1928

エンパワメント
empowerment

本節では上記 4 点を基礎として、特に精神保健福祉士が中心的にかかわる場面、例示すれば精神科デイ・ケアや相談・福祉施設、もしくは職業リハビリテーション場面などを想定して記述する。

また近年、①で述べた障害者等への各種ガイドラインが政府から提示されている「意思決定支援」についても簡単に取り上げるものとする。これは、2005 年にイギリスで制定された意思決定能力法および、2014 年に批准した**障害者権利条約**に影響を受けたと考えられるが、今後の障害者支援のトレンドになるであろう。

障害者権利条約
日本政府の公定訳では「障害者の権利に関する条約」とされている。

精神障害リハビリテーションのプロセスに関しては、**図 2-3-1** のようにケアマネジメント手法を援用して進行するものとする。なおプランニング、支援の実施、モニタリングに関して、何らかの不都合や、新たなニーズの出現があればアセスメントに戻る。円環的なプロセスであるため、これを**ケアマネジメントサークル**と呼ぶ。

図 2-3-1　精神障害リハビリテーションのプロセス概念図

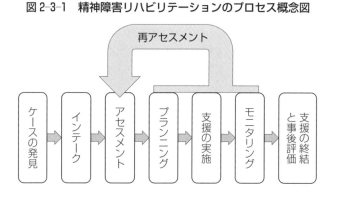

B. ケースの発見

ケースの発見とは、次のインテーク（受理面接）の前段階である。一般的には両者は一緒に扱われることが多いと思われる。しかし精神疾患の場合は、当事者でなく近隣、職場、行政機関など関係者から情報提供を受け、かかわりをもつことが少なからずある。そのため、プロセスにあえて「ケースの発見」を入れた。

この時点では、必ずしも「相談契約」を前提としているわけではないのが特徴であり、専門職から見て支援の必要性がありながら、支援の拒否さえもあり得る。いかに必要な支援を適切に当事者に提供できるか、家族・スタッフ・関係者との協働が必要なケースも少なくない。

場合によっては当事者からの明確な要請がなくとも、精神保健福祉士の

ほうから積極的に関わって行く必要もあり得る。ケースの発見は、リハビリテーションにおいて、次のインテークにつながる重要なプロセスである。

C. インテーク

インテークでは、クライエント（当事者）に対して、所属機関（担当者）の機能や役割、支援内容を説明したうえで、①支援を受ける意思の確認、②援助の必要性判断、③所属機関（担当者）が支援を行うことが可能か否か、④他の機関（他の支援者）に紹介するべきかなどを確認・判断する。

さらに援助契約が結ばれた場合は、次のステップに移行する。通常、**インテーク（受理）面接**においては、①初期面接、②情報収集、③事前評価、④援助契約の締結という4つの機能がある。以下に解説する。

［1］初期面接としての機能

重要な機能としてクライエントとの信頼関係の構築がある。特に当事者自身やその家族の場合、精神疾患・障害等をもったことに対する「負い目」があるため、以下に注意点を挙げる。

（1）充分な時間と傾聴を行う

インテーク面接では、少なくとも継続面接よりも時間が必要である。通常インテークは長くなるので自身のスケジュール管理上、次の面接や他の業務予定を入れる場合は注意する。可能な限り話に集中し傾聴の姿勢を取る。無理に1回で聴きだそうとせず、数回にわたり聴くことも重要である。

（2）適切な面接場所を選択する

インテーク面接ではクライエントにとって適切な面接場所を選択する。従来は、面接室などの利用が主であったが、自宅等を訪問（**アウトリーチ**）してインテーク面接を行うことも増えている。クライエントにとって、どのような場面や場所がリラックスできるかを、クライエントや家族・他の支援者から聴取しておく。信頼関係のある友人の家で、一緒に面接したほうが落ち着くなどという場合もあり、臨機応変に対応することが求められる。

（3）プライバシーに配慮する

クライエントは一般に第三者に「相談していること」を知られたくない。そこで、充分にプライバシーに配慮することで、相互の信頼関係の構築を図る必要がある。例示すれば、他者のケース記録が机に乗せられていたり、面接中、不用意に他者の個人情報を口に出すことは厳禁である。「自分のプライバシーもそのように扱われるのか」と不信感をもってしまう。

［2］情報収集としての機能

　最も重要な情報は、クライエントの希望や意思である。

　通常、得られた情報は記録用紙に書き込む。これは次の事前評価を行うときはもちろん、その後の貴重な資料となる。むろん多くの情報があるほうがよいのであるが、必ずしも1回の面接ですべての情報を得ようとしないことが重要である。多くの情報を得ようとするあまり、多くの質問の答えを要求することになり、事務的かつ一方的な面接になってしまうためである。

　1回目の面接では、アウトラインを把握し、細かい点に関しては、クライエントの了解を得たうえで、後日関係機関に照会する。また次回の面接までに調べてきてもらうなどの工夫は可能である。

　客観的情報は必要であるが、「何を相談したいか」「どんな希望があるか」などのクライエント自身の主観的な情報も把握する。それが誰からの情報であるのかを区別して記録する。生活状況に関する情報であっても、家族の情報と当事者の情報には乖離が発生する場合があるので、可能な限り複数から得ることでより客観的な情報にする。

［3］事前評価としての機能

　この場合の「評価」とは、援助の必要性、他の機関に紹介するべきかなどおおまかな「見立て」を行うことである。クライエントの要望を丹念に聞き、どのようなニーズがあるかを総合的に判断し、「当面の支援」を提示する。そのうえで援助契約を締結するか否かを提示することになる。

［4］援助契約の締結

　「援助契約の締結」とは最終的な決断を迫るようなものではない。インテーカーは「今後も継続的にお話を伺いたいのですが、いかがですか？」と柔らかい言い方で尋ねるのが望ましい。正式な支援契約の締結は、アセスメントやプランニング以後に行われる。この場面では継続的な相談支援を当面行うか否かといったおおまかな契約であり、クライエント自身に対して「支援を受けることで現状を改善しよう」という前向きな動機づけを行う。援助契約が結ばれた以後、継続的なクライエントとなる。

　一方、所属機関においての支援が適切でない場合はほかの機関を紹介する。その場合インテーカーには慎重さが求められる。「またほかの機関に回されるのか…」と絶望的になる場合があり、動機を失わせためないためにも、安易な紹介は厳禁である。特に頻回な他機関紹介を受けたケースには、単に電話などで紹介を済まさず、場合によっては同伴することが望ましい。

D. アセスメント

［1］意思決定支援

　計画の前に行うべきことは、これまでに述べた情報収集や評価尺度で集めた情報を含めて、検証・精査することである。得られた情報はあくまでも「材料」であり、クライエントの全体像の中の一側面に過ぎない。クライエントおよび環境の全体像と支援ニーズを詳細に検討し、それを明らかにする。

　例示すれば、クライエントの現状の生活が他の同年代・同性の人の生活と、どの程度乖離しているか、クライエントは何を真に望んでいるか、希望を阻んでいるものは何かなどを検討する。「クライエントが何を真に望んでいるか」を知ることは、実は支援者にとって簡単なことではない。多くの場面で、つい支援者が考える「妥当な目標」に誘導してしまうものである。

　さらに長期の療養生活や多くの失業を経験してきたなど、挫折体験から自信をなくしているクライエントは、自らの希望を上手く表現できない、あるいは「誰からもわかってもらえなかった」という負の体験から語らない（語れない）ことも少なくない。そのような場合、**意思形成支援、意思表明支援、意思実現支援**を行うのが「意思決定支援」[6]である。

［2］リハビリテーション評価

　評価には、事前に行う**アセスメント**（査定）、事後に行う**モニタリング**（点検評価）、最終的な総合評価（エバリュエーション）がある。適切な支援を提供するためには、適切なリハビリテーション計画が必要であり、むろん、その前提は計画前の充分な評価である。ここでいう評価は、ケアマネジメントではアセスメントに当たる。

　評価の前にクライエントの生活環境と生活状況や、意思決定支援により「思い」「希望」を詳しく理解しておくこと、さらに①症状・障害・心理など、②社会生活、日常生活機能技能、③職業能力など、④主観的QOL、といった項目について情報収集や把握に努める。生活環境や生活状況に関してはインテーク時の情報を再確認することや、クライエントの了解を得たうえで関係者などに連絡し情報把握を行う。①〜④に関してはさまざまな技法が開発されている。

　例示すれば、直接的な行動観察、面接（インタビュー、半構造化面接、構造化面接）、チェックリスト（自記式、他記式）がある。評価は標準化され信頼性・妥当性が検証された評価尺度を複数併用するほうがよいとされる。

意思形成支援
クライエントに適切な情報・認識・環境の下で、意思が形成されることの支援。

意思表明支援
形成された意思を適切に表明・表出することへの支援。

意思実現支援
本人の意思を日常生活・社会生活に反映することの支援。

評価場面は、入院（入所）当初、中間期、後期、退院（退所）期、地域で生活している時期など、さまざまな時期に行われ、その推移を検証することで適切な支援が行える。また、支援が適切だったか否かを事後に検証（総合評価）するためにも利用される。客観的な他者からの情報・評価だけでなく、今日ではクライエント自身の評価場面参加が必須である。

また、その評価もストレングス視点で行う必要がある。つまり、できないことのみを評価するのではなく、自身ができること、意欲、良い環境といった「強さ」を評価するのである。これについて**ラップ**は「協同作業のための基礎として個人と環境の強さに関する情報を収集する」[7]と述べている。ここでは、以下一般的な評価尺度を提示する。評価尺度には**客観的評価尺度**と**主観的評価尺度**があり、前者は訓練された評価者が対象者を評価する。後者は当事者自身の自己評価である。「何を計測するか」によって使い分ける。

なお以下は**客観的評価尺度**である。

（1）精神症状評価尺度

①GAS、GAF

双方とも精神症状および社会生活の全体機能を評価する尺度であり、評価者が精神障害者本人の陳述や日常行動に関する種々の情報源から評価を行うものである。GAF は GAS の改訂版である。

総合評価尺度（GAS）は全般的機能状態について、連続したものであり、単一の数値で評価できると仮定し、①精神症状、②社会生活機能、③自殺や暴力の危険性から総合的に判断し、100 点から 1 点までの数値で表す。

機能の全体的評価尺度（GAF）は症状と心理・社会・職業的機能を総合的に評価する尺度である。アメリカ精神医学会の多軸診断方式の第 5 軸に採用されており、症状の重症度と機能のレベルを 100 点から 1 点までの数値によって評価する。また、GAF は治療の進行経過や治療後の予測にも使用される。

②BPRS

簡易精神症状評価尺度（BPRS）は、評価面接時における陳述や行動から精神症状を評価するものである。当初は 16 項目について 7 段階で評価するものであったが、その後日本ではオックスフォード大学版の 18 項目 BPRS が紹介され使用されている。

③SAPS、SANS

統合失調症には、陽性症状（幻覚、妄想など）や陰性症状（感情鈍麻、意欲の減退など）が出現する。**陽性症状評価尺度（SAPS）**は陽性症状に、**陰性症状評価尺度（SANS）**は陰性症状に対する評価尺度である。

ラップ
Rapp, Charles Anthony

GAS: Global Assessment Scale

GAF: Global Assessment of Functioning Scale
「ギャフ」とも読む。

BPRS: Brief Psychiatric Rating Scale

SAPS: Scale for the Assessment of Positive Symptoms

SANS: Scale for the Assessment of Negative Symptoms

④PANSS

　陽性・陰性症状評価尺度（PANSS）は、統合失調症の陽性症状（7項目）、陰性症状（7項目）、総合精神病理（16項目）を、7段階で過去1週間の状態を評価する。面接の所見、家族、その他の情報から評価を行う。

⑤HRS-D

　ハミルトンうつ病評価尺度（HRS-D）とは、評価者が最近数日の状況に対して主に面接での陳述・観察に基づき評価を行う。24項目からなり、項目別の評点で症状のプロフィールを把握でき、さらに各評定の総和で総合的重症度を評価する。抗うつ薬の効果評価や、うつ病の認知行動療法などにおける社会心理療法的介入評価にも使用される。なお、評価目的によっては17項目版なども使用されている。

（2）社会生活、日常生活技能評価尺度

①REHAB

　精神科リハビリテーション行動評価尺度（REHAB）は、23項目の評定からなる評価用紙を使用して、訓練された評価者が、対象者を1週間観察して評価する。

②WHO/DAS

　精神医学的能力障害評価面接基準（DAS）は、WHO（世界保健機関）によって開発された5部門61項目からなる面接基準であり、精神障害者の社会生活能力を評価する尺度である。社会的活動性の障害や社会的役割の遂行の障害などに焦点を当て、過去1ヵ月間の社会生活に対する総合的評価を行う。国際的な使用を前提とし、多文化間での利用が可能である。精神障害者のリハビリテーションプログラムの開発や地域ケアのニーズ測定に適する。評価は「能力障害なし」「軽い能力障害」「明らかな能力障害」「重度の能力障害」「極度の能力障害」「最高度の能力障害」の6段階で評価する。

③LASMI

　精神障害者社会生活評価尺度（LASMI）は、統合失調症者の社会生活能力を評価する。「生活のしづらさ」に対応した、5つの下位尺度で構成される。

　「D」（Daily living：日常生活）、「I」（Interpersonal relations：対人関係）、「W」（Work：労働または課題の遂行）の3つの下位尺度は、社会生活能力の技能領域を評価し、「E」（Endurance & stability：持続性・安定）は能力の持続性と安定性を、「R」（self-Recognition：自己認識）は心理的側面を評価するものである。「D」「I」「W」は過去1ヵ月間の典型的な行動を評価し、「E」は過去1年間の社会適応状況の持続性・安定性を

PANSS: Positive and Negative Syndrome Scale

HRS-D: Hamilton's Rating Scale for Depression

REHAB: Rehabilitation Evaluation Hall and Baker
「リハブ」と読む。

WHO/DAS: Disability Assessment Schedule

LASMI: Life Assessment Scale for the Mentally Ill
「ラスミ」と読む。

評価し、「R」は過去１ヵ月間の言動を評価する。

　各下位項目は評価項目ごとに５段階で評価する。評点が低いほど社会生活能力が高いことを示す。評価項目は40あり、各評点を定義するアンカーポイント（評価基準点）が明示されている。このように評価者には日常生活全般にわたる観察が求められるため、福祉サービス事業所やデイ・ケアにおける利用者の社会生活能力評価に適する。

(3)　職業能力評価尺度

①厚生労働省編一般職業適性検査（GATB）

　紙筆検査と器具検査の組み合わせから「知的能力」「言語能力」「数理能力」「書記的知覚」「空間判断力」「形態知覚」「運動供応」「指先の器用さ」「手腕の器用さ」の項目を検出する。それをプロフィール化して視覚的に把握することや、作業内容、複雑さ、困難さなどを勘案し、「職業群別適性能基準表」を照らし合わせ、適切な職業分野や領域が判断できる。

②「職業レディネス・テスト」および職業興味検査

　「職業レディネス・テスト」は、職業に対する準備度（レディネス）を把握し、職業に関する自分のイメージをチェックしたり、進路選択への動機づけを促すことができる。「**VPI職業興味検査**」は、現実的・研究的・芸術的・社会的・企業的・慣習的といった各興味領域から、興味の傾向を測定することで個人の職業特性を評価するものである。

③ワークサンプル法

　日本においては「**ワークサンプル幕張版**」として有名である。作業標本（ワークサンプル）を評価用具として、作業成績を量的・質的に捉え、作業遂行時の行動特性を観察する。評価者にとって実際に起こる可能性の高い場面での作業行動を観察できるため、有効な資料ともなる。

④場面設定法と職務試行法

　場面設定法は、実際の職場を構成するさまざまな環境条件を模擬的に再現して、行動特性を評価するものである。**職務試行法**は、実際の職場そのものを評価場面として利用する。

⑤行動特性把握法

　行動特性把握法とは、被験者の行動特性を把握するもので、以下の２つが主に用いられている

　「**ワークパーソナリティー障害評価表**」は、対象を精神障害者に限定している。役割の認知と受容、対人関係、指導・指示への反応、作業遂行力の４つの概念から構成した15項目の評価表からなる。

　「**障害者用就職レディネス・チェックリスト**」は、精神障害者を含む障害者が一般企業に就職して適応しようとする場合に求められる技能のチェ

ックリストであり、9領域44項目から構成される。

　以下は**主観的評価尺度**である。以前は客観的評価尺度が主流であったが、当事者中心主義の影響もあり、種々の主観的評価尺度が開発されている。

(1) WHO/QOL

　QOL の構成領域を①身体的側面、②心理的側面、③自立のレベル、④社会的関係、⑤生活環境、⑥精神性・宗教・信念、の6つの側面におよぶ概念として設定し、国際間比較が可能な包括的な QOL 尺度として WHO が開発した。これが基本調査票と称する **WHO/QOL-100** である。その後利用拡大を目指して、26項目に簡略化したものを「**WHO/QOL-26**」といい、日本でも利用されている。過去2週間の生活に対して、各項目に沿って5段階で評価する。

(2) SF-36

　SF-36 は、①身体機能、②日常役割機能（身体）、③日常役割機能（精神）、④全体的健康感、⑤社会生活機能、⑥体の痛み、⑦活力、⑧心の健康、の8つの項目から構成される QOL 尺度である。

(3) 生活満足度スケール

　上記2つが一般対象なのに対し、統合失調症を対象とした評価尺度である。①生活全般、②身体的機能、③環境、④社会生活技能、⑤対人交流、⑥心理的機能、6つの領域の1ヵ月の生活状況を質問する。特徴は、面接時に「フェイススケール」を提示し、イメージしやすくしている点である。

E. プランニング

　リハビリテーションは、さまざまな専門職・機関が協働して取り組むことから、計画を進めるに当たってはその目標と方法を明確化、具体化した計画の策定が不可欠である。症状や障害などへの配慮はむろん重要であるが、特に当事者の価値観や生活歴などは個々に差があることから、クライエントの意思・希望に沿った計画が重要である。

[1] 目標設定の意義

　計画には目標設定が重要である。しかし、支援者や家族の意思が強く、実現可能だが過小な目標になった場合や、一方で曖昧な目標が立てられる等の場合、結果的には、その両者ともに目標達成は困難となる。**ラップ**[8]はストレングス視点から見た目標達成に失敗する理由を提示している（**表2-3-1**）[7]。注目すべきは、症状や障害が直接失敗の要因として挙げられていないことである。一般的には症状や障害は目標を阻んでいる強い要因で

表 2-3-1 目標達成に失敗する要因

個人要因	熱望	クライエントの目標ではないこと、目標が多すぎること、壮大すぎること、曖昧であること、両立しない目標であること、専門家の言葉で語られていること等
	能力	不適切な情報、技術不足、クライエントの強さの不適切な把握
	自信	過去の失敗体験の記憶、無力感、欠陥に焦点を当てた専門家の実践等
環境要因	社会関係	援助者の不足、励ましの不足、目標達成に向けてのフィードバック不足
	機会	機会の不足、環境は変えられないという見方
	資源	お金やその他の資源の不足、環境地域に対する狭い見方

出典) ラップ, C. A., 1998. より筆者作成.

「ハイリスク」には「ハイサポート」で
ストレスが多い環境なら、その分サポートの手段や量を増やす。

ある。しかし、それらは充分な支援や環境整備で対応可能である。つまり**「ハイリスク」には「ハイサポート」で対応する**。目標設定に関しては、**表2-3-1**の失敗要因を、およそ逆に対応すればよい。

例示すれば、「クライエントの目標ではないこと」は、クライエントが要望する目標を大切にして、その実現に向けて協働する。仮にそれが支援者から見て実現困難に思えるものであっても、ひとまず受け止め、達成のための道筋を探って行く。逆に「過去の失敗体験の記憶」から「無力感」をもち、クライエント自身が目標を表現できなくなっているような場合は、適切な情報提供や励ましを繰り返し行うことで、主体的に目標設定が行えるように支援する。さらにフィードバックを行うことで動機を高めて行く。

ストレングス視点では、最重要なのは当事者の意思や意欲であり、クライエントが望む目標に沿って設定されるべきものである。従来支援者は「大きな目標ではなく、もっと具体的な目標から達成しましょう」ということで、「ADL（日常生活動作）の向上を目指す」という矮小化された目標設定が支援者主体に行われてしまう場合があるが、基本的には望ましくない。

たとえ ADL の向上であっても「大きな目標（クライエントが望む）達成に必要な小目標（ADL の向上）」という位置づけとなる支援者の客観的評価は、ある意味「正しい」のではあるが、それだけではクライエントの心を動かす強い動機にはなりにくい。「クライエントの目標」にするためには、クライエントから見て「魅力的」な目標を提示する必要がある。近年では**「リカバリー」**という概念が一般化しており、「疾病や障害によって失ったものを回復する過程であり、人生の新しい意味と目的を作り出すことである」[8]とされ、主観的な満足が不可欠である。

リカバリー
recovery

［2］計画のプロセス

(1) 目標の設定

目標には①長期（大）目標、②短期（小）目標、③インパクトゴールがある。それぞれの期間については個別性が高く一概にいえないが、①半年〜2、3年程度、②数週間〜半年程度、③数日〜1ヵ月未満程度が、一般的かつ概ねの目安となろう。10年以上先の長期目標を設定する場合もあろうが、実現可能性のある計画には2〜3年が限度であり、その先は次の目標としたほうが実際上よい。長期目標は「こうありたい」という将来像であり、クライエントの希望を受けて設定される。むろん「希望そのまま」が可能とは限らないが、支援者はその達成のため最大限努力を行う。短期目標は長期目標の達成のための具体的目標である。

インパクトゴールとは「望ましい方向性につながると予想される当面の目標」である。「目標が多すぎること」は失敗要因になるので、一番有効な、目標に特化した計画を立てる。注意点は、あくまでも①長期目標、②短期目標、③インパクトゴールの順番で目標を立てることである。短期目標以下はあくまでも手段であり、長期目標という「希望をかなえて」こその支援である。手段と目的を混同してはならない。

(2) 支援計画の策定と支援契約

具体的な支援計画は、長期目標の達成を目指し短期目標達成のための支援が設定される。短期目標に対しては複数の手段が計画され得るが、インパクトゴールは、それ自体「望ましい方向性につながると予想される当面の目標」であるため基本的には1つ、もしくは少数である。

通常、プランニングのための「**ケアマネジメント会議**」として、クライエントと支援者が参加して行い、誰が、いつまでに何を行うかを明確にする。支援者側だけでなくクライエント自身が行うことも明確化する。その後、その支援計画案でよいか確認し、必要があれば訂正を行い、同意が得られたら援助契約が締結されたとする。

F. 支援の実施（介入）

精神障害リハビリテーションにおける支援の実施（介入）は固定化して捉えるものでなく、臨機応変に捉える。**アンソニー**[9]は、「精神科リハビリテーションは、さまざまのテクニックを駆使するという意味で臨機応変である」としている。つまり、すべての援助技術や社会資源を駆使して支援を行うのである。主なリハビリテーションアプローチ（介入）は技術開発と社会資源開発であり、**技術開発**ではクライエントが潜在的にもってい

アンソニー
Anthony, William A.
1942–

る力に働きかけ、社会資源を主体的に利用できるようエンパワメントが行われる。**社会資源開発**とは、既存の社会資源とクライエントを連結する「**資源調整**」と、そのままでは利用しがたい社会資源を修正する「**資源修正**」がある。

[1] 技術開発の方法

認知行動療法である**SST**は多くの機関で行われ、主な目標は以下である。
①今まで身につけていない技能を訓練する。
②身につけていたが疾病や障害のためにできなくなった技能を拡大する。
③自身のもっている技能を日常生活で活かす方法を学ぶ。

SST は、多くの場合**モデリング効果**が期待されるため、集団で行われることが一般的であるが、個別的に行われることもある。むろん、SSTを行う機関によって重視するテーマや、その扱い方に差異がある。

[2] 資源調整の方法

既存の社会資源とクライエントを連結するときに行うのが、「資源調整」であり、ケースワークに重なる部分が大きい。よって、**バイステックの7原則**や、**パールマンの4つのP**といった原則で行う。その原則を踏まえ精神障害リハビリテーション上の注意点を述べる。

第1に、「疾患と障害をあわせもつ」という特徴に配慮することであり、ストレスが過剰にならないかについて目配りを行う。

第2に、過剰なストレスに配慮しつつも、クライエントの努力の過程における一定のストレスを認めることである。その場合、特に利用初期には「ハイリスク・ハイサポート」で対応するための体制を整備しておく。

近年、就労支援で注目されているのが**IPS**（**個別就労支援プログラム**）である。アメリカで創始されたもので、医療も含めた多職種チームに就労支援スペシャリスト等が加わった支援つき雇用を行う。IPSによる支援に関して、**ベッカーとドレイク**は就労移行に対する費用対効果が高いとの研究報告[10]を行っている。上記の考え方には、**OJT**（就労しつつ訓練）と呼ばれる考え方が基礎にあり、従来の「訓練した後で就労」という職業準備性を重視する方法と対立する。さらに**ジョブコーチ**という中核的マンパワーが重要であり、直接職場に訪問することで、就労場面において適切かつタイムリーな就労支援を行う。

[3] 資源修正の方法

社会資源と連結したとしても、そのままでは充分にニーズ充足が行われ

るとは限らない。社会資源にはそれぞれ個性があり、また何らかの利用上の制限を有することもある。適不適は個人差もある。その一部を修正し「適した社会資源」に変化させる。例示すれば、普段グループでの就労支援を行う企業に集団が苦手な人の場合、個別的な対応を依頼する場合などである。

G. モニタリング

　モニタリングとは、事後に行う点検評価のことであり、介入を行った後、当初の目標が達成されているか、適切な支援が行えていたか、クライエント自身が満足であるかなど、先に述べた評価尺度などを利用してモニタリングを行う。もし、問題があれば再アセスメント（再査定）を行い、適宜計画を見直し、再度計画を行い介入する。これを繰り返し行うことで適切な支援が達成できるのである。

H. 支援の終結と事後評価

　支援の終了時には、改善度、満足度、支援過程等をクライエントと共に検討する**事後評価（エバリュエーション）**を行うことで終結となる。終了後も適宜フォローアップを行う。

エバリュエーション
evaluation

注)

　　　ネット検索によるデータの取得日は，いずれも 2022 年 5 月 17 日.

(1)　厚生労働省ウェブサイト「障害福祉サービスの利用等にあたっての意思決定支援ガイドラインについて」2017（平成 29）年 3 月 31 日, 厚生労働省社会・看護局.

(2)　秋元美世他編『現代社会福祉辞典』有斐閣, 2003, p.266.

(3)　リッチモンド, M. E. 著／杉本一義訳『人間の発見と形成—人生福祉学の萌芽』出版館ブック・クラブ, 2007, p.47.

(4)　日本精神保健福祉士協会・日本精神保健福祉学会監修『精神保健福祉用語辞典』中央法規出版, 2006, p.46.

(5)　安西信雄他編／蜂矢英彦・岡上和雄監修『精神障害リハビリテーション学』金剛出版, 2001, p.257.

(6)　名川勝・水島俊彦・菊本圭一編『福祉専門職のための意思決定支援ガイドブック』中央法規出版, 2019, p.36.

(7)　ラップ, C. A. 著／江畑敬介監訳／濱田龍之介他訳『精神障害者のためのケースマネジメント』金剛出版, 1998, p.105, 126.

(8)　日本精神保健福祉士協会・日本精神保健福祉学会監修『精神保健福祉用語辞典』中央法規出版, 2006, p.522.

(9)　アンソニー, W. 他著／高橋亨・浅井邦彦・高橋真美子訳『精神科リハビリテーション』マイン, 1993.

(10)　ベッカー, D. R., & ドレイク, R. E. 著／大島巌・松為信雄・伊藤順一郎監訳『精神障害をもつ人たちのワーキングライフ—IPS：チーム・アプローチに基づく援助付き雇用ガイド』金剛出版, 2004, pp.44–51.

A. 医療機関で行うリハビリテーションにおける精神保健福祉士

　精神障害者に提供されるリハビリテーションは、**医学的リハビリテーション**にとどまらず、生活モデルの視点に立った**社会的リハビリテーション**が不可欠である。患者や利用者に対して、生活上の支援ニーズを把握したうえで方策を検討し、社会資源を活用・調整することで課題を解決する。精神障害者のリハビリテーション活動の多くはグループを活用して行われる。集団活動の場面を通して、グループメンバーの関係性や凝集性が高まるとともに、個人の変容を促すことが期待できる。精神保健福祉士の業務には、精神科デイケアや心理教育プログラム、レクリエーション行事などのグループワークが多くある。

精神科デイケア
➡ p.97 第3章1節 F.

　精神科医療機関で行われるリハビリテーションにおいて、精神保健福祉士が果たす役割を**国際生活機能分類（ICF）**に即して整理すると、以下のように説明することができる。

[1] 機能回復

　第1の役割は、精神の障害における機能回復への支援である。心身機能・活動面の障害の回復と技能向上を目指すとともに、これに関連する環境の改善を含めた働きかけを含む。薬物療法等の医学的治療だけでなく、集団を通した働きかけによる障害への介入がなされる必要がある。たとえば、幻聴などの知覚の障害や妄想などの思考の障害、**感情鈍麻**などの情緒の障害は、他者との交流を通してその問題が顕在化することが多い。幻聴が激しい場合や、被害的妄想が強いと、他者とのコミュニケーションが取りづらくなり、集団に馴染めず社会生活に適応できなくなる。このように、機能の障害によって、通常行うことができると考えられる行為を遂行する力が制限を受け、活動の制限が生じやすい。精神保健福祉士はこれらの障害に対して、他の職種と連携してソーシャル・グループワークの視点から心理社会的な介入を行い、機能回復を支援する。

感情鈍麻
「刺激に対して感情が生じにくくなっている状態であり、自己や他者への関心が欠如し、感情は平坦化して、配慮や倫理観に欠けた状態」をいう[1]。

[2] 相談支援の機能

　第2の役割は、主に「活動」に対応し、精神障害者の生活全般にわたる

相談支援の機能である。

　精神保健福祉士は、障害によって生じる多様な問題についてアセスメントし、課題の具体的解決に向けた検討を行う。必要に応じて家族や関係機関との調整を行い、課題を明らかにし、**アウトリーチ**等も含めた危機的状況への介入を試みる。

アウトリーチ
➡ p.103 第3章1節 G.

　多様な問題・課題とは、対人関係上の問題、感情表出の強い家族との葛藤、近隣住民とのトラブル、治療やスタッフに対する不満や不信、人権上の問題など、さまざまなことが考えられる。グループ場面において日常の悩みを表明してもらうことから問題解決が図られることも多く、リハビリテーション課題と生活目標の設定にも有効である。

[3] 生活保障の機能

　第3の役割は、主に「参加」に対応する**生活保障の機能**である。**参加制約**は、社会的存在である人間が、その年齢や社会・文化に照らして、社会的役割を果たすことを妨げるものを指す。本人の社会的な環境への評価と、障害を軽減するような条件の改善が重要となるが、環境と障害レベルにより、必要とされる生活保障の内容は異なる。

　たとえば、病気を隠してアルバイトに挑戦する人がいる一方で、福祉的就労を希望する人もいる。気分障害による休職から、復職を目指して**リワークプログラム**の活用を希望する人もいる。精神保健福祉士は、本人のニーズを確認しながら**就労移行支援事業所**、**就労継続支援事業所**などの関係機関や企業と連携し、その活用を検討することが必要となる。また、生計を維持していくためには所得の保障も重要である。障害年金の請求、生活保護の申請、**精神障害者保健福祉手帳**の申請などのために、精神保健福祉士は情報の提供のみならず、潜在的なニーズの掘り起こしも行う。

就労移行支援事業所
➡ p.125 第3章2節 G.

精神障害者保健福祉手帳
精神保健福祉士法45条に定められているものである。等級は1級から3級まであり、一定程度の精神障害の状態にあることを認定する。手帳取得により、住民税の控除や水道料金の減免などの措置が受けられる。

　精神保健福祉士は、医療機関では「患者」と捉えられる人を現在の環境・状況との全体性で捉え、そのズレなどによって生じる支援ニーズと、資源の橋渡しを行う。生活者の視点を通して、対象者のスキルとストレングスをアセスメントし、生活の主体者としての生き方やモチベーションを支える。本人が真に生活の主体者となるために、精神保健福祉士は所属機関の**多職種チーム**や他機関とのコーディネートを積極的に行う。

B. 医療機関の精神保健福祉士の業務

　医療機関には、精神科病院や総合病院精神科、精神科診療所とデイケアなどがあり、精神保健福祉士の所属により業務内容が大きく異なる。精神

保健福祉士は医療職ではなく、患者や利用者の生活と必要な医療の橋渡し役を担う。精神保健福祉士は、生活者の視点をもちながら、常に患者や利用者の権利を擁護する視点をもって支援を行う。所属が異なったとしても、精神保健福祉士としてもつべき視点は同じであり、そのうえで専門性を発揮することができる。

　ここでは、単科の精神科病院もしくは総合病院の精神科で勤務する精神保健福祉士の業務を例に挙げ、1人の患者にかかわる精神保健福祉士の仕事の流れに即して説明する。

[1] 受診相談から受診まで

　精神科の特徴として、患者本人よりも家族が先に相談に訪れる場合がある。一般的には、何らかの不調を感じ、それを改善しようとして医療機関を訪れ、必要であれば治療を望む。しかし、精神科の場合には、本人が治療を必要とするほどの不調を感じていない、あるいは改善を望まない場合がある。つまり、本人が精神科を受診する必要性を感じていないことがある。あるいは、精神疾患を認めたくない気持ちや精神科を受診することに対する偏見や抵抗がある場合も多い。このような場合には、周りが説得を試みても受診に至らないことがある。そのため、心配する家族等が本人よりも先に医療機関に相談に駆け込むことがあるのである。しかし、家族も本人と同じように、あるいは本人以上に精神科を受診することに抵抗をもち、葛藤を抱えながら精神科を訪れている。本人が精神疾患であることを認めたくはないものの、何とか事態を快方に向かわせるべく、必死の思いで医療機関を訪ねる。

　精神保健福祉士は、このような葛藤を抱えた家族と出会う。特に初めて本人に症状が出た場合などは、家族が動揺、混乱していることがある。そのため、本人の症状や病気を理解することができるほどの余裕がないことが多い。精神保健福祉士は家族の不安に寄り添いながら、家族を介した本人の状況を情報収集することとなる。本人が受診に至るまでには長い時間が必要になることも多く、根気強いアプローチを行う。

[2] 受診援助（外来受診）

　医師が診察を行う前に、精神保健福祉士が**インテーク面接**を行う機関もある。インテーク面接では、本人の不安の軽減を図りながら病状や生活状況を把握し、次回の受診につながるように信頼関係を構築する。診察の結果、入院となることもある。本人や家族が、受診後の入院を想定しているとは限らず、入院環境等に不安を覚えることもあるであろう。精神保健福

祉士は、他職種と連携しながら丁寧な情報提供をしつつ、本人や家族の不安軽減に努める。

[3] 入院援助（入院時）

　精神疾患による入院の場合、数日で退院することは稀であり、長期間の入院費は大きな家計負担となる。**高額療養費制度**等の説明や入院費の支払い方法、差額ベッド代や入院中の経費（洗濯費、管理費など）等についても、担当看護師にも同席してもらうなど、他職種とも情報共有をしながら丁寧な説明が求められる。

　また、精神科病棟では**精神保健福祉法**によって入院手続きが厳密に定められている。特に患者本人の意思によらない入院の場合には、入院患者のもつ権利の告知などをわかりやすく説明しなければならない。

[4] 退院に向けたかかわり（入院中〜退院、外来通院）

　入院治療は、薬物療法によって症状を改善させることだけではなく、退院後の生活のためにアセスメントを行うほか、退院後のリハビリテーション計画や生活環境の調整等を行う。そのためには、入院中に多職種間で患者の生活背景や入院に至る経緯を確認し、今回の入院における調整課題などを提供・共有する。支援チームとして患者の治療や支援目標を共通認識としておく必要がある。

（1）リハビリテーション

　入院中は**精神科作業療法**などのリハビリテーション活動が治療に含まれ、退院後には**精神科デイケア**への通所などが組まれることも多い。精神保健福祉士は、作業療法士や看護師、心理職等とチームで**医学的**リハビリテーションを展開する。それに加えて、個々の課題に応じた**社会的リハビリテーション**を進める。社会的リハビリテーションでは、患者本人の生活課題に基づき、また本人の回復段階に応じてさまざまな社会資源を活用することとなる。

　受診継続のための支援も精神保健福祉士の大きな役割である。病識の乏しさや病気が治ったとの思い込み、服薬や医療への不信感から、通院や服薬を中断してしまう人も少なくない。たとえば、毎日毎日服薬を続けることは大変困難なことである。その負担を想像し、十分に理解を示したうえで、本人がなぜ薬を飲まない（飲みたくない）のか、なぜ飲み忘れてしまうのかなどの理由を丁寧に聞き取る。薬を飲まないという事実だけではなく、その理由を含めて主治医や看護師等と情報共有し、工夫や改善を行うことによって服薬や治療の継続を働きかける。通院や服薬の中断により病

高額療養費制度
1ヵ月に支払う医療費の限度額を定めることにより、限度額を超えた額を支給する制度。限度額は年齢や所得に応じて定められ、家計負担を軽減することを目的としている。

精神保健福祉法
正式名称は、「精神保健及び精神障害者福祉に関する法律」。

状が悪化し、危機介入を行う場合には、精神保健福祉士は看護師らとともに自宅を訪問し、外来受診を勧めて同行することもある。

(2) 多職種チームでの支援

退院に向けた支援は、医療機関内外の多職種との連携によって行う。精神保健福祉士法には、精神保健福祉士が他職種との連携を保つことが義務づけられている。精神保健福祉士は医療職ではないため、医師の指示によって業務を行うことはないが、支援を行う相手に主治医がいる場合には主治医の指導を受ける義務がある（精神保健福祉士法41条2項）。精神保健福祉士は、主治医からの意見や他職種の専門性や視点を尊重しながらも独自の判断と裁量によって支援を進める。

(3) 家族に対するかかわり

入院に至る経過の中で、患者本人と家族の関係が悪化していることもある。時には、精神症状が家族に不安や恐怖を与えることもある。あるいは、本人のためと思われた家族の行動は、患者本人にとっては「精神科に連れて行かれた」経験になることもあるだろう。精神的負担だけでなく、家族の経済的負担も大きい。同居の有無にかかわらず、**家族心理教育**を提供することにより、家族の不安や恐怖を軽減することや制度等に関する知識を得てもらうことが可能となる。

［5］社会参加支援

患者の病状が安定し寛解状態になったとしても、精神保健福祉士のかかわりが終わるわけではない。患者本人が望む生活や人生を実現するために継続的に支援を提供することとなる。そのためには、医療機関のみならず、行政や地域の関係機関、雇用や教育に関わる関係者との連携が必要となる。社会資源を活用しながら患者本人の力が最大限に発揮できるようにし、望む生活の実現のために支援することは、生活視点に立脚した精神保健福祉士の大事な役割である。

注）
(1) 近藤直司・田中康雄・本田秀夫編『こころの医学入門―医療・保健・福祉・心理専門職をめざす人のために』中央法規出版，2017, p.37.

リハビリテーションカウンセリング

駒澤大学文学部社会学科　非常勤講師　城田晴夫

リハビリテーションカウンセラーは、カウンセリングの発展したアメリカで最も古い公認カウンセラー資格だといわれる。1954年に大学院をもつ教育機関に連邦政府が予算化して、リハビリテーションカウンセラーの養成が大学院レベルで本格的に始められた。私が卒業したミシガン州立大学大学院もその始まりの大学院の一つである。

リハビリテーションは日本では馴染みはあるが、リハビリテーションカウンセリングとなると初耳だとする人がほとんどである。そしてこの精神保健福祉士の養成教科書の新カリキュラムでリハビリテーションカウンセリングを紹介するのはなぜなのだろうと思われる方も多いであろう。

まずリハビリテーションカウンセリングとは、障害をもつ人たちへの自立と社会への社会参加を支援するソーシャルワークと仕事領域が重なるところがあるが、カウンセリング技法を使って、主に就労支援を含めた自立支援に重点を置く技能を身につけてもらう。特に、リハビリテーションカウンセリングの必修科目には、「カウンセリング理論」「個別カウンセリングと支援関係」「キャリアカウンセリング」「グループカウンセリングとグループワーク」「カウンセリング倫理」などカウンセリング関係の授業が並ぶ。つまり「カウンセリング」の理論や技法は「リハビリテーション」においても学部教育の上の修士課程で学び続けるようになっている。

日本でも「カウンセリング」については、臨床心理士や公認心理師も同じように大学院で養成課程が置かれている。このことは、カウンセリングに必要な「傾聴」や「共感」の理解や技術はある程度の年齢と経験が必要だということを示しているといえる。

精神保健福祉士の養成は、日本では学部教育と学部卒業後の専門学校（1年から2年）で行われているが、国試合格を満たせば、支援者としての資格を満たせたと思わず、引き続きカウンセリングの理論や技術の勉強は続けるものと知って頂きたい。精神保健福祉士は名称独占の資格であるから現場で大いに学ぶOJTの姿勢が常に求められている。

最近の調査で、**ヤングケアラー**のおよそ7割が、自分に援助が必要だと感じていない、必要だと感じても援助を求めたくないという。また、精神科に通院はしているが、ルーティン化した3分の診察で自分の「死にたいと思う気持ち」があっても、「この医師にどういう言葉でこうした診察で自分の思いを話せばよいかわからない」という訴えも聞く。

精神疾患から生じる「困りごと」は診察で、生活から生じる「困りごと」は、ケースワークで受け止めることができる。しかし、それに加えて、そうした困りごとの背後にある本人の言葉になりにくい「心の不安や落ち込み」「人には話せない／話したくない気持ち」に傾聴し話してもらうにはカウンセリング技能も精神科では不可欠だと知って頂きたい。

理解を深めるための参考文献

● 障害者福祉研究会編『国際生活機能分類（ICF）―国際障害分類改定版』中央法規, 2002.

　人間の生活機能からその人を取り巻く環境まで分類・記述がなされており、人と状況の全体性に目を向けるための言葉とその定義を提供してくれる本。

● 井上由起子・鶴岡浩樹・宮島渡・村田麻起子『現場で役立つ介護・福祉リーダーのためのチームマネジメント』中央法規, 2019.

　社会福祉・介護分野で生じがちな問題を事例として取り上げながら、チームの力を最大限発揮するための組織の運営管理と人材育成を指南する、わかりやすい入門書。

● 池淵恵美著『こころの回復を支える精神障害リハビリテーション』医学書院, 2019.

　筆者は「こころの回復を支えて40年」のベテラン精神科医である。難しい医学用語をわかりやすい表現で述べて、「語り」的な文章で構成されており、筆者のあたたかい人柄がうかがえる好著である。

● 野中猛・野中ケアマネジメント研究会著『多職種連携の技術―地域生活支援のための理論と実践』中央法規出版, 2014.

　連携に関する論文が講義形式で書かれており、基本的知識や課題、人材育成の方法などが整理されている。また、取り上げられている実践事例には共感できることも多い一冊。

第3章 精神障害リハビリテーションプログラムの内容と実施機関

今日、精神障害リハビリテーションプログラムは科学的根拠（エビデンス）とリカバリー思想を中心に据え、精神障害のある当事者と専門職・家族等が共に参画して実施されることが世界標準とされている。本章ではこれからの時代を担う精神保健福祉士が携えなければならない精神障害リハビリテーションプログラムの理念と実践を総合的に学ぶ。

1

集団精神療法の有効性を理解し、精神保健福祉士がグループを活用した支援を行う際の基本的な留意事項を学ぶ。また精神障害リハビリテーションにおけるグループや人が集まる場のもつ可能性を学ぶ。

2

働くことは精神障害のある人の well-being にとって非常に重要な意味をもつ。リカバリーの道程を共に歩む精神保健福祉士に必要な職業リハビリテーションのあり方を深く考える。

3

社会的リハビリテーションプログラムを概観し、SST の支援方法の基本と実施に必要な視点などを実践的に学ぶことで、社会生活支援の側面からのアプローチを理解する。

4

障害のある子どもたちの支援は、発達という視点とその後の生活を行う過程において重要な役割を担う。福祉と教育それぞれの視点、教育における精神保健福祉士の専門性について理解を深める。

5

精神障害のある人の支援における家族支援の必要性を、感情表出の知見や家族の置かれた状況などの背景を押さえたうえで、支援の理念や方法を学ぶ。

プラット
Pratt, Joseph Hersey
1872-1956

セルフヘルプグループ
同じ悩みや障害をもつ人達が集まり、仲間のサポートを受けながら、問題解決や需要、社会への働きかけを目的とするグループ。

アルコホーリクス・アノニマス
AA: Alcoholics Anonymous
アルコール依存症の自助グループ。

精神分析的集団精神療法
グループ内で起こる転移や抵抗などが分析され、クライエントの無意識の葛藤や不適応パターンが修正されることを目指す治療法。

サイコドラマ
精神科医のモレノ（Moreno, J. L.）によって提唱された、即興劇を用い、人-自己-ものの関係性を重視する療法。

治療共同体
イギリスの精神科病院で始まった双方向性のコミュニケーションを重視し、治療環境をより治療的なものに変えようとするアプローチ。ジョーンズ（Jones, M.）によって概念化された。

ロジャーズ
Rogers, Carl Ransom
1902-1987
来談者中心療法の創始者。

エンカウンター・グループ
encounter group
自己の潜在能力に気づき他者との出会いを体験し生きる実感を体得していくことを目的としたアプローチ。

ヤーロム
Yalom, Irvin D.
1931-

A. 集団精神療法

[1] 集団精神療法とは

　集団精神療法は、山口[1]によれば1905年、アメリカのボストンで内科医のプラットが、肺結核患者の家庭内治療を進めるために、週1回「結核患者学級」を開いたことが始まりとされている。その後、1934年には、互いに自己の体験を告白しあい、アルコール依存を克服しようとするセルフヘルプグループであるAA（アルコホーリクス・アノニマス）が始まった。さらに、**精神分析的集団精神療法**、**サイコドラマ**、**治療共同体**、ロジャーズの**エンカウンター・グループ**など、多くは「好ましい個人の変化」を期待して発展してきた。現在では、小集団精神療法、サイコドラマ、SST、大集団療法などに分けられ、さらに芸術療法、音楽療法、ダンスセラピー、森田療法など、集団（グループ）の力を活用したアプローチは多岐にわたり、意義ある実践が行われている。

[2] 集団精神療法の有効性—効果的な因子

　さまざまなアプローチで集団精神療法が行われている。そこで、ここでは基本となる集団のもつ有効性を確認する。

　集団精神療法にはどのような効果があるのか、**ヤーロム**[2]は効果を表しているメカニズムを11の因子に分け以下のように説明している。

①希望をもたらすこと

　他者の成熟を観察することは、自分の成熟への大きな希望を与える。つまり、自分も成熟していけるなど希望をもつことができるようになる。

②普遍性

　自分の問題は自分一人のものではないと認識することで力強い安心感を体験する。つまり、自分一人だけと孤立した状態から、自分だけではないという安心感を得る。

③情報の伝達

　グループでは、助言などさまざまなかたちで情報伝達が起こる。

④愛他主義

　他のメンバーの役に立つという経験は、驚くほどの価値がある。つまり、

自分の問題に悩み、とらわれているこころが、他の人の役に立つ体験をすることにより、自己尊重が高まる。

⑤社会適応技術の発達

　メンバーがお互いに与えあう率直なフィードバックを通じて、不適応な社会行動について学ぶ。

⑥模倣行動

　同じ問題をもつ他の人を見て、恩恵を受ける。

⑦カタルシス

　感情の換気作用または浄化作用。つまり、安心感のあるグループで、自分の内面の世界を情緒的に分かち合え、受け入れられる体験は、大きな力となる。

⑧初期家族関係の修正的繰り返し

　多くの場合、自分が両親や兄弟と影響しあったように、グループのなかでメンバーやセラピストと相互に影響し、修正的に繰り返される。

⑨実存因子

　苦しい避けることのできない現実に直面しても、なお、「今」「共にある」グループでの経験により、基本的責任が自分にあることを見出すことができる。

⑩凝集性

　メンバーが相互に価値をもち、必要性、関連性をもてる状態。しかし、まとまりとは違う。凝集性の高いグループは、受容され理解され、自分自身についても表現し、探求し、他者と意味のある関係を形成する。

⑪対人関係の重要性

セラピストの技量と経験によってもたらされる因子。

　●修正感情体験

　　過去において重要な他者との間で起こった外傷的な体験をセラピストとの間でやり直すことにより、自分に気づく体験。

　●社会の縮図としてのグループ

　　継続したグループは、メンバー各自の過去や外部での生活そのものを持ちこんでおり、覆い隠せない、そのものが自ずと現れる。

　上記の11の因子は、集団精神療法の効果的な因子ではあるが、精神保健福祉士が具体的に支援をする際に、おのずとグループでの活動が多くなる。その際、この効果的因子を理解し、支援に生かすことが必要となる。

凝集性
「グループがバラバラにならないこと」。「まとまる」や「総和」「総意」ではない点が重要。

［3］ 集団精神療法を実践するには

　集団精神療法にはさまざまなアプローチがあり、人の集合体であるグループには基本的な力があることを確認した。そこで、ここでは集団の課題と集団精神療法の実践における課題をみていく。

　集団での活動はそれ自体、**斉一性の課題**がある。個別性を重視し、主体性を尊重し、自己決定を原則とする精神保健福祉士にとって留意しなくてはならないことになる。さらに精神療法は個人の内的な側面に介入し、好ましい個人の変化を目指すと仮定すると、指導者がカリスマ的であったり、集団の圧力で圧倒しようとするときなど危険性のある要素が含まれる。さらに、複数の人びとの関係が複雑に表れるため、安易な援助者は混乱しメンバーにとって意味が感じられないものとなり得る。そのため集団精神療法をしようとするときには、**スーパーバイザー**の存在が重要となる。また、**日本集団精神療法学会**の研修システムを活用するなど、援助者自身の体制を整えることが必須である。

［4］ 医療機関における集団精神療法

　ここでは課題を認識しながら、具体的に精神医療の現場で集団精神療法はどのように位置付けられ、どう取り組んでいけるのかを確認する。

　現在の診療報酬上の規定では、**入院集団精神療法**と、**通院集団精神療法**がある（**表3-1-1**）。どちらも一定の治療計画に基づき、集団内の対人関係の相互作用を用いて、問題行動に関する自己洞察の深化、対人関係技術の習得などをもたらすことにより、症状の改善を図る治療とされており、精神保健福祉士も精神科医と組み、集団精神療法に取り組めることとなっている。

表3-1-1　集団精神療法と診療報酬

	入院集団精神療法	通院集団精神療法
実施者	精神科を標榜する保険医療機関の精神科担当医師と1人以上の精神保健福祉士又は公認心理師などの計2人以上の医療従事者	
算定方法	1回15人が限界で、1日につき1時間以上行った場合に算定可（精神科担当医師による、個々の患者の治療計画を策定）	1回10人が限度で、1日につき1時間以上行った場合に算定可
	入院日から6ヵ月以内で、週2回算定可	開始日から6ヵ月以内で、週2回算定可
	診療報酬：1日100点	診療報酬：1日270点
算定上の留意点	・診療録に要点を記載 ・同一日に行う他の精神科専門療法は、別に算定不可	

　なお、ほかに**依存症集団療法**がありアルコール依存症、薬物依存症、ギャンブル依存症の場合が規定されている。また**精神科デイケア、ショートケア等**の内容も集団精神療法と考えられ、知見が活用される場となり診療報酬上にも規定されている。

［5］精神保健福祉士として活用すべき視点

　集団精神療法は精神保健福祉士が取り組めるアプローチであり、多くの精神保健福祉士が実践している。しかし、その実践には充分な研修が必要となる。では集団精神療法を行わない精神保健福祉士にとって学ぶべき点はどうであろうか。対人援助を集団を用いて取り組むことが多いこの分野では、集団精神療法の研鑽を積み上げた中で得た知見から吸収すべき点があると考える。

（1）集団精神療法からの学び

　集団精神療法家でもある武井[3]は、**土居健郎**の個人精神療法家への著作にならって、グループへの援助での援助者の陥りやすい落とし穴を挙げている。精神保健福祉士が集団を用いた援助をする際に、集団精神療法から学ぶべき点として、長くなるが引用する。

①グループがスムーズにいくことがよいことだと考えること。

　グループを運営するとき、スムーズにいくことがよいと考えまとめようとすることは、援助者が完璧にしたいだけで、メンバーの複雑な思いを取り残す可能性がある。

②グループが和気あいあいの雰囲気でいることがよいことだと考えること。

　和気あいあいがよいとすると、そのグループでは和気あいあいという一面だけでしかいることができなくなるので、葛藤やネガティブな思いをもった人は取り残される。人はそもそも複雑さをもっている。

③グループが活発であることがよいことだと考えること。

　活発さや、楽しさを保つことばかりを求めるのは、とりあえずの安心を得ようとする「躁的防衛」があり、課題に直面できない可能性がある。

④援助者がグループで「やった」という感じを求めること。

　援助者が達成感を求めることで、メンバーが自らつくり出そうとする力を阻害することがある。

⑤援助者が意識的、無意識的にメンバーみんなと平等によい関係をもとうとすること。

　援助者がメンバーみんなに好かれるべきであるとか、すべてにおいて中立であるべきだとあまりに頑なになることは、逆に不誠実になり、幻想を抱かせる可能性がある。率直な姿が安心感をもたらすことがある。

土居健郎
1920-2009
東京大学教授、日本の精神療法の第一人者。主な著作に『甘えの構造』（弘文堂）『精神療法と精神分析』（金子書房）などがある。

⑥グループの責任はみなリーダーである自分にあると考えてしまうこと。

　援助者の課題と捉える視点は必要な要素だが、一人で責任を取ろうとするのは全能感からの反動である可能性があり、メンバーとの相互の責任性を見失いがちとなる。

⑦一回一回のグループの成果に一喜一憂すること。

　グループには動きがあり、行きつ‐戻りつ成長していく。一回ごとのグループの成果に対しての大きな反応は、グループのもつ力を見誤りがちとなる。

　つまり、個別性と、メンバー個々の成長をはかろうとした集団精神療法からも、以上の7つの視点はグループでの援助における基本的視点の重要さが示されていると考える。それは、メンバー個々の歩みを尊重し、グループの力を信じ、援助者の課題に関して援助者自身が真摯に取り組むことである。

(2) 精神障害者にとっての「場」と集団療法的視点の活用

　精神障害者支援の先駆的な活動をした多くの人が「**場**」の必要性を述べている。その場は集団精神療法としての場ではないが、人が集まり、相互に作用し、影響を受けあうところである。そのため集団精神療法の有効さや、その知見を学ぶことは「場」をより活かしていく。つまり、集団の枠組みという構造上の大きな違いがあるが、援助者が介入し、変化をはかろうとするのではなく、メンバー同士の成長への影響力の視点がある。

ディーガン
Deegan, Patricia E.

　当事者で心理学者の**ディーガン**[4]が「リカバリーを育むリハビリテーション」として3点目に当事者の存在を挙げ、「『**希望は伝染する**』遥か先を行く人ではなく、2、3歩先を行く当事者の存在が印象的である。」としている。それは、集団内での相互作用の中から個人が変化するというより、集団の外側や、集団内でも隠れていられる緩やかな枠組みのなかで、安心感をもち、影響を受けあい、変化成長していくことと考えられる。筆者[5]も地域移行に関する当事者支援員の存在から、複数の人たちが複数の人たちとの交流の中からいつしか言語化できなかった思いが表出し、新たな自己の確立や生活を作り出していくことを確認した。

　こうしたことからも、集団精神療法は多くの示唆を得ることができる、可能性のあるアプローチであるといえる。

(3) 援助者としての体験

　最後に、集団精神療法および小集団活動への参加が援助専門職自身の成長のために有効であることを挙げたい。野中[6]は、「集団精神療法適用の意義と手続き」の章の結びに小集団の体験研修に参加し、新たな自分を発見し他者の存在がはっきり見える体験をした。その集団力動を振り返る機

会によって得た知見が、その後組織全体や、リハビリテーションチームそして地域ケア体制を整えることに役立ったと述べている。これは個人の体験としてではなく、援助者自身にとって必要となる点であることを認識したい。

注)

(1) 山口隆・増野肇・中川賢幸編『やさしい集団精神療法入門』星和書店，1987，pp.3-13.

(2) ヤーロム，I. D. &ヴィノグラードフ，S. 著／川室優訳『グループサイコセラピー——ヤーロムの集団精神療法の手引き』金剛出版，1991，pp.23-42.

(3) 武井麻子・春見静子・深澤里子『ケースワーク・グループワーク—社会福祉援助技術各論1』光生館，1994，pp.171-177.

(4) 小澤温・高原優美子・香田真希子・小宮幹晃『障害者の「リカバリー」の概念整理とケアマネジメントの実証的検討』平成19～20年度科学研究費補助金研究成果報告書，pp.9-13.

(5) 小田敏雄『精神障害者支援におけるエンパワメントとパートナーシップに関する研究—退院の促進支援事業の当事者支援員と専門職へのインタビュー調査から』東洋大学大学院紀要，2010，pp.285-303.

(6) 野中猛『精神障害リハビリテーション論—リカバリーへの道』2006，岩崎学術出版，pp.74-81.

B. 行動療法・認知行動療法

　行動療法、認知行動療法は、1950年代の学習理論に基づいた行動療法（第1世代）から始まり、認知行動療法（第2世代）へと発展し、最近では新世代（第3世代）と呼ばれる認知行動療法の流れが生まれている。

　認知行動療法は行動療法の発展型であると言われることも多く、認知療法も認知行動療法に含まれて説明されている。

　本稿では、行動療法、認知行動療法は同一の流れをもったものであるという視点から、行動療法と認知行動療法について説明していく。

[1] 行動療法・認知行動療法の歴史的背景

　1950年代頃から学習理論に基づいて発展した**行動療法**が、第1世代と呼ばれている。具体的には1950年代に入り、南アフリカで**ウォルピ**が、学習理論を応用した介入法を実践していた。のちにウォルピは、レスポンデント条件づけの原理を使って不安症を治すための**系統的脱感作法**を開発した。また、条件づけ理論の一つであるオペラント条件づけの理論に基づく諸技法の発展に見られるように、行動療法は長きにわたって、その理論的基盤を行動理論の中心であった条件づけ理論に依拠することで大きな発展を遂げてきた[1]。

行動療法
「行動療法」という名称は元々1953年にアメリカの行動療法家リンズレイ（Lindsley, O. R.）が考案したものといわれている[2]。

ウォルピ
Wolpe, Joseph
1915-1997

ベック
Beck, Aaron Temkin
1921-2021

エリス
Ellis, Albert
1913-2007

学習の原理をもとにした技法や理論に行き詰まりが生じ、それを補う形で 1960 年代になると認知的アプローチが登場した。ベックは、うつ病を抱えるクライエントがもっている「認知」と呼ばれる思考パターンを変えていくことが重要だと考え、認知療法を開発した。ほぼ同じ頃、エリスもまた考え方の非合理性が心の問題を生むとして、論理療法（のちに論理情動療法や論理情動行動療法とも呼ばれる）を開発した。認知療法と行動療法の 2 つは合体し認知行動療法（第 2 世代）へと発展する。

認知行動療法はさらに技法を発展させ、認知・行動面に働きかけるさまざまな理論が提唱された。やがて、認知行動療法家たちは、多くの技法の中から、抑うつや不安といった症状に合わせて技法を組み合わせた、効果的な介入パッケージを開発するようになった。その後、介入パッケージを具体的に実施するための手順を書いた介入マニュアルが数多く生まれ、支援者はそれを活用することで、効果的とされる治療をある程度再現することができるようになった[2]。たとえば本書でも解説している SST などもこの介入パッケージの一つと言える。

介入マニュアル
日本国内での治療効果の検証も進み、うつ病・強迫性障害（強迫症）・社交不安障害（社交不安症）・パニック障害（パニック症）・PTSD（心的外傷後ストレス障害）の認知療法・認知行動療法マニュアルが公表されている。

1990 年前後から、それまで症状や病状などにつながるような限定的に捉えられた行動や認知の問題を除去するだけではなく、人生の幅広い領域に適応できる柔軟で効果的なレパートリーを構築することが目指された結果、のちに第 3 世代と呼ばれるようになる認知行動療法の新たな流れが生まれてきた[3]。

［2］行動療法とは

（1）定義

行動療法は、「不適応行動を変革する目的で、実験上確認された学習諸原理を適用し、不適応行動を減弱・除去するとともに、適応行動を触発・強化する方法」と定義されている[4]。

行動療法の特徴はこの定義にあるとおり、実験上で確認された学習理論に基づく科学的な『方法』で構成されている治療法である。

具体的には、クライエントが現在抱えている行動上の問題について行動分析を行い、問題の形成や維持過程を学習理論に基づいて理解する。次に治療計画として、標的行動（治療を行う行動）を明確にして、適用技法とその具体的な実施法を決めて治療を行っていく。

レスポンデント条件づけ
respondent conditioning
「パブロフ型条件づけ」や「連合学習」と呼ばれる場合もある。

（2）レスポンデント条件づけ

レスポンデント条件づけで有名な実験として、パブロフの犬の実験があり、以下ではその実験の概要を用いつつ、レスポンデント条件づけについて説明していく。

通常、犬にエサ（無条件刺激）を見せると唾液が分泌（無条件反応）される。この段階でチャイムの音を聞かせても、唾液は分泌されない。よって、チャイムの音は唾液分泌に対しては中性刺激と呼ばれる。中性刺激（チャイムの音）を無条件刺激（エサ）が犬に与えられる際に提示し続けることによって、条件刺激（チャイムの音）へと変わる。この段階になると、条件刺激の提示のみで条件反応（唾液の分泌）を誘発するようになる。パブロフの犬の実験に見られる条件づけは、**古典的条件づけ**とも呼ばれており、**スキナー**が行動分析学を体系化する際に、このプロセスを**レスポンデント条件づけ**と名づけた。

レスポンデント条件づけの消去は、無条件刺激を提示せず、条件刺激のみの提示を繰り返すという手続きで行われる。あるいは、消去したい条件づけの行動とは異なる行動の条件づけを行う**拮抗条件づけ**という手段が取られる。拮抗条件づけはウォルピの系統的脱感作法で使用されている。**系統的脱感作法**では、リラクゼーション法を習得し、恐怖や不安な場面を階層化した不安階層表を作成して、その不安や恐怖が低い場面を想像した状態でリラクゼーション状態を維持していくように訓練する。

またその後の研究で、条件反応は、条件刺激に長時間高頻度でさらされ続けると徐々に生じにくくなってくることが示され、この現象を応用し、**エクスポージャー**（曝露法）が開発された。

（3）オペラント条件づけ

ある条件のもとである行動が生じたときに、その直後の結果が好ましいもの（**好子出現**）であればその行動は増え（**強化**）、嫌なもの（**嫌子出現**）であれば減り（**弱化**）、行動の直後の結果が好ましいものがなくなれば（**好子消失**）その行動は減り（**弱化**）、嫌なものがなくなれば（**嫌子消失**）その行動は増える（**強化**）とされる（図3-1-1）。このように結果が行

古典的条件づけ
classical conditioning

スキナー
Skinner, Burrhus
Frederic
1904-1990

エクスポージャー
exposure
主に不快な刺激を繰り返し提示することにより、刺激の主に不安喚起機能を低減させる技法。

オペラント条件づけ
operant conditioning

好子／嫌子
好子は行動の直後に出現した場合、嫌子は行動の直後に消失した場合に、行動が強化される刺激や出来事。

強化／弱化
強化は行動の回数を増やし、行動の程度が強まること。弱化は回数が減ったり程度が軽くなること。

図3-1-1　4つの行動原理

4つの行動原則		コントロールの方法	
		与える	取り去る
強化の機能	好ましい事物	好子出現の強化 （正の強化）	好子消失の弱化 （負の罰）
	好子	（行動の生起頻度↑）	（行動の生起頻度↓）
	好ましくない事物	嫌子出現の弱化 （正の罰）	嫌子消失の強化 （負の強化）
	嫌子	（行動の生起頻度↓）	（行動の生起頻度↑）

出典）三田村仰，2017，p83. を参考に筆者作成.

道具的条件づけ
instrumental conditioning

シェイピング法
目標とする行動を小さな
段階に分けて設定し、望
ましい行動の獲得へ向け
て段階的に強化していく
方法。

トークンエコノミー法
望ましい行動を遂行でき
たときに、トークン（代
用貨幣）を与えて行動を
強化する方法。

バンデューラ
Bandura, Albert
1925-2021

モデリング
他人の行動を見てその行
動を学習する技法。

自己効力感
ある行動を自分ができる
自信のことで、この予期
機能が実際の行動に大き
な影響を与える。

**刺激の解釈による行動の
コントロール**
ものの捉え方が行動に大
きな影響を与える。

リバーマン
Liberman, Robert Paul
1937-2021

認知療法・認知行動療法
CBT: Cognitive-Behav-
ioral Therapy

動を増減させる機能をもつ学習形式を**オペラント条件づけ**（**道具的条件づ
け**と呼ばれる場合もある）と呼ぶ。オペラントとは、"operate（働きかけ
る）"を由来とするスキナーの造語で、環境に働きかける行動という意味
が込められているといわれている[2]。

　主な技法としては**シェイピング法**や**トークンエコノミー法**などがある。

（4）社会的学習理論

　社会的学習理論は、**バンデューラ**によって提唱された人間の社会行動に
ついての学習プロセスの理論である。それまでの単に刺激と反応だけでな
く、行動変容過程のなかで**モデリング**や**自己効力感**、刺激の解釈による行
動のコントロールによって行動が学習されることを提唱した。この理論は
それまでの行動療法に変化をもたらし、認知行動療法の発展をもたらした。
リバーマンはこの社会的学習理論を取り入れて SST を体系化していった。

［3］認知行動療法

（1）定義

　認知行動療法とは、「個人の行動と認知の問題に焦点を当て、そこに含
まれる行動上の問題、認知の問題、感情や情緒の問題、身体の問題、そし
て動機づけの問題を合理的に解決するために計画され構造化された治療法
であり、自己理解に基づく問題解決と、セルフ・コントロールに向けた教
授学習のプロセスである」と定義されている[1]。熊野は狭義の認知行動療
法という言葉が、行動療法的な色彩の強い（学習理論の発展変化の過程と
捉えられる）ものと、認知療法的な色彩の強い（情報処理理論に基づく新
たな治療体系と位置づけられる）ものの両方の意味で使われるようになり、
混乱をきたす場面も出てきたため、次第にそれらすべてを含む広義の意味
で、認知行動療法という言葉が使われることが多くなってきたとしてい
る[3]。

（2）認知療法・認知行動療法（CBT）

　ここでは熊野[3]のいう認知療法的な色彩の強い CBT について概説する。
精神科の治療方法としての CBT は、1970年代にアメリカの**ベック**がうつ
病に対する精神療法として開発し、その後、不安障害やストレス関連障害、
パーソナリティ障害、摂食障害（神経性大食症）、統合失調症などの精神
疾患に対する治療効果と再発予防効果を裏づける優秀なエビデンスが多く
報告されてきたことから、欧米を中心に世界的に広く使用されるようにな
った。日本でも 2009（平成 21）年にうつ病の**認知療法・認知行動療法マ
ニュアル**が作成され、2010（平成 22）年から診療報酬化されている。
2015（平成 27）年には強迫性障害（強迫症）、社交不安障害（社交不安症）、

パニック障害（パニック症）、PTSD（心的外傷後ストレス障害）の認知行動療法マニュアルが作成されるなど、適応範囲を広げている。欧米では統合失調症等を対象としたCBTの研究と実践が発展している[5]。

CBTでは上述の定義にあるように、クライエントの問題を相互に関係している認知、行動、感情、身体といった4側面から考える（**図3-1-2**）[6]。そして「**自動思考**」と呼ばれる、さまざまな状況でその時々に自動的に沸き起こってくる思考やイメージに焦点を当てて治療を進める（**図3-1-3**）[7]。1回30分から50分対面式の面接が中心で、面接は、週1回のペースで定期的に3ヵ月程度行う。その期間の中で①クライエントが直面している問題点を洗い出して治療方針を立て、②自動思考に焦点をあて認知の歪みを

図 3-1-2　認知行動療法の基本モデル

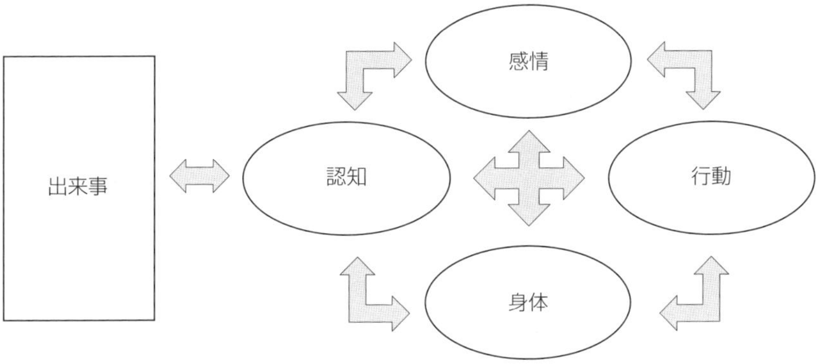

```
          感情
           ↕
出来事 ↔ 認知 ✛ 行動
           ↕
          身体
```

出典）伊藤，2011，p.42．を参考に筆者作成．

図 3-1-3　治療フロー図

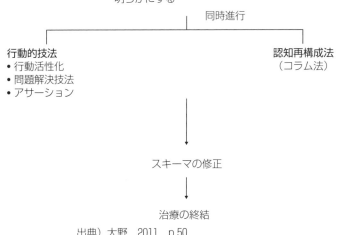

症例の概念化
問診を通じて症例を理解し、
患者の考え方の特徴（スキーマ）を
明らかにする

同時進行

行動的技法
・行動活性化
・問題解決技法
・アサーション

認知再構成法
（コラム法）

スキーマの修正

治療の終結
出典）大野，2011，p.50．

マインドフルネス
MBSR（マインドフルネスストレス低減法）という心理療法を開発することによって、心身医学や臨床心理学の領域に導入したカバットジン（Kabat-Zinn, J.）によれば、「瞬間瞬間立ち現れてくる体験に対して今の瞬間に、判断をしないで、意図的に注意を払うことによって実現される気づき」であるとされる[3]。

アクセプタンス＆コミットメント・セラピー
ACT: Acceptance and Commitment Therapy
ヘイズ（Hayes, S. C.）、ストローサル（Strosahl, K.）、ウィルソン（Wilson, K. G.）によって体系化された広い意味での認知・行動療法の一つで、行動分析学の実証研究をもとに開発された臨床行動分析に属する心理療法である[2]。

社会行動理論
socio-behavioral theory

ターナー
Turner, Francis J.
1904-1985

修正する、③より心の奥底にある**スキーマ**に焦点を当てる、④治療終結、となる。場合によっては、延長やフォローアップ面接を行うこともある。CBT では、ホームワーク（宿題）として、面接で話し合ったことを実生活で検証しつつ認知の修正を図ることが必須の課題である[8]。

［4］ 第3世代の認知行動療法

1990 年前後から、学習理論側からも情報処理理論側からも新たな展開が求められるようになる。その中で、のちに第3世代と呼ばれるようになる**マインドフルネス**や**アクセプタンス**といった自然をありのままに受け入れ、共に生きる東洋的な考え方が再評価され、認知行動療法の新たな流れが生まれてきている。

［5］ 精神保健福祉士と行動療法・認知行動療法

芝野は、「トーマスとグッドマンが『ソーシャルワークにおける社会行動理論と対人関係援助』と題した小冊子を公けにして以来、行動療法はソーシャルワークの重要な援助技術のレパートリーとして認知されている」[9]としている。その後、**ターナー**が1996年に編集した『ソーシャルワーク・トリートメント（第4版）』では、ソーシャルワークの実践理論の一つとして第3章で行動理論を、第5章で認知理論をそれぞれ取り上げている[10]。現在もさまざまな行動療法や認知行動療法がソーシャルワーク実践に取り入れられており、重要な理論の一つとなっている。

また行動療法や認知行動療法では、理論だけでなく支援者としての態度についても、クライエントとの協同作業を重視して進められる。支援者は話を聴くだけではなくさまざまな説明や提案を行い、クライエントもさまざまな観察や練習を行いながら積極的に問題解決を図っていく療法である点などは、ソーシャルワーカーのもつ態度と何ら変わるところがないため、実践で取り入れたい援助技法である。

注）
(1) 坂野雄二『認知行動療法』日本評論社，1995.
(2) 三田村仰『はじめてまなぶ行動療法』金剛出版，2017，p.278.
(3) 熊野宏昭「認知行動療法のルーツと歴史」『臨床精神医学』41（8），2012，pp.959-966.
(4) Wolpe, J. (1982) *The practice of behavior therapy.* New York: Pergamon Press. （ウォルピ著／内山喜久雄監訳『神経症の行動療法』黎明書房，1987.）
(5) 石垣琢磨「統合失調症の認知行動療法」『精神医学』63（10），2021，pp.1499-1507.
(6) 伊藤絵美『ケアする人も楽になる　認知行動療法入門 BOOK1』医学書院，

2011.

(7) 大野裕『はじめての認知療法』講談社現代新書，2011.

(8) 厚生労働省ウェブサイト「うつ病の認知療法・認知行動療法治療者用マニュアル」2009.

(9) 芝野松次郎「ソーシャルワークと行動療法」山上敏子編『こころの科学』99，2001.

(10) ターナー，F. J. 編／米本秀仁監訳『ソーシャルワーク・トリートメント—相互連結理論アプローチ（上）』中央法規出版，1999.

C. 作業療法

[1] 作業療法とは

　日本における作業療法士の養成は 1963（昭和 38）年に始まり、1965（昭和 40）年に**理学療法士及び作業療法士法**が施行された。理学療法士及び作業療法士法において「『**作業療法**』とは、身体又は精神に障害のある者に対し、主としてその**応用的動作能力**又は**社会的適応能力**の回復を図るため、手芸、工作その他の作業を行なわせることをいう」とされている[1]。

　世界作業療法士連盟では、「作業療法は、作業を通して健康と安寧を促進することに関心をもつ、クライエント中心の健康関連専門職である。作業療法の主な目標は、日常生活の活動に人々が参加できるようになることである。作業療法士は、人々や社会の人と一緒に、彼らがしたいこと、必要なこと、期待されることに関する作業ができるようになることをしたり、彼らの作業へのかかわりをサポートするために環境や作業を修正したりすることで、アウトカムを達成する」と定義している[2]。

　一般社団法人日本作業療法士協会では、2018（平成 30）年 5 月 26 日の社員総会において、新しい定義「作業療法は、人々の**健康と幸福を促進**するために、医療、保健、福祉、教育、職業などの領域で行われる作業に焦点を当てた治療、指導、援助である」が承認された[3]。

　以上の 3 つの定義から、作業療法は、人びとが生活の中で行うすべての行為（**生活行為**）を作業ととらえ、作業を治療・援助の手段として用い、対象者の応用的動作能力や社会的適応能力の回復や促進を図るものといえる。対象者の健康的な側面や人的・物理的な環境的要因、これまでの経験や価値観等を丁寧に扱い、対象者にとっての「**意味のある作業**」を大切にし、対象者が望む「その人らしい生活の実現」に向けて支援する。

[2] 作業療法の適応

　精神科における作業療法の対象疾患は、**統合失調症、躁うつ病、神経症、**

パーソナリティ障害、アルコール依存症、薬物依存症、認知症など幅広い。作業療法はこれらの対象疾患に対し、急性期の症状がある程度治まってきた頃から開始する。実施時間や提供する作業の内容は、その時期の対象者の状況に応じて変化していく。各疾患や状態に応じ、生活者としての視点で対象者の希望に沿った支援をしていくことが作業療法の特徴といえる。

［3］作業療法の実施場所（フィールド）

精神科における作業療法の実施場所は、医療機関では精神科病院や総合病院の精神科、診療所等である。精神科病院においては精神科作業療法の施設基準を申請し、診療報酬に則った実践をしており、**急性期から回復期、維持期、終末期**まで幅広く対応している。また、外来の対象者に対しては、**デイケア**、**外来作業療法**、**訪問**の形態をとりながら、地域での生活を具体的に支援する。近年、訪問看護ステーション等訪問支援を行う作業療法士や、福祉領域、保健（福祉）所、**市町村保健センター**など行政での実践も増えてきている。そのほか、**障害者職業センターや就労支援センター**など職業リハビリテーション領域や、**刑務所や保護観察所**などの刑事司法領域など、作業療法士が精神保健福祉士などの多職種と共に協業し活躍する場所（フィールド）は拡大している。

［4］作業療法の範囲と手段

（1）厚生労働省による作業療法の範囲

厚生労働省はチーム医療を推進するため、各医療職種が実施できる業務の範囲を示している（**表3-1-2**）[4]。作業療法においてもその実施可能な業務の範囲が通知され、作業療法士を積極的に活用することを推進している。

表3-1-2　作業療法の範囲

・移動、食事、排泄、入浴等の日常生活活動に関する ADL 訓練
・家事、外出等の IADL 訓練
・作業耐久性の向上、作業手順の習得、就労環境への適応等の職業
・関連活動の訓練
・福祉用具の使用等に関する訓練
・退院後の住環境への適応訓練
・発達障害や高次脳機能障害等に対するリハビリテーション

出典）医政発0430第1号，平成22年4月30日より筆者作成.

（2）作業療法の手段

作業療法で用いる手段は、人が日常生活の中で行っている作業である。

作業は「生活の維持に関するもの」「仕事と役割に関するもの」「遊びと余暇に関するもの」「参加と交流に関するもの」「回復と熟成に関するもの」に分類される。これらの作業は、他者とのかかわりを通して、対象者自身が具体的に体験することで身につく（**表3-1-3**）[5]。作業療法は、これらの作業を対象者の状態や希望に沿って作業療法の手段として利用している。

①生活の維持に関するもの

　食事、排泄、睡眠といった基本的な生理的欲求を満たすもの、整容、更衣など身の回りのことに関するもの、金銭や服薬管理など生活管理に関するもの、買い物や料理、洗濯などの家事、育児に関するものが含まれる。これらは、生活に関する自信の回復や基本的な日常生活技能の獲得を目的に用いられる。

②仕事と役割に関するもの

　職業や学業、またこれらを行うために必要な能力の獲得や職業準備、コミュニケーションや対人技能に関する訓練が含まれる。作業療法において仕事に関する作業は、不規則な生活リズムを整えたり、仕事に向けた評価や訓練を目的に用いられる。

表3-1-3　作業療法の分類例

生活の維持	身辺処理活動	食事、睡眠、休養、入浴、整容、更衣、排泄、移動など
	基本的生活活動	金銭・服薬・健康・物品などの管理 買い物・料理・洗濯・掃除・整理整頓などの家事や育児 携帯電話などの通信機器の利用
仕事と役割	生産的活動	職業準備活動、就職活動、就業など
	学業	学生の学業に関するもの
	対人活動	コミュニケーションや対人技能に関する訓練
遊びと余暇	原始的遊び	感覚遊び、ごっこ遊びなど
	余暇活動	趣味・娯楽 スポーツ 塗り絵、絵画、貼り絵、革細工、編み物、書道、音楽などの創作・表現活動 読書、パソコンなどの知的活動
参加と交流	社会参加	ボランティア、地域活動、政治活動など
	資源活用	公共機関や銀行、交通機関の利用など
回復と熟成	回復	ぼーっとのんびり過ごす、散歩、軽い眠りなど
	熟成	睡眠、休息など

出典）山根寛, 2015 より引用, 一部改変.

③遊びと余暇に関するもの

　趣味・娯楽、スポーツ、創作・表現活動、知的活動などがある。楽しむという機能を生かしながら、身体機能の回復、自主性、意欲の向上、社会性の改善などを目的に用いられる。

④参加と交流に関するもの

　ボランティアや地域活動などの社会参加に関するもの、公共機関や交通機関の利用などの資源活用に関するものが含まれる。対人交流の拡大や改善、対象者が社会に所属し安心感や喜びを満たす、円滑な社会への参加・交流などを目的に用いられる。

⑤回復と熟成に関するもの

　睡眠や休息を示し、一部は余暇や遊びと重なるものもある。活動に伴い消費したエネルギーを補充したり、学習や訓練によって身体的・精神的に取り入れたものを自分のものとして熟成させることが目的となる。

［5］作業療法のプロセス

　医師からの指示（**作業療法処方箋**）が出ると、作業療法士は**情報取集**（カルテ・他部門）、**面接、観察、検査測定**などの初期評価を実施する。**初期評価**の結果と対象者の希望を照らし合わせながら、**目標設定 – 作業療法実施計画立案 – 作業療法実施 – 再評価**と進めていく。さらに再評価の結果から作業療法実施計画の見直しを行い、作業療法の終了という一連の流れがある（**図3-1-4**）。

図 3-1-4　作業療法のプロセス

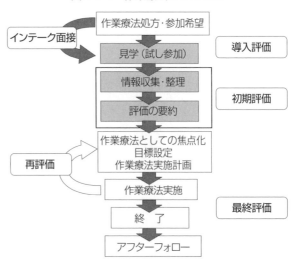

［6］作業療法の目的と役割

作業療法は、病気や障害の予防から、発症後の「急性期」「回復期」「維持期」「終末期」という症状や障害の経過によってさまざまな病期（時期）に関わる。精神科の作業療法の目的は、対象者の回復状態、病期（時期）に合わせて変化していく（**表3-1-4**）[6]。ここでは、発症後に入院医療を経て地域生活をしていくことを想定して執筆しているが、地域生活を送りながら入院医療を利用するという考え方で、支援することが重要だと認識している。

表3-1-4　回復段階に応じた作業療法の目的と課題

回復段階		治療・リハ目標	作業療法の目的と役割
急性期	要安静期 （1-2週）	救命・鎮静・安静	基本的に作業療法は実施しない
	亜急性期 （1-2週〜1ヵ月）	病的状態からの早期離脱 二次的障害の防止	①安全・安心の保障　②症状の軽減　③欲求の充足 ④衝動発散　⑤休息援助 ⑥基本的生活リズムの回復　⑦現実への移行準備 ⑧鎮静と賦活
回復期	回復期前期 （2〜3ヵ月）	心身の基本的機能の回復 現実生活への移行援助	①身体感覚の回復　②基本的生活リズムの回復 ③楽しむ体験　④基礎体力の回復 ⑤身辺処理能力の回復 ⑥自己コントロール能力の改善　⑦退院指導・援助
	回復期後期 （4ヵ月〜1年）	自律（自立）との適応 生活関連技能の改善・習得	①生活管理技能の改善・習得 ②対人交流技能の改善・習得 ③役割遂行能力の改善・習得　④自己能力の確認 ⑤達成感の獲得　⑥自信の回復　⑦社会性の獲得 ⑧職業準備訓練　⑨家族調整・環境整備 ⑩社会資源利用の援助　⑪障害との折り合い・受容
維持期	社会内維持期 （自室・グループ ホーム）	生活の質の維持・向上 社会生活・社会参加の援助	①社会生活リズムの習得　②社会生活技能の習得 ③病気とのつきあい方　④仲間づくり ⑤地域社会との交流　⑥生活の自己管理 ⑦余暇の利用　⑧環境調整 ⑨相互支援ネットづくり　⑩就労支援 ⑪適切な危機介入
	施設内維持期 （医療・福祉施設）	生活の質の維持・向上 施設内自立生活と社会参加の促進	①生活の自己管理　②病気とのつきあい方 ③仲間づくり　④役割・働き体験　⑤楽しむ体験 ⑥趣味を広げる　⑦基礎体力の維持 ⑧他者との生活上の交流　⑨環境整備

注）回復段階は直線的に進むとは限らず、一進一退を繰り返すこともあり、各期の作業療法の目的も固定したものではない。（ ）に示した期間は、入院を起点とするおおよその期間を示しており、個人差が大きい。

出典）富岡詔子・小林正義編, 2017.

(1) 急性期

　この時期は、過剰な刺激を避けるため作業療法は行わないことが多い。しかし、再入院ですでに作業療法士との関係ができている場合は、顔合わせをしておくことで**安心感を提供**し、作業療法導入の大切な役割を果たすことがある。会話ができる場合は、必要に応じて不安を受け止める面接を行い、作業療法の導入につなげていく。

(2) 亜急性期

　この時期の作業療法は、一定の引きこもりを保証し、睡眠の量と質、疲労度などに配慮しながら、**刺激量と活動を調節**し、対象者のペースに合わせて1日の生活を組み立てていくことが必要である。また、入院に至るまでの一連の体験が病気によるものであったことや、「大変だった」という体験を受容する機会として、早期の**心理教育**が必要となる対象者が多い。

①単純、簡単な作業への取組みを通して、病的な**精神的エネルギーの発散**を促す。

②作業を通した具体的かつ現実的な体験により、**現実感の回復**を促す。

③漠然とした不安感がある場合、枠組みのある作業や作業療法士とのかかわりを通じて**安心感を提供**する。

④緊張が強い場合は、作業療法士や他の対象者と言語的コミュニケーションを必要としない非言語的な作業を介して**心理的距離**を保ちながらかかわっていく。

⑤参加可能な場合は、心理教育プログラムにて他者の体験を見聞きし、自身の体験について表現する機会を提供する。

(3) 回復期前期

　この時期は、積極的な介入が過刺激となり症状の悪化を招いたり、働きかけのタイミングを逃すと過沈静の状態が長引くことがある。この時期の作業療法では、適度な活動と休息のバランスが重要である。休息を保障しながら、**基本的生活リズムの回復**を促し、**作業を楽しむ体験**を提供する。また、徐々に戻りつつある現実感により、病気になったことや入院してしまったこと、周囲へ迷惑をかけてしまったことなどを認識し、苦悩する場合がある。対象者と家族の苦悩へのサポート、**病気の理解と受容**に向けた援助が必要となる。

　急性期病棟（**スーパー救急病棟**、**急性期治療病棟**など）では、入院期間が3ヵ月に設定されていることもあり、この時期で退院に至る対象者も多い。この場合、**外来作業療法**やデイケア、**訪問**等を通した支援を継続し、家族の協力を得ながら、退院後の安定した生活を送るための支援を組み立てる必要がある。

①休息を保障しながら、**基本的生活リズムの回復**を促し、作業活動を**楽しむ体験**を提供する。

②亜急性期に「活動が自分の回復の助けになる」という効果を体験できると、作業療法を有効に活用し、徐々に**活動性を回復**しやすい。

③作業療法室はさまざまな対象者が利用するため、病棟から離れ、より社会生活に近い場としての作業療法室を利用し、少しずつ**生活圏の拡大**を図っていく。

(4) 回復期後期

　この時期は**現実検討**と**活動性の拡大**をはかり、回復のペースや、自己コントロールの方法を理解していくことが求められる。これらは、対象者がこれからの人生をどのように生きていくかについて考える土台となる。今後の生活を見据え、**生活技能の訓練**や、**社会資源の利用**の仕方など、より具体的な支援が必要である。今後（退院後）の生活がより現実味をおびてくると「これから大丈夫だろうか」「本当にやっていけるだろうか」などといった不安も生じやすい。対象者の焦りや不安を受け止める姿勢が大切である。この時期では、外来作業療法やデイケア、訪問を通して支援していくことが多い。

①自分らしい、自分なりの生活についてイメージがもてるよう対象者の希望、現在困っていることを一緒に考え、目標を共有する。対象者が考えられないときには、対象者の状況に合わせて、いくつかのモデルや利用できる制度、社会資源を紹介する。

②対象者の希望を集団活動で取り上げ、他者との相互交流や学習体験を促す方法と、個人の技能（能力）を開発する方法をバランスよく用いる。

③対象者が自分の状態をどのように認識しているかを確認し、体験の振り返りを丁寧に行う。簡単な質問紙などを用いると、対象者の主観的体験が理解しやすい。

④作業療法でできること、他職種や他部門で応援してもらうことなどを確認し、情報を共有する。

⑤**就労**希望者には、障害を開示して利用できる制度やサービス、開示しないで受けられる支援を説明し、対象者のニーズに沿った支援を行う。

(5) 維持期

　この時期は、**心身の機能を維持**しながら、**生活の維持拡大**に向けた支援が必要である。多くの場合、通院医療や地域サービスを受けながら生活している人が対象となるが、医療施設という保護的環境下で生活を維持する場合もある。再発を防ぎながら、対象者の希望を取り入れつつ日々の生活を安定して送るための支援が中心となる。

①生活のなかで具体的に困ることや、今後したいことを明確にしながら、病気や生活の自己管理ができるよう支援していく。

②生活を無理なく送れるよう、利用できるサービスを組み合わせ、対象者の状況に応じた生活スケジュールを具体的に提案する。

③地域住民との交流や、地域のなかで対象者が力を発揮できる場や機会を一緒に探し、**社会参加**を促す。

④就労希望者には、障害を開示して利用できる制度やサービス、開示しないで受けられる支援を説明し、対象者のニーズに沿った支援を行う。入院生活を余儀なくされている人には、

⑴安心・安全を保障しながら生活の質を維持するために、対象者が選択できる作業療法プログラムを提供する。

⑵日々のかかわりのちょっとした出来事が退院につながる場合もある。作業療法だけでは支援の限界があり、**多職種連携**を心がけながら、新たな長期入院をつくらないよう、**退院促進**に向けた支援を続けていく。

(6) 終末期

　この時期は、精神疾患のある人達への看取りが必要となる。長い人生の締めくくりの時期に、作業療法士が傍らで寄り添いながら対象者にとって意味ある作業を提供できることが重要となる。最期まで、対象者がその人らしい生き方ができるよう支援していく。

［7］多職種連携と作業療法

　リハビリテーションは**チーム**で実践していく。医師、看護師、作業療法士、精神保健福祉士など専門職ばかりでなく、対象者自身や家族も入ったチームの概念が必要である。支援は**ケースカンファレンス**、**ケア会議**等においてチーム構成員が集合し、全員で対象者のニーズの確認と目標設定、目標に沿った各職種、メンバーの役割分担を明確にしていく。その際支援期間を設定して定期的な見直しをしていくことが重要となる。

　作業療法はリハビリテーションチームの一員として、自他の専門性と共通性を意識し、常に情報を共有しながら支援している。

［8］精神科作業療法の診療報酬上の課題

　精神科作業療法の診療報酬上の規定は「1人の作業療法士が、概ね25人を1単位として、1人の作業療法士の取扱い患者数は1日2単位50人以内を標準とする。」となっている。多くの精神科病院に勤務する作業療法士はこの規定に影響され、集団プログラムを実施していることが多い。しかし、作業療法は、本来対象者一人ひとりと作業療法士が面接等を通し

て作業療法の目標設定を行い、その目標に沿ってプログラムをオーダーメイドで実施していくことが基本である。上記の診療報酬上の規定があるため、本来の作業療法士としての役割を果たせていないというジレンマを抱えている作業療法士が多い。長年の診療報酬上の課題を解決していくことが作業療法士としての本来の役割を対象者に提供できることにつながると認識している。

注)

ネット検索によるデータの取得日は，いずれも 2022 年 6 月 8 日．

(1) 厚生労働省ウェブサイト「理学療法士及び作業療法士法（昭和 40 年法律第 137 号）」．

(2) 一般社団法人日本作業療法士協会ウェブサイト「作業療法の定義（WFOT 2012）」（https://www.jaot.or.jp/wfot/wfot_definition/）．

(3) 一般社団法人日本作業療法士協会ウェブサイト「作業療法の定義」．

(4) 厚生労働省ウェブサイト「医療スタッフの協働・連携によるチーム医療の推進について」医政発 0430 第 1 号．平成 22 年 4 月 30 日．

(5) 山根寛『ひとと作業・作業活動—作業の知をとき技を育む（新版）』三輪書店，2015．

(6) 富岡詔子・小林正義編『作業治療学 2　精神障害』作業療法学全書（改訂第 3 版）第 5 巻，協同医書出版社，2017．

D. 健康自己管理のプログラム

[1] 健康自己管理とは

　健康とは、「病気でないとか、弱っていないということではなく、肉体的にも、精神的にも、そして社会的にも、すべてが満たされた状態にあることをいいます。（日本 WHO 協会訳）」[1] と WHO 憲章では定義されている。

　また、自己管理とは一般に自分で自分の生活や行動を管理することといわれており、この WHO の定義を踏まえると、健康自己管理とは肉体的や精神的、社会的な次元のすべてが満たされた状態を保つために、自分の生活や行動を管理していくことを指すといえる。

　日本では、「21 世紀における国民健康づくり運動（健康日本 21）の推進について」の中で、すべての国民が健やかで心豊かに生活できる活力ある社会とするためには「一次予防」（生活習慣を改善して健康を増進し、生活習慣病等を予防すること）や「二次予防」（健康診査等による早期発見・早期治療）、「三次予防」（疾病が発症した後、必要な治療を受け、機能の維持・回復を図ること）について対策と各予防策を強く進めていくことが極めて重要だと指摘されていることから、健康増進や病気の予防は公衆衛生として過去も現在も大きな課題であることがわかる[2]。これは同時に精神障害リハビリテーションについても重要な要素であり、この健康を

守る３つの予防対策をバランスよく展開させることは重要である。

　また、精神障害をもつ人びとにとっての健康予防は精神的な健康課題が注視されがちだが、身体的な健康課題への対応も求められている。よって、精神の障害をもつ人びとの健康の自己管理は、精神疾患に関する自己管理と生活習慣病などの身体的な健康に関する自己管理の２つの側面から考えていく必要がある。本節はこの２つの健康自己管理のプログラムについて概説する。

［2］精神疾患に関する自己管理プログラム

リバーマン
Liberman, Robert Paul
1937-2021

　リバーマンは、「再発や再入院あるいは症状の再発を何度も繰り返すことは、必然的に生活を中断させてストレスを生み出し、その結果として、希望や個人的な成功、幸福、自己制御の能力などが奪われてしまう。個人的な目標を実現させ、活動的で有意義な充足感の得られる生活を送れるようにするには、症状や障害を最小限にするため医師、個人的支援の専門家と密接に協力する方法を学ぶことが重要である。」と指摘しており、精神疾患に関する自己管理プログラムのねらいを「障害のある人が疾病をコントロールし、より機能的な生活やリカバリー（回復）に向かえるように、スキルと援助で装備すること」であるとしている[3]。

SST: Social Skills
Training
社会生活スキルトレーニング
➡ p.128 第３章３節 A.

UCLA: University of
California, Los Angeles
カルフォルニア大学ロサンゼルス校。

各種モジュールの日本語版
日本語吹き替え版は1998（平成10）年に出版され、現在は日本版 SILS自立生活技能プログラムが出版されており、「日本版 服薬自己管理モジュール」「日本版 症状自己管理モジュール」などがある。

IMR: Illness Management and Recovery
➡ p.145
第３章３節 C.［5］

　そのためのプログラムとしてリバーマンは**服薬自己管理モジュール**と**症状自己管理モジュール**をあげ、「構造がしっかりとした、特定の技能領域に十分に特化した教育カリキュラムであり、患者個人に対して疾病自己管理に必要なスキルを教育するもの」と紹介している[3]。これらのモジュールは、**SST** の技法を用いた課題領域別の学習パッケージであり、リバーマンらは1980年代に UCLA での臨床試験を経て各種のモジュールを作成している。

　ほかにも精神障害やエイズなど受容しにくい問題をもつ人たちに、正しい知識や情報を心理面への充分な配慮をしながら伝え、病気や障害の結果もたらされる諸問題・諸困難に対する対処方法を修得してもらうことによって主体的な療養生活を営めるように援助する方法もプログラム化され提供されている（**心理教育を中心とした心理社会的援助プログラムガイドライン**）。

　また、**IMR** は、精神疾患などの疾病に適切に対処し、自身が望む「リカバリー（回復）」実現をめざした、科学的根拠に基づく心理教育のプログラムであり、別項で詳しく説明する。

［3］生活習慣病などの身体的な健康に関する自己管理プログラム

　疾病管理は、精神的なものに限らず、精神障害のある人が患うあらゆる病気を管理するためのものである。日本の平均寿命は戦後、国民の生活環境が改善し、医学が進歩したことによって急速に延伸したため、日本はいまや世界有数の長寿国となっているが、精神障害をもつ人の死亡率は一般人口の約2倍であり、平均余命は約10年短いという報告もある[3]。精神障害をもつ人における身体疾患のリスクとして野中は、薬物の副作用のほかに、運動不足や薬物による肥満、覚醒希求のための喫煙習慣、慢性的なストレスにさらされるために循環器への負担、易疲労性のために日頃の身体管理が不十分、などの要因を挙げている。その結果として対処が不十分になりがちで二次的な疾病が生まれる。さらに、症状を説明する技能の不足、専門家に訴えても精神症状の一部と捉えられてしまうこと、自尊心を失って訴えることすら諦めてしまうこと、そのために発見が遅れがちになることなど、精神障害をもつ人を取り巻く人による影響も挙げられている[4]。

　よりよい生活を求めていくうえで身体的な健康はおろそかにできない問題である。池淵は、入院治療ではなく地域での当たり前の生活が目標になっている中で、医療による管理という視点ではなくて、どのように当事者が身体的な健康に関心をもち、生活習慣の改善や健康づくりについて自身で管理していく方法を身につけてもらうかが課題となっていると指摘しており、こうした支援の必要があるとしている[5]。

　こうした身体的な健康に関する自己管理プログラムとしては、古くからさまざまな取組みがなされている。その起源をさかのぼると19世紀のヨーロッパでは、**道徳療法**と称して規則正しい生活習慣の指導や食習慣の改善のための指導などがなされていたという[6]。

　日本でも**森田療法**などでは、規則正しい生活習慣が重視されるなど、生活習慣の改善や健康づくりに取り組むプログラムが実施されてきており、その後展開を見せた**作業療法**へこれらの健康に関する取組みが継承されている[6]。

　近年では、さまざまな医療機関や福祉事業所での実践が報告されている。たとえばIMRの発展形のプログラムとしてニューヨーク州精神保健局による「健康自己管理ワークブック―希望・選択・参加・リカバリー」があり、日本でも紹介されている。このプログラムは、第1部リカバリー、第2部良好な心の健康と再発予防、第3部健康的なライフスタイル（日常生活）を送ることとリカバリー、の3部構成で成り立っている[7]。

　ほかにも「SOLUTION for WELLNESS プログラム」[8] などの栄養指導、

易疲労性
easy fatigability
疲れやすい状態や症状のこと。さまざまな精神神経疾患で起こる。

道徳療法
moral treatment

作業療法
➡ p.83 第3章1節 C.

運動療法、認知行動療法を組み合わせた健康管理プログラムや「**社会生活力プログラム・マニュアル**」のような社会リハビリテーションプログラムの中に健康管理の項目を取り入れているものなどさまざまなプログラムがある。このようなプログラムを参考に、各医療機関や福祉事業所ごとに創意工夫しながら身体的な健康に関する自己管理プログラムに取り組んでおり、今後はそれらの実践成果を集約していくことが必要であろう。

注）

ネット検索によるデータの取得日は，いずれも 2022 年 6 月 9 日.

(1) 公益社団法人 日本 WHO 協会ウェブサイト.
(2) 厚生労働省ウェブサイト「21 世紀における国民健康づくり運動（健康日本 21）の推進について」平成 12 年 2 月.
(3) リバーマン，R. P. 著／西園昌久総監修／池淵恵美監訳／SST 普及協会訳『精神障害と回復―リバーマンのリハビリテーションマニュアル』星和書店，2011，pp.152–159，p.164，pp.180–183，pp.186–189.
(4) 野中猛『図説精神障害リハビリテーション』中央法規，2003，p.115.
(5) 池淵恵美『こころの回復を支える精神障害リハビリテーション』医学書院，2019，pp.202–204.
(6) 秋元波留夫・冨岡詔子編『新作業療法の源流』三輪書店，1991，p.80.
(7) 三品桂子「健康自己管理ワークブック―希望・選択・参加・リカバリー」花園大学，2015.
(8) 大野裕・中川敦夫監修『SOLUTION for WELLNESS 患者さんのための健康生活食事＆運動ガイド』日本イーライリリー株式会社，2005.

E. 依存症回復プログラム

アルコール・薬物依存症の特徴は、身体的、精神的、社会的に問題があるにもかかわらず、飲む・使うことをやめることができないことである。依存症は「**否認の病**」といわれ、家族や周囲の人を巻き込みながら状況は悪化していく。ここでは、アルコール依存症と薬物依存症の治療プログラムについて説明する。

[1] アルコール依存症の治療プログラム

日本のアルコール依存症治療を振り返ると、1963（昭和 38）年国立療養所久里浜病院（現、国立病院機構久里浜医療センター）において、日本で初めてアルコール依存症専門病棟が設立された。ここでは、アルコール依存症者の自主性を尊重した治療方法である、いわゆる「**久里浜方式**」が行われ、全国の医療機関に普及し、**アルコール依存症リハビリテーションプログラム**（以下、**ARP**）の基礎となった。

また、1981（昭和 56）年小杉クリニック（大阪）が開院し、外来でア

認知行動療法
➡ p.80 第 3 章 1 節 B.

否認の病
アルコールや薬物によって問題があるにもかかわらず、本人はそのことを認めない。否認の仕方はさまざまだが、多かれ少なかれ認めることへの不安や恐怖を抱えている。やめたくてもやめられないという本人の苦しさへの理解が欠かせない。

久里浜方式
原則、開放病棟での治療や治療の三本柱（通院治療、抗酒剤の服用、自助グループの参加）などを実施する。現在は、新久里浜方式と呼ばれる認知行動療法を治療の中心に取り入れた新プログラムが行われている。なお、日本のアルコール依存症者の自助グループには、AA と断酒会がある。共通点は、ミーティングや例会があり、言いっぱなしの聞きっぱなし（参加者は、アルコールに関する自分の体験を話し、他の人の話を聞く）のルールで行う。

アルコール依存症リハビリテーションプログラム
ARP: Alcohol Rehabilitation Program
離脱症状等の治療が終了した後に行われる。ARP の一部を外来にて実施している医療機関もある。

ルコール治療が行われた。通院治療は入院治療と比べて、仕事や家庭等の生活スタイルを変えずに治療を受けることができ、受診しやすいというメリットがある。

アルコール依存症の治療は、入院治療から通院治療へと広がり、アルコール健康障害に関わる専門医療機関は100ヵ所[1]となったが、専門医療機関の整備が進まない自治体もあり、都道府県間での格差が生じている。

アルコール依存症専門医療機関で行われているARPは、アルコール教育、ミーティング、自助グループへの参加のほかに、内観療法や認知行動療法など、医療機関によって差異がある。今回は、代表的なプログラムを説明する。

(1) アルコール教育

講義内容は、「アルコール依存症について」「本人の心理・家族の心理」「飲酒の引き金」「自助グループについて」などがあり、依存症に対する理解や自助グループへの参加の意義[2]などを学習する。

(2) ミーティング

スタッフが、ミーティングの司会などを担当し、グループの運営を行う。ミーティングでは、飲酒に関連する自分の話をし、他者の話を聞く。その際、ここで聞いた内容は外部に漏らさないことや、批評・批判をしないなどのルールがある。

(3) 自助グループへの参加

自助グループ（**AA**や**断酒会**）やリハビリ施設（**MAC**）に参加し、実際に断酒している人の話を聞くことで、断酒することへの動機づけとなる。

ほかに、依存症は家族を巻き込む病であるため、本人だけではなく、家族も依存症への理解が必要である。専門医療機関には、家族のためのプログラムとして、家族教室や家族会、認知行動療法である**CRAFT**などがある。

[2] 薬物依存症の治療プログラム

従来、精神科医療機関における薬物依存症の治療は、強制入院による解毒治療を行った後、**DARC**や**NA**を紹介したり、アルコール依存症の治療プログラムを用いたりするなど、薬物依存症の独自のプログラムはないに等しい状況であった。2006（平成18）年、神奈川県立精神医療センターせりがや病院（現、神奈川県立精神医療センター）にて**SMARPP**（せりがや覚せい剤再乱用防止プログラム）が開発された。このプログラムの開発に携わった松本によると、アメリカのマトリックス研究所のクリニックで開発されたマトリックス・モデルを参考にしており、その理由は、特にコカインや覚せい剤といった中枢刺激薬の依存症を念頭に置いて開発さ

ミーティングのルール
「ここでの話はここだけで」「言いっぱなしの聞きっぱなし」ということが約束されることで、安心して自分のことを話し、自らの体験を振り返ることができる。

AA: Alcoholics Anonymous
アルコホーリクス・アノニマスの略。アルコール依存者の自助グループ。「無名のアルコール依存症たち」と訳され、本名を名乗る必要はない。

断酒会
AAの影響を受け、日本の文化などを取り入れて誕生したアルコール依存者の自助グループ。

MAC: Maryknoll Alcoholic Center
「マック」と読む。アルコール・薬物依存症などのリハビリ施設である。全国マック協議会ウェブサイトによると、全国に18ヵ所（2017〔平成29〕年4月時点）のマック（法人）がある。

CRAFT: Community Reinforcement And Family Training
「クラフト」と読む。依存症者を治療につなげるための家族支援プログラムである。依存症者に対し、直面化ではなく、肯定的なコミュニケーションによって、治療に向かわせる方法である[3]。

DARC: Drug Addiction Rehabilitation Center
「ダルク」と読む。薬物依存からの回復を目指す民間リハビリ施設。

NA: Narcotics Anonymous
ナルコティクス・アノニマスの略。薬物依存者の自助グループ。

SMARPP: Serigaya
Methamphetamine
Relapse Prevention
Program
「スマープ」と読む。
SMARPP は、ワークブ
ックを使用するため、依
存症の専門家でなくても
導入が可能である。その
ため、精神科医療機関だ
けでなく、精神保健福祉
センター、保護観察所、
少年院などにおいても、
SMARPP をベースとし
たプログラムが実施され
ている。

れたものであることと、認知行動療法的志向性をもつワークブックを用い、マニュアルに準拠した治療プログラムであることを挙げている[4]。

　現在、薬物依存症の治療は、SMARPP などのエビデンスに基づいたプログラムが導入され、広がりつつあるが、日本の薬物依存症専門医療機関は 54 ヵ所[5]のみであり、対応可能な治療の場を確保することが喫緊の課題である。

［3］　これまでの依存症治療の問題点

　従来の日本の依存症治療における治療者側の問題点について、成瀬は以下の 8 点を挙げている[6]。①自助グループへの繋ぎが唯一絶対的であった。②治療者側の枠に患者を合わせていた。③治療枠に適応できない患者は排除された。④治療がうまくいかないと原因は患者に帰された。⑤治療者側が提供できる手段は限られていた。⑥患者の動機づけに関係なく一律の治療であった。⑦患者が指示通りに応じないと対決していた。⑧対等な立場というよりは指示的・教示的であった。

　これまでの依存症治療は、断酒・断薬を第一と考え、依存症からの回復には自助グループにつながることが必要といわれてきた。それができない場合、結果的に治療から排除されてしまうことが多くみられた。最終的な目標として、断酒・断薬を目指すことは大切であるが、支援者がそのことにとらわれると、その人なりの回復の歩みを妨げることになりかねない。やめられない人を治療や支援の場から排除しない**ハームリダクション**という考え方が求められる。

　また、自助グループへの参加は依存症からの回復の支えとなるが、参加することを躊躇したり、拒否反応を示したりする人も多い。現在では、自助グループだけが依存症からの回復の手段ではなく、動機づけ面接法やSMARPP などのエビデンスに基づいた治療法が導入されている。

　依存症からの回復に必要なことは、アルコール・薬物の失敗談や、飲みたい、使いたい気持ちを素直に話すことができる場があるかどうかである。たとえば、家族や病院のスタッフには再飲酒・再使用をしたことはいえなくても、話せる仲間がいることで、安心感をもつことができる。あるいは、一人では向き合えない課題も、信頼できるスタッフと一緒であれば向き合うことができる。支援者は、本人がやめられなくても支援の網の目からこぼれないようにすることが重要である。

ハームリダクション
harm reduction
Harm は被害、Reduction
は低減という意味であ
る。アルコールや薬物な
どをやめることができな
い場合、そうした行動に
よって生じるさまざまな
被害を少しでも減少させ
ることが目的である。詳
細は、注 (7) の書籍を参
照。

注）
　　　ネット検索によるデータの取得日は，いずれも 2022 年 6 月 23 日.

(1)　厚生労働省ウェブサイト「第 19 回アルコール健康障害対策関係者会議（資料 2）
　　　第 1 期アルコール健康障害対策推進基本計画（重点課題）の取組状況　アルコー
　　　ル健康障害に係る専門医療機関（一覧）」（都道府県と指定都市の両方に同じ医療
　　　機関名を記載している場合は，1 ヵ所としてカウントしている）.

(2)　自助グループへの参加の意義は，先ゆく仲間の存在に勇気づけられたり，「今日
　　　一日」を仲間とともに乗り越えたりするなど，依存症からの回復を支えるもので
　　　ある．詳しくは，以下の書籍を参照.
　　　長谷川行雄・世良守行編「回復編　第 3 章自助グループとその特徴　第 4 章自助
　　　グループはなぜ有効なのか」『アルコール依存症回復へのアプローチ—地域相談
　　　からはじまる道づくり』万葉舎，2003，pp.208-216.

(3)　詳しくは，以下の書籍を参照.
　　　メイヤーズ，R.，＆ウォルフ，B. 著／松本俊彦・吉田精次監訳／渋谷繭子訳
　　　『CRAFT 依存症者家族のための対応ハンドブック』金剛出版，2013.

(4)　松本俊彦『よくわかる SMARPP—あなたにもできる薬物依存者支援』2016，金
　　　剛出版，pp.8-10.

(5)　厚生労働省ウェブサイト「厚生労働省の薬物依存症対策について　薬物依存症専
　　　門医療機関リスト」（都道府県と指定都市の両方に同じ医療機関名を記載してい
　　　る場合は，1 ヵ所としてカウントしている）.
　　　https://www.moj.go.jp/content/001318670.pdf

(6)　成瀬暢也『薬物依存症の回復支援ハンドブック—援助者，家族，当事者への手引
　　　き』金剛出版，2016，p.46.

(7)　松本俊彦・古藤吾郎・上岡陽江編『ハームリダクションとは何か—薬物問題に対
　　　する、あるひとつの社会的選択』中外医学社，2017.

F. デイ・ケアプログラム

[1] 精神科デイケアの歴史

(1) 世界の歴史

　精神科におけるデイケアの歴史は、隔離収容を中心とした入院治療に替わる濃厚な外来医療の場として、**部分的入院（PHS）**の一つとして発展してきた。主に海外ではデイホスピタル、デイトリートメントなどと称され、医学的治療場面であることが強調されている。今日のデイケアの原型は、**キャメロンとビエラ**によって、それぞれ別々に同じ 1946 年に開始された。

　キャメロンは 1946 年にカナダのモントリオールの精神科病院で**デイホスピタル**を開始し、キャメロン方式（マクギル方式）と呼ばれる形態をつくり上げた。1958 年には、退院患者を対象とした**ポストホスピタル**だけでなく、入院予防のための救急治療設備を有する**プレホスピタルケア**も開始した。デイケアの役割として、ホスピタル機能、ポストホスピタル機能、プレホスピタル機能の 3 つを示し、患者の自発的意志を高め、治療社会的に統合していくことを目指した。

　ビエラは 1946 年に、イギリスのロンドンの社会精神医学研究所でマー

部分的入院
PHS: Partial Hospitali-zation Service

キャメロン
Cameron, Donald Ewen
1901-1967

ビエラ
Bierer, Joshua
1901-1984

ルボロデイホスピタルを開始している。1962 年には、「病院付設ではなく精神病院の機能に代替できるもののみをデイホスピタルとする」と定義し、治療的ソーシャルクラブを有すること、患者中心の運営であることなどを原理として掲げた。デイホスピタルにおけるスタッフや患者相互の集団力動を重視し、すべてのスタッフが臨床面と管理面に関与すること、最も有効な治療手段は「雰囲気」であることなどをビエラは強調した。

その後、1947 年にはアメリカのメニンガー・クリニックに**デイナイトケア**が開設され、1948 年にはエール大学病院にもデイナイトケアが開設されている。イギリスでは、1951 年にブリストル・デイホスピタルが開設され、1952 年にはオックスフォード老年デイホスピタルが開設されている。

欧米では、1980 年代頃より地域精神保健福祉に果たすデイケアの位置づけが低下している[(1)]。また「National Institute for Clinical Excellence のガイドライン」（2003 年、2004 年）では、急性期以外にデイケアの効果が十分に見られないと報告されている。その後は、デイケアに代わってアウトリーチ支援を主体とした**包括型地域生活支援プログラム（ACT）**が発展した。

(2) 日本でのデイケアの展開

日本におけるデイケアの試みは、1953（昭和 28）年に**長坂五朗**（ながさかごろう）らにより、大阪の浅香山病院において始まったとされている。作業センターにおいてソーシャルクラブ的な通所活動が取り組まれ、精神科ソーシャルワーカー（PSW）の採用を契機に、退院患者の有志や外来患者の希望者を対象とした活動が開始された。

1958（昭和 33）年には**加藤正明**（かとうまさあき）らが、千葉県市川市の国立精神衛生研究所でデイケアを実験的に開始している。物置小屋を改造したアトリエと講堂の卓球台を用いて、週 1 日のみの絵画療法もしくはレクリエーション療法、個人面接、家族面接のプログラムを組んだ。約 1 年で人的・経済的理由から中断されたが、その後 1963（昭和 38）年に国立精神衛生研究所デイケアが正式に発足した。週 4 日は成人精神障害者を対象とし、週 2 日は思春期精神薄弱者（知的障害者）を対象とした。プログラムの選択はなく、投薬、個人・集団精神療法、レクリエーション・作業療法、家族面接、家族会が行われた。

さらに、1962（昭和 37）年には**桂アグリ**（かつら）により群馬県の渋川診療所で「ひるま教室」が開始され、1965（昭和 40）年には群馬大学病院でデイケアが試みられ、1967（昭和 42）年には東京・神奈川の精神衛生センターでもデイケアが試みられた。地域で生活する精神障害者の積極的で濃密な外来治療の場として、徐々に関係者に認知された。1974（昭和 49）年

に「精神科デイ・ケアは精神障害者の社会生活機能の回復を目的として行うもの」として、医療保険に診療報酬化された。しかし、職員配置などの施設基準が厳しかったために民間病院で取り組まれることは少なく、一部の国公立病院とわずかな精神科病院以外には開設が広がらず6年後でも開設医療機関は16ヵ所にとどまった。

　精神障害者のリハビリテーションを促進し再入院を抑止する効果があるとして、1980年代以降に診療報酬の増額による経済誘導が政策的に実行されると、徐々にデイケア開設が進められ、飛躍的にその数を伸ばしている。1986（昭和61）年には全国で約80ヵ所ほどであったものが、10年後の1996（平成8）年には約600ヵ所になった。1995（平成7）年、国は「障害者プラン（ノーマライゼーション7か年戦略）」を策定し、医療機関のデイケアについては2002（平成14）年までに1,000ヵ所（5万人をケア）整備することを目標に掲げたが、2000（平成12）年にはほぼ1,000ヵ所の目標は達成された。

　国の精神障害者施策が、長年の精神科病院への隔離収容から、ノーマライゼーションを理念とする地域での生活支援へと転換する中で、社会的入院を是正し、積極的なリハビリテーションを推進する医療施設として、デイケアは位置づけられている。そのスタッフとして、精神保健福祉士が多数配置されている。

［2］精神科デイケアの実際

（1）デイケアの診療報酬施設基準

　診療報酬の施設基準で、デイケアは「**精神科デイ・ケア**」「**精神科ショート・ケア**」「**精神科ナイト・ケア**」「**精神科デイ・ナイト・ケア**」に分けられる。さらに、「**精神科ナイト・ケア**」以外は規模に応じた診療報酬と施設基準が設定されている。また、重度認知症患者を対象とした「**重度認知症患者デイ・ケア**」がある。

　「**精神科デイ・ケア**」は、1974（昭和49）年に診療報酬化された。これは精神障害者の社会生活機能の回復を目的として個々の患者に応じたプログラムにしたがってグループごとに治療するものである。実施される内容の種類にかかわらず、その実施時間は、患者1人当たり1日につき6時間が標準になっている。2010（平成22）年度の診療報酬の改定により「精神科デイ・ケア」（以下、デイケア）は小規模なものが1回590点、大規模なものが1回700点となり、これまでの診療報酬よりやや高く設定されたものの、食事提供加算が廃止された。なお、利用開始1年以内の者については、50点を加算することができるように設定されており、長期化を

抑制する措置が取られている。

「**精神科ショート・ケア**」（以下、ショートケア）は、2006（平成 18）年に診療報酬化された。ショートケアの目的は、デイケアと同様であるが、「精神疾患を有する者の地域への復帰を支援するため」と明記されている。その実施時間は、患者 1 人当たり 1 日につき 3 時間が標準になっている。ショートケアは、デイケアのように長時間、参加することが難しい患者に対して適用されるものであり、1 回につき大規模なものが 330 点、小規模のものが 275 点算定される。デイケアとの重複した算定はできない。

「**精神科ナイト・ケア**」（以下、ナイトケア）は、1986（昭和 61）年に診療報酬化された。ナイトケアの目的は、デイケアと同様であるが、その開始時間は午後 4 時以降とし、実施される内容の種類にかかわらず、実施時間は患者 1 人当たり 1 日につき 4 時間が標準になっている。ナイトケア利用者の中には、日中はアルバイトや就労をしている者も多く、夕食を共にしたり仕事後の息抜きの場になったりしている。1 回につき 540 点が算定される。

デイケアとナイトケアを組み合わせた「**精神科デイ・ナイト・ケア**」（以下、デイナイトケア）は、1994（平成 6）年に診療報酬化され、1 回につき 1,000 点が算定される。デイナイトケアの目的は、デイケアと同様であるが、実施される内容の種類にかかわらず、実施時間は患者 1 人当たり 1 日につき 10 時間が標準になっている。高齢や単身で、生活をしている患者の生活支援を主な目的としている機関が多く、プログラム活動のほか、個別の生活支援サービスが提供されている。

なお、デイケア、ショートケア、ナイトケアおよびデイナイトケアのいずれかを開始してから 1 年を超えると、週 5 日が算定の限度とされている。さらに、週 4 日以上算定する場合には、医師が半年に 1 回以上精神医学的な評価を行うこと、医師を含む多職種が協同して、患者の意向および疾患等に応じた診療計画を作成していることなどの要件が定められている（**表 3-1-5**）。

(2) デイケアの機能と活動プログラム

デイケアが診療報酬化されたのは入院医療中心の時代で、精神病床が増加していた。その後、1990 年代をピークにようやく精神病床が減少に転じた。デイケアは長らく精神障害者の地域定着に大きな役割を果たしてきた。精神科病院におけるデイケアの治療的機能[2] として、①生活場面と治療場面の区分によって治療の場が確保されること、②精神科病院と地域社会との接点となりうること、③家族ぐるみ、地域ぐるみの治療が可能であること、④職業訓練的、前職業訓練的要素をもちうること、⑤集団療法が

表 3-1-5　精神科デイ・ケアの施設基準（職員配置）

	定員	職員配置
小規模 デイケア	30人 以内	精神科医師1人と専従する職員2人 （看護師1人、作業療法士・精神保健福祉士・公認心理師のいずれか1人）
大規模 デイケア	50人 以内	精神科医師1人と専従する職員3人 （作業療法士又はショートケア、デイケアの経験を有する看護師のいずれか1人、看護師1人、公認心理師、精神保健福祉士の1人）
	70人 以内	精神科医師2人と専従する職員4人 （作業療法士又はショートケア、デイケアの経験を有する看護師のいずれか1人、看護師1人、公認心理師、精神保健福祉士の1人。加えていずれか1人）

出典）厚生労働省ウェブサイト「特掲診療料の施設基準及びその届出に関する手続きの取扱いについて（保医発0304第3号）」をもとに筆者作成.

可能であり、対人関係の改善が図られやすいことが挙げられている。また、デイケアの機能[3]を大別すると、①精神障害者一人ひとりの自立を援助すること、②病院と地域の橋渡しをすること、③地域社会を障害者に開かれた場にすることが挙げられる。つまり、デイケアは個別支援だけでなくメンバー同士やスタッフとのさまざまな相互作用を通して、各メンバーの自己実現・自己洞察を進め、個人の変容を促す作用がある。さらに、家族や地域とのかかわりが地域ネットワークの形成や、精神障害者への偏見の除去につながるだろう。具体的な機能をまとめると、次のように要約できる（**表3-1-6**）。

表 3-1-6　デイケアの具体的な機能

1	総合治療機能	薬物療法、心理社会的リハビリテーションなどを統合
2	再発防止機能	再入院を抑止し、症状再燃を防止
3	心理教育機能	心理教育プログラムに基づく疾病教室、家族教室
4	退院促進機能	入院患者のトライアル参加を通した退院支援
5	入院代替機能	入院歴のない者に対するプレホスピタル機能
6	代理家族機能	ナイトケアに通う孤立しがちな単身患者に対する支援
7	就労支援機能	職業リハビリテーション、リワークプログラムなど
8	地域移行機能	より身近な地域の支援機関等への橋渡し
9	教育研修機能	各職種の実習受け入れによる次世代専門職の育成

出典）大山早紀子「精神科デイケア・ナイトケア」古屋龍太編『精神保健福祉の理論と相談援助の展開Ⅰ［第2版］』弘文堂, 2016, p.185.

地域生活中心の時代となり、デイケアに求められる役割が変わってきている。そのため、デイケアのプログラムも多様になってきている。年齢別、疾患別、目的別にプログラムを設定する。年齢別では思春期・青年期・壮年期など、疾患別であれば統合失調症、依存症、発達障害など、目的別では就労、生活機能の維持などである。さらに、対象を限定したリワークプログラムや「重度認知症患者デイ・ケア」などもある（**表3-1-7**）。

表3-1-7　対象別プログラム例

対象者	青年期	壮年期	就労	依存症
プログラム	疾患教育 SST スポーツ 料理教室 自主活動　　等	疾患教育 SST 創作活動 自主活動 栄養教室　　等	オフィスワーク 模擬面接 パソコン 疑似就労 自主活動　　等	ミーティング 疾患講座 SST 自主活動 　　　　　等

［3］精神科デイケアの課題と展望

デイケアは、再入院を抑制し入院中心主義を是正する手段として、保険診療による経済的誘導策を受けて著しくその数を伸ばしてきた。しかし当初の整備目標が達成され、地域生活を支える障害福祉サービス事業所が増加する今日においても、精神病床の大幅な減少には至っていない。いまだに世界の潮流に乗ることができていないのである。

精神科病院から退院した人のうち、社会とのつながりが十分ではない状態の人たちは、社会とのつながりを回復するための治療として、デイケアへの通所が開始され、治療目的が達成されることで終了する。しかし**社会的入院**により長期在院となっていた人は、デイケアの治療目的を達成し、終了となりにくい現状がある。デイケアでの治療が必要とされる限り、継続するべきという考え方もあるが、社会とのつながりを追求し、終了となることが、デイケアが果たすべき役割である。

精神障害者は、国家政策として入院医療中心の時代には、患者として病院に「いる」ことが求められた。やがて、デイケアの診療報酬点数が増加したことにより、退院しても日中はデイケアに「いる」ことが求められた。近年では、福祉事務所からクリニックへの受診誘導により精神障害者の生活費が管理され、本人の意思によらないデイナイトケアの通所がなされたことが報道され、問題となった[4]。つまり今なお、精神障害者はデイケアの場に「いる」ことを強いられている。今一度デイケアは精神障害者が地域生活を継続する、社会参加を目指すための本来のリハビリテーションの

Eクリニック問題
2015（平成27）年7月、東京都内のEクリニックが行き場のない生活保護受給者をデイナイトケアに通院させ、患者の生活を丸ごと管理し囲い込んでいると報道された。国会でも取り上げられ、自立支援医療の運用見直しとデイケアの診療報酬減算化の一因となった（日本精神保健福祉士協会と日本デイケア学会で合同調査がなされた）。

役割を担う必要がある。

　デイケアで働く専門職は、治療を念頭に「ただ、いる、だけ」にかかわることは容易なことではない[5]。これまでのかかわりを点検し、社会とのつながりの回復という治療目的を達成するために専門性が発揮されなければならない。

　精神保健福祉士は、医療と福祉にまたがる資格である。社会福祉学を基盤とする精神保健福祉士は、医療の枠組みに悩み、葛藤することもあるが、メンバーと共に歩むことのできる場がデイケアである[6]。医学的リハビリテーションの側面と捉えつつも、リハビリテーションを統合的に捉えることで社会へとつながるのである。

注)

(1)　Hoge, M. A., Davidson, L., Hill, W. L., Turner, V. E., & Ameli, R. The promise of Partial Hospitalization: A Reassessment. *Hospital and Community Psychiatry*, 43 (4), 1992.
(2)　吉川武彦『精神科のリハビリテーション』医学図書出版, 1973.
(3)　浅野弘毅『精神科デイケアの実践的研究』岩崎学術出版社, 1996, pp.21-24.
(4)　日本デイケア学会ウェブサイト「Eクリニック問題調査委員会最終報告書」.
(5)　東畑開人『居るのはつらいよ―ケアとセラピーについての覚書』医学書院, 2019.
(6)　富澤宏輔「精神科デイケアと精神保健福祉士」金子努・辻井誠人編『精神保健福祉士への道―人権と社会正義の確立を目指して』久美, 2009, pp.165-166.

G. アウトリーチプログラム（ACT・訪問看護等）

[1] アウトリーチプログラムとは

　アウトリーチ（outreach）とは、reach out（支援の手を差し伸べる）やextend（拡張する、差し伸べる）の意味をもつ。ロングマンの辞書では、"when help, advice, or other services are provided for people who would not otherwise get these services easily" とあり、自らサービス等を得ることが容易ではない人に対してサービス等を提供すること、と説明されている。日本では「訪問」を対応して用いることも多い。プログラムとは、特定の課題解決を目指すための一連の活動と説明することができる。

　これらより、精神障害リハビリテーションの**アウトリーチプログラム**は、精神障害のある人の「**全人的復権**」、つまり、「精神障害があってもその人らしい生き方を社会で送る権利の実現」を目指す支援を、通所や通院などでは必要なサービスを十分に享受できない人たちに対して、支援対象者の生活場面に出向いて行う一連の活動ということができる。そこでは当然ながら、**リカバリーやエンパワメント**の理念が重要になる。

アウトリーチによる活動はさまざまなものがあるが、医師による往診や訪問看護は、病状や服薬状況などのモニタリングと管理が主な位置づけであり、地域生活の継続が困難な状況になった場合に入院へつなげるものが多い。相談援助の導入では、ケース発見のためにアウトリーチが用いられる。これらは、本項のアウトリーチプログラムの一部となりうるが、必ずしも同一ではない。

本テキストでは「医学的リハビリテーション」の節にアウトリーチプログラムが位置付けられている。確かに、身体状況に働きかけて症状の安定を図ることで、本人が希望する地域社会生活を送ろうとする過程を支援することはある。しかし、アウトリーチプログラムは、身体状況にのみ働きかけるわけではない。ここでのアウトリーチプログラムは、各種のリハビリテーションを展開する際に用いられる方法ということもできる。

[2] アウトリーチプログラムの意義と必要性

(1) 精神障害の障害特性の視点から

精神障害の**障害特性**には、疾病と障害の併存、疾患や障害の認知と受容の困難性、獲得した技能を一般化することの困難性などが挙げられる。

本人が疾患や障害を否認している、あるいは受容していない場合、本人が来るのを待つ姿勢では、サービス利用につながらなかったり、中断したりしてしまう可能性が高い。もちろん、本人が否認していたり受容していなかったりする場合には、支援者が出向いても、本人の主体的なリハビリテーションへの参加には困難を伴うことはあり、状況に応じたかかわりの工夫が求められる。しかし、そのかかわりの工夫も、本人とのコンタクトにおいてなされるものであるから、支援者が足を運ぶことが重要となる。

人が地域社会で生活するうえでは、さまざまな手続きや対応を必要とする。たとえば、障害年金や生活保護などの所得保障に関する手続き、公共料金の支払いに関することなどがある。これらは些細なことかもしれないが、本人にとっては頭を悩ませることがあり、うまくできなかったことにより、経済的な困難に陥り生活が乱れたり、基本的な生活における困難につながったりする場合もある。そして、生活面における困難が、症状に影響を及ぼすことがある（**疾病と障害の併存**）。この例では、その手続き場面に同行し、必要に応じてその場でサポートすることが有効かもしれない。

精神障害のある人は、施設内で獲得した技能を実際の生活環境でうまく活かせないことがある。**アンソニー**らによる**精神科リハビリテーションの基本原則**の一つに「当事者にとっての精神科リハビリテーションのメリットは、必要とする環境における行動が改善されること」とある。たとえば

アンソニー
Anthony, William A.

104

病院という環境で単に会話スキルを高めるよう働きかけるだけではなく、職場など、その会話が必要とされる環境で要求されること（demand）も考慮して行うことが求められる。ここで支援者が、その環境で要求されることをアウトリーチによって直接知っていることは有益となるだろう。

（2）ストレングスモデルの視点から

ラップとゴスチャによるストレングスモデルのケースマネジメントは、人々の回復、改善、生活の質を変えることを支援することを目的とし、環境と個人両面にわたる幅広い資源を探り出し、確保し、支える実践である[1]。ストレングスモデルの6原則の1つに、「地域を資源のオアシスとして捉える」とある。ストレングスモデルは、個人のストレングスだけではなく、環境（資源）のストレングスにも留意するが、そこでは精神保健サービスではなく、既存の一般的にある資源を強調すべきとされる。ケースマネジメントは、支援を必要としている人のニーズに合わせて計画が組み立てられるが、その際、その人が活用できる資源は、精神保健サービスの範囲よりも、既存の一般的な地域資源のほうがはるかに多いためである。また、リカバリーは精神保健サービスの外で起きるという考え方による。

さて、その豊富な社会資源はどのように探し出せばよいだろうか。今はインターネットで調べれば、足で探し回る（アウトリーチ）よりも、はるかに多くの情報を得られるだろう。ここで、もう1つの原則「われわれの仕事の主要な場所は地域である」に注目する。支援者が自分の職場に座っていては、アセスメントと働きかけの豊富な機会を逃がすことが多いという意味である。その理由を、①「精神保健プログラムの中での精神障害当事者の行動は、多くの場合、他の場面での行動とは異なっていること」、②「利用できる資源についての当事者の知覚は、単に知覚にすぎず、利用可能な潜在的資源に気づいている者はわずかしかいない」と挙げている。これを、Aさん（統合失調症、30歳、女性）の例を挙げて考えてみる。

今、支援者のあなたは、Aさんの障害年金受給の手続きに同行している。街を歩いている途中で、Aさんがある喫茶店の店頭に貼られたアルバイト募集の紙に目をとめていることに気が付いた。Aさんにどうしたのか問うと、この喫茶店でのアルバイトに興味があるという。Aさんが喫茶店のアルバイトに関心があるということは、面接室でのAさんとのやり取りでは出てこなかった。Aさんは、今の状態で働くことは難しいので、デイケアに通いながら体調を整えるのことを優先しようと考えていたとのことだった。しかし、喫茶店の前を通りかかったときに、その店の温かそうな雰囲気と、そこで働く同年代の女性店員の笑顔が目に入り、気になった。そこにアルバイト募集の紙が目に入ったということだった。

ラップ
Rapp, Charles Anthony

ゴスチャ
Goscha, Richard J.

支援者のあなたは、その場に A さんと一緒に「地域」にいなければ、そして A さんのそこでの反応に注意を払っていなければ、A さんにとって資源となるかもしれない「その喫茶店」を探し出すことは困難であっただろう。同様に、多くの情報が出てくるインターネットで情報を見ていたとしても、A さん自身も、その資源に出会うことはなかったかもしれない。

以上からわかるように、精神障害リハビリテーションにおけるアウトリーチプログラムは、単にケースを発見したり、医療サービスにつなげる／つながり続けるためであったり、地域生活を管理するために行うものではない。むしろ、そうあってはならない。目指すのは、精神障害のある人の全人的復権、リカバリーとエンパワメントであり、そのために、ストレングスモデルに基づいて、その人の生活環境に出向いてかかわるものである。

[3] アウトリーチプログラムの対象と種類

ここまでを眺めてくると、すべての精神障害のある人に対してアウトリーチプログラムが実践できるとよいと思われるかもしれない。しかし実際には、アウトリーチプログラムが必要な人に限定して行うものが多い。

これにはいくつか理由がある。1つは、アウトリーチプログラムは、対象者の生活圏に支援者が入っていくためである。精神障害のある人は「生活者」である。あなたの生活に、第三者が入ってくることを想像してみてほしい。あなたのプライバシーが狭められるかもしれない。もう1つは、サービスの資源は有限なためである。ケアマネジメントは、対象者のニーズに応じて、必要なケアを最も有効な形で効率的にマネジメントすることが求められる。それゆえニーズアセスメントは重要で、有限な資源の配分の優先度も考慮される必要がある。

なお、この対象限定は、精神障害リハビリテーションにおける「アウトリーチプログラム」について言及している。アセスメントのために家などを訪問する場合や、あるプログラムの一部として訪問を取り入れている場合など、一時的な訪問活動の対象は、もう少し広く設定されるだろう。

日本では、アウトリーチプログラムとして位置づく制度・サービスは限られる。しかし、アウトリーチプログラムを展開するために現行の制度・サービスを活用して日本で展開しようとしているものがある。

これらを踏まえて、以下では、代表的なアウトリーチプログラムまたは制度・サービスを紹介する。

包括型地域生活支援プログラム
グラム
ACT: Assertive Community Treatment

(1) 包括型地域生活支援プログラム（ACT）

ACT（Assertive Community Treatment）は、直訳すると「積極的地域処遇」となり、支援者が積極的に地域に出向いて処遇（支援）を提供す

ることを意味する。日本では、「包括型地域生活支援プログラム」の名称で紹介される。従来の精神保健医療福祉システムでは入院を余儀なくされたり、頻回に入院を繰り返したりする重い精神障害のある人を対象に、多職種で構成されるチームが、低い**ケースロード**で（スタッフ：利用者比は1：10）、24時間365日、医療・保健・福祉にわたる支援をアウトリーチによって提供する、最も包括的で集中的な**ケアマネジメント**の一類型である。利用期限はあらかじめ設定されず、対象者のニーズがある限りサービスは提供される。

ケースロード
スタッフ一人当たりが担当する利用者の人数。

1950年代後半からアメリカで**脱施設化**、精神科病床の削減が進み、それまで入院していた重い精神障害のある人たちも多くが退院した。しかし、退院後に頻回に再発・再入院を繰り返したり（**回転ドア現象**）、医療等の支援につながらずホームレスとなっている者がいる実態が明らかになった。この課題を克服するため試みられたものが、ACTの原型となるウィスコンシン州マディソン市の**PACTモデル**である。PACTはその後、さまざまな地域で行われるなかで現在のACTへと発展した。ACTは従来のケアマネジメントと比べて、入院期間の短縮や地域生活の安定、利用者の満足度の高さについて明らかな効果が報告されている。

PACTモデル
Program of Assertive
Community Treatment
「パクト」と読む。

日本では1990年代から紹介され、2002（平成14）年より日本でのACT導入に向けた研究事業が開始された。また、この頃よりACTを目指した実践が、制度面の限界はありながらも、全国で少しずつ展開されてきている。

①ACTにおける支援者の構成と役割

ACTでは、精神科医、看護師、作業療法士、精神保健福祉士、臨床心理技術者、就労支援専門家などのさまざまな専門職がチームで支援を提供する。各職種には、その専門性を支援に活かす「スペシャリスト」としてのケースマネジャーの役割に加え、利用者が希望する地域生活を実現できるよう、医療・保健・福祉の多岐に渡るニーズに対応する「ジェネラリスト」としてのケースマネジャーの役割も求められる。こうしたチームは**超職種チーム**と呼ばれる。そして、支援チームでは利用者のリカバリーを応援すること、ストレングスモデルに基づく支援を展開することが共有される。

ACT導入に向けた研究事業
国立精神・神経センター（当時・千葉県市川市）の研究事業として日本における本格的なACT導入が試みられ、ACT利用前よりも入院日数が減少するなどの効果が得られている。

ACTでは、精神障害のある当事者のスタッフ（**コンシューマー・スタッフ**）も超職種チームの一員に含めることが求められている。その役割は、基本的にはほかのチームスタッフと変わらない。

②ACTを実施する場所

日本では、ACTあるいはそれに準じたアウトリーチプログラムは、多

超職種チーム
transdisciplinary team
従来の多職種チーム（multidisciplinary team）に似ているが、多職種チームは多くの専門家で構成され、各職種の役割は固定化されている。超職種チームは、利用者のニーズに対して、各職種が専門性を超えた立場で協働してかかわる。

様な主体によって実施されている。精神科クリニック、精神科訪問看護ステーション、精神科医療機関、精神保健福祉センターなどが単体で行っている場合と、精神科クリニックと精神科訪問看護ステーションを組み合わせて ACT の実践を行っているところなどもある。ACT は本来、常勤・専従の精神科医や看護師がチームメンバーに必要であるが、現在の日本の制度・サービスには ACT が位置づいていないため、これらの機関で実施されることが多くなる。なお、**脱施設化**のもとで誕生し、リカバリーを志向する ACT の位置づけ上、本来の ACT は、医療機関とは異なる敷地にオフィスを構え、医療機関とは独立して行われることが求められている。

(2) 精神科訪問看護・指導

1986（昭和 61）年より精神科領域で訪問看護が診療報酬に位置付けられた（**精神科訪問看護・指導料**）。精神科訪問看護・指導は、医師の指示に基づいて、精神科を標榜する保険医療機関から看護師、作業療法士、精神保健福祉士などが患家などを訪問して、当事者やその家族に個別に看護・療養上の指導や社会復帰に関する指導などを行う。週 3 回（退院 3 ヵ月以内は週 5 回）まで、複数の職種の支援者が訪問で支援を行うことができる。

訪問看護は病状や服薬の状況などのモニタリングを主な位置づけとしているものが多い。全人的復権やリカバリーを、かかわる支援者の共通の理念として実践を展開することで、精神障害リハビリテーションにおけるアウトリーチプログラムの重要な担い手となることが期待される。

(3) その他の関連制度・サービス

本項では「アウトリーチプログラム」を取り上げたが、一時的または部分的にアウトリーチに対応した制度・サービスもある。たとえば、精神科医療機関が行う保険診療には、**精神科退院前訪問指導、精神科在宅患者支援管理料**がある。2017（平成 29）年に開始された、**精神障害にも対応した地域包括ケアシステム構築推進事業**では、事業内容の一つに「アウトリーチ支援に係る事業」が位置付けられた。この事業は、通院・通所によるサービスのみではニーズが必ずしも満たされない人たちに対して、医療・保健・福祉にわたる包括的な支援をアウトリーチによって提供することで、できるだけ入院を防ぎ地域社会生活の継続を可能にしようとするもので、各地域で展開される方向に動いてきている。

[4] アウトリーチプログラムに精神保健福祉士がかかわる意義

「**多職種アウトリーチチームによる支援のガイドライン**」[2]では、多職種アウトリーチチームを「精神障害をもちながら地域生活を続ける人々に対

して、暮らしの応援となる支援を訪問によって行うチーム」と定義している。また、その使命を「精神障害のために、通院や通所もままならず、自宅にひきこもって社会的に孤立しているような状態にある人々に、訪問活動（アウトリーチ）により、生活支援、医療支援などを含む、包括的な支援を提供すること」としている。「暮らしの応援」のために、アウトリーチにより包括的な支援を行うという視点が重要となる。

　精神保健福祉士は、さまざまな職種のなかでも、リカバリーを志向して生活支援（暮らしの応援）を中心となって行う専門職といえる。アウトリーチによる支援は、ともすれば管理型（医療・問題中心の）支援を、相手の生活圏にもち込む危険性を孕む。その意味で、精神保健福祉士は精神障害リハビリテーションにおけるアウトリーチプログラムで、リカバリーの理念をチーム内で共有する際の要となることが期待される。

注)

(1) ラップ，C. A., &ゴスチャ，R. J. 著／田中英樹監訳『ストレングスモデル—精神障害者のためのケースマネジメント（第2版）』金剛出版，2008.
(2) 伊藤順一郎編・監修『研究から見えてきた、医療機関を中心とした多職種アウトリーチチームによる支援のガイドライン』独立行政法人国立精神・神経医療研究センター精神保健研究所社会復帰研究部，2015.

H. 実施機関

　医学的リハビリテーションの実施機関は、精神科病院、精神科診療所などの医療機関や、精神保健福祉センターなどの行政機関である。

[1] 精神科病院、精神科診療所などの医療機関

　医療機関における医学的リハビリテーションは、その多くが診療報酬に位置づけられている。

(1) 精神科病院

　医学的リハビリテーションのプログラムが、入院、外来ともに実施されているのが特徴的である。精神病床を有する病院は、全国で1,554ヵ所（2021〔令和3〕年現在）あり、そのうち約6割が精神病床のみを有する病院である。精神病床数は約31万床、入院患者数は27.5万人で減少しており、病床利用率も低下している。入院患者には早期リハビリテーションなど回復状態に応じたリハビリテーションプログラムが展開される。また、外来患者にはデイケアなどの**通所リハビリテーション**や、**訪問看護**などのアウトリーチによるリハビリテーションが積極的に行われている。

(2) 精神科診療所

　診療所は、入院施設を有しないもの、または19床以下の入院施設を有するもので外来診療を中心に行っている。精神科を標榜する診療所は7,223ヵ所（全体の約7％）、心療内科を標榜する診療所は5,063ヵ所（全体の約5％）となっている（重複あり。2020〔令和2〕年現在）。精神科病院に比べ交通の便が良い都市部への設置が進んでいる。**診療所デイケア**が診療報酬化されてからは、実施施設数が増加した。さらに、地域精神医療の最前線として、往診に加え訪問看護に取り組むところも増えている。このように諸機能をもつ診療所は、**多機能型精神科診療所**と呼ばれている。

(3) 訪問看護ステーション

　訪問看護ステーションは、主治医が交付した**訪問看護指示書**に基づき、患者宅を訪問して看護および支援を行うものである。日常生活の維持、生活技能の獲得・拡大、対人関係の維持・構築、家族関係の調整、精神症状の悪化や増悪を防ぐ、身体症状の発症や進行を防ぐ、社会資源の活用などの役割が挙げられる。診療報酬改定により、訪問看護によるきめ細やかな対応が可能になってきている。事業所の増加により、アウトリーチによるリハビリテーションの拡大が期待される。

［2］精神保健福祉センターなどの行政機関

(1) 精神保健福祉センター

　1965（昭和40）年の精神衛生法改正において、保健所に対する技術指導などを行う技術的中核機関として**精神衛生センター**が設置された。現在は**精神保健福祉センター**として**精神保健福祉法**6条に規定され、都道府県と政令指定都市には必ず設置することになっている。全国で69ヵ所（都道府県が49、政令指定都市が20）設置されている。主な業務は、企画立案、技術指導および技術援助、人材育成、普及啓発、調査研究、**精神保健福祉相談**、組織育成、**精神医療審査会**の審査に関する事務、**自立支援医療（精神通院医療）**および**精神障害者保健福祉手帳**の判定業務が定められている。職員の配置は、医師（精神科診療経験を有する者）、精神保健福祉士、臨床心理技術者、保健師、看護師、作業療法士などとされている。診療機能や、デイケア、**障害者総合支援法**に規定する障害福祉サービス等のリハビリテーション機能をもつことが望ましいとされている。

(2) 保健所

　1965（昭和40）年の精神衛生法改正において、**保健所**は地域における精神保健福祉行政の第一線機関として位置づけられた。保健師や福祉専門職を配置し、精神障害のある家庭への訪問活動やデイケアを行い、地域精

精神保健福祉法
正式名称は、「精神保健及び精神障害者福祉に関する法律」。

障害者総合支援法
正式名称は、「障害者の日常生活及び社会生活を総合的に支援するための法律」。

神保健福祉活動の中心的役割を果たしてきた。精神保健に関する主な業務と役割は、企画調整、普及啓発、研修、組織育成、相談、訪問指導、社会復帰および自立と社会参加への支援、入院および通院医療関係事務、市町村への協力および連携など、地域住民の精神的健康の保持増進を図るための諸活動を実施することとされている。設置主体は都道府県、指定都市、中核市、その他政令市、特別区で、設置数は 2022（令和 4）年現在、全国468 ヵ所（都道府県：352、指定都市：26、中核市：62、その他政令市：5、特別区 23）となっている。

（3）市町村

　2006（平成 18）年の**障害者自立支援法**施行により、精神保健に関する業務については市町村が相談支援事業を行うこととなった。主な業務として、企画調整、普及啓発、相談指導、社会復帰および自立と社会参加への支援（**障害福祉サービス提供体制**の構築および利用調整、**精神障害者保健福祉手帳**関係事務など）、入院および**自立支援医療費**（**精神通院医療**）関係事務などを行うこととされている。職員の配置については、相談支援従事者養成研修を受講した者が望ましいとされ、精神保健福祉相談員の積極的な配置も必要である。リハビリテーションを含む精神保健医療福祉に関する身近な相談機関としての役割を果たしている。

2. 職業的リハビリテーションプログラム

　精神障害のある人にとって職業リハビリテーションを行うことは何を意味するのか？野中（1998）は働くことで得られるものを①身体的側面、②心理的側面、③社会的側面の3つの側面に分けて指摘している。

　身体的側面は、働くことによる適度な活動は、エネルギーの発散が脳機能も含めた全身で生じる生命活動であるとし、そこから日常生活にリズムが生まれ身体的な調整と体力の増強が見込まれる。

　心理的側面は、活動することに加えそこで生産物が生まれることで満足感が生じ、賞賛されることでさらに満足感が高まり、自分の存在意義や役割を自覚し生きる希望が生まれる。

　社会的側面は、生産活動が社会で認められその対価として収入が得られる、加えて社会の中で自分の位置づけが確認され貴重な人間関係ができ、社会的な人格形成に至る[1]。

　このように働くことは、生物・心理・社会的にさまざまな意味をもつことになり、それは精神保健福祉士が提供する精神科リハビリテーション「**生物−心理−社会モデル**」（表3-2-1）とも合致する有効なかかわりといえる。特に社会から孤立しがちな精神障害者にとっては、自尊心や人間関係の回復、社会とのつながりなど全人的な復権に直接アプローチする大切

表3-2-1　**精神障害のある人の精神科リハビリテーション支援モデル**

モデル	医学モデル	生物−心理−社会モデル	生活モデル
対象	疾患	障害	生活ニーズ
目的	治癒	適応	自立・統合
中心価値	生命	社会生活力	共生
中心技術	治療	訓練	支援
利用者	患者	障害者	生活者
プロセス	直線モデル （検査→診断→ 治療→管理）	循環モデル （障害の構造理解）	交互作用モデル （個人⇔環境）
チーム アプローチ	医師主導型 医療専門職中心	多分野専門職主導型 利用者中心	利用者・ボランティア 専門職協働型

出典）田中英樹『精神障害者の地域生活支援―統合的生活モデルとコミュニティソーシャルワーク』中央法規出版，2001．p.4．

な営みであり、精神保健福祉士としてその支援を行うということは、その人らしいリカバリーに向き合い共に歩むことを意味する。

松為は、「たとえ障害があっても働くことは有意義なこと、むしろ、障害があるがゆえに、働くことの意義は障害がない人よりもさらに深いと言える。そうしたこともあり、障害のある人が通常の職場で働く機会を得るための支援方策がますます重視される」と述べている[2]。

A. 職業リハビリテーションの定義

国際労働機関（ILO）は 1983 年に障害者の職業リハビリテーション及び雇用に関する条約（159 号）と勧告（168 号）を採択し、職業リハビリテーションはすべての種類の障害者について適用することとしている。また職業リハビリテーションの目的を、就職だけでなく、その後の雇用継続・向上を図り、社会への統合を実現することであるとした。

この条約では職業リハビリテーションの定義として、その第 1 条で「職業リハビリテーションの目的は、障害者が適当な雇用（employment）に就き、これを継続し、かつ、その職業において向上することを可能にすること、並びに、それにより障害者の社会への統合をまたは再統合を促進することにある」としている。

日本では 1987（昭和 62）年に改正した**障害者雇用促進法**の 2 条 7 号で、職業リハビリテーションを「障害者に対して職業指導、職業訓練、職業紹介その他この法律に定める措置を講じ、その職業生活における自立を図ることをいう」と定義している。

しかしながら、この定義にはリハビリテーションや障害の構造に含まれる概念、およびリカバリー思想が十分に反映されておらず、ILO の定義にある障害者の社会への統合または再統合の促進の概念が内包されていないため、松為は「生物・心理・社会的な障害のある人が、主体的に選択した仕事役割の継続を通して生活の質が向上するように、発達過程の全体を通して多面的に支援し、それにより社会への統合または再統合を促進する総合的な活動」と新たな定義を提唱している[2]。

B. 就労準備プログラム

就労準備プログラムは障害者の就労支援を行う際のベーシックな手法とされ、一般的には**職業評価**で不足している部分を明らかにし、職業準備訓練もしくは職業訓練によって一定水準まで能力を高めた後で職業紹介を通

国際労働機関
ILO: The International Labour Organization
国際労働基準の制定を通して世界の労働者の労働条件と生活水準の改善を目的とする、国際連合の専門機関。本部はスイスのジュネーヴ。加盟国は 187 ヵ国（2016）。

障害者雇用促進法
正式名称は、「障害者の雇用の促進等に関する法律」。障害者の職業生活において自立することを促進するための措置を総合的に講じ、もつて障害者の職業の安定を図ることを目的として 1960（昭和 35）年に公布・施行した「身体障害者雇用促進法」を 1987（昭和 62）年に改正した。

図 3-2-1　就業支援の各プロセスにおける支援メニュー

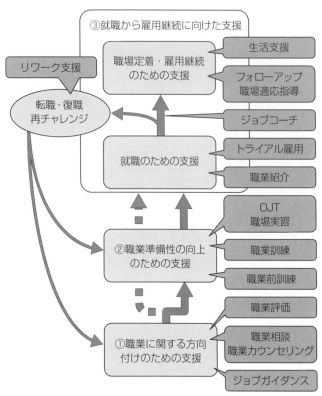

出典）『令和3年度版　就業支援ハンドブック』独立行政法人　高齢・障害・求職者雇
用支援機構　障害者職業総合センター職業リハビリテーション部，2021，p.4.

職業準備性
「個人の側に職業生活を
始める（再開も含む）た
めに必要な条件が用意さ
れている状態」をいう。

職業訓練
vocational training

して就職につなげるプログラムである。**職業準備性**の向上のための支援に
は、職業に必要な技能や知識を習得する訓練である**職業能力開発（職業訓
練）**と、職業に向けての準備性を高めるための訓練である**職業前訓練**とが
ある（**図 3-2-1**）。

　ストレスに対して脆弱性をもつとされる精神障害者にとっては、施設・
機関で職業準備性を高めるさまざまなプログラムを行うことで、就労先で
起こりうるさまざまなストレスを想定しそれに対する耐性を育む。毎朝遅
刻せずに出勤すること、適性検査、職業技能訓練、職場マナーの習得、履
歴書の書き方、体調が悪いときの連絡方法、病状への対処方法、アフター
5の過ごし方（余暇支援）など就労に向けた事前準備を行う。これを十分
に行うことで、就職への不安を軽減させるとともに、自己効力感が高まる。
特に精神障害者にとって自尊感情の回復は就労意欲のみならず病状の回復
とも密接な関係性があり、就労準備プログラム内で自己の心情を見つめ直

コーピング
coping
ストレスに対処するため
にとる行動のこと。

し、職業適性を再考し、**コーピング技術**を高めることは有効とされている。
これに加えストレングス視点を導入した就労準備プログラムはより効果を

もたらすはずである。

　日本型の就労準備プログラムで代表的なものは、地域障害者職業センターの職業準備支援、医療機関における作業療法の一貫としての訓練、現行の**障害者総合支援法**における**就労継続支援A型（雇用型）・B型（非雇用型）事業所**、**就労移行支援事業所**での活動が挙げられ、職業準備性の向上を目的とする支援は、広く**職業前訓練**として位置付けられる。

　就労継続支援A型（雇用型）・B型（非雇用型）事業所、就労移行支援事業所は、日本においては法外施設である「障害者共同作業所」にそのルーツをもつ。居場所機能、地域拠点、就労支援、就業の場など多様な機能をもっていたため**福祉的就労**ともいわれる。障害者自立支援法（2005）の制定を機に機能は分化・整理され、より就労に特化された特徴をもつようになった。多くの事業所では事業所内外で作業活動を行い、工賃が支給されることで対価を得る。しかしながら、**就労継続支援A型事業所**以外は最低賃金を保証されず、自立した生活を送るためには工賃以外の収入（障害者年金等）を必要とする。このような状況の中、各事業所ではさまざまな工夫を凝らしながら就労準備プログラムを展開している。特に**就労継続支援B型事業所**は就労準備のために利用している層と無理なく働ける場として利用している層が混在しており、工賃アップと就労準備プログラムとの両立がどこまで機能するのか、事業所運営の難しさが指摘されている。

　また職業前訓練を行う事業所・機関での長期間の活動は「**施設内適応**」を助長し、職業準備性の獲得には至らないケースも散見される。事業所・機関内での作業を難なくこなし、リーダー的な役割を担っている利用者が必ずしも一般就労や障害者雇用に結びつくとは限らない。漫然と訓練を繰り返しているだけでは効果が上がらないどころか、職業準備性を高めたとしても雇用に至らなければ再び自尊心を喪失させることになりかねない。

　就労準備プログラムは構造的に本人主導ではなく支援者（専門職）主導となるため、「就労できる・できない」の判断は支援者に委ねられることになる。「これができていない人は就職できません。」「こんなことでは社会では通用しません。」というような指導が重なれば、本人の「社会に出て働きたい」という希望が、いつしか「施設・機関職員から選ばれる人になりたい」と歪曲されてしまうことが懸念される。

　よって事業所内での就労準備プログラムは施設内外での作業に留まらず、科学的根拠があるとされるプログラム（**EBPプログラム**）等を併用し、十分なトレーニングを受けた専門職が実施することが望まれる。

　対人関係スキルにおいては**SST**、アサーショントレーニングなど、病気や障害との付き合い方に関しては**IMR（疾病管理とリカバリー）**など

障害者総合支援法
正式名称は、「障害者の日常生活及び社会生活を総合的に支援するための法律」。

福祉的就労
雇用が困難な場合や雇用への準備段階としての働く場。雇用と福祉的就労の相互移行が円滑に行われることで障害のある人の働き方は大きく変わる。

EBP: Evidence-Based Practice
「さまざまな方法で検証された科学的根拠に基づく実践」のこと。

SST: Social Skills Training
SST普及協会では、「社会生活スキルトレーニング」の和語を用いることを提唱している。精神科領域では「社会生活技能訓練」とも呼ばれてきた。
➡ p.128 第3章3節 A.

IMR：Illness Management and Recovery
疾病管理とリカバリー

の心理教育プログラム、また日常生活を元気に過ごすためのツールとして**WRAP**（元気回復行動プラン）などは職業準備性を高める就労準備プログラムとしても有効であろう。

C. 援助付き雇用プログラム

　援助付き雇用プログラムは**プレイス-トレイン**（place-then-train）モデルともいわれ、本人の意欲や希望を尊重して就職を優先させる方法である。前述の就労準備プログラムを行う職業準備性モデルは**トレイン-プレイス**（train-then-place）モデルといわれる。1980年初頭に発達障害分野で活躍していた**ウェーマン**らが職業リハビリテーションにおける「プレイス-トレイン」のアプローチとして初めて述べ、その後精神保健分野でもすぐに採用された。

　援助付き雇用プログラムでは**ジョブコーチ**（職場適応援助者）と呼ばれる専門職員が就職前から就職後の職場適応に至るまで一貫した支援を行う（図3-2-2）。ジョブコーチは一般事業所に就労している障害者の職業生活や仕事内容への適応について、職場へ赴き直接援助を行う。また人間関係を含む職場環境の調整や仕事内容の指導方法について事業所に直接提案・助言する間接支援も職務とする。

　日本では、2002（平成14）年の障害者雇用促進法の改正で「職場適応援助者（ジョブコーチ）支援事業」が開始され、2005（平成17）年度の改正を経て現在に至る。ジョブコーチには次の3種類がある。

①**配置型**：地域障害者職業センターに配置されている。訪問型や企業在籍型のジョブコーチと連携して支援する場合もある。

②**訪問型**：障害者の就労支援を行う社会福祉法人等に雇用されている。

③**企業在籍型**：障害者を雇用する企業に配置されている。

　援助付き雇用モデルは基本的には施設・機関内での就労準備プログラムは行わない。障害者本人の就労意欲や障害特性、職業適性などのアセスメントを行ったのち、職場開拓を行い実際の職場で実習を開始する。その際、ジョブコーチによる職場内でのさまざまなアセスメント、職場適応に向けた環境調整を同時に開始する。職場実習が終わり事業所と障害者本人の合意が形成されると雇用契約を結ぶ。ジョブコーチは雇用契約が結ばれた後も**フェイディング**に向けて、**ナチュラルサポート**体制を構築し他の従業員が障害のある人のへの支援を深めていくことに焦点をあてる。

　援助付き雇用は、これまで就労継続が難しいとされていた重度の障害がある人を支援の対象とする。フルタイム、パートタイムを問わず雇用契約

WRAP: Wellness Recovery Action Plan 元気回復行動プラン

プレイス-トレイン（place-then-train）モデル
施設・機関内で就労準備プログラムを実施せず、職場開拓した事業所内でジョブコーチと共に職場定着まで行うモデル。

ウェーマン
Wehman, Paul

フェイディング
支援の補助を外す作業。ジョブコーチが徐々に職場から離れ、障害のある人が自立して他の従業員と共に働ける環境を構築する。

ナチュラルサポート
専門職の支援ではなく、職場に在籍する従業員相互のサポート体制。ジョブコーチは支援の終結を見据えて、障害のある人が職場（社会）に包摂されるためには欠かせない環境づくりを行う。

図 3-2-2 『ジョブコーチによる支援の過程』

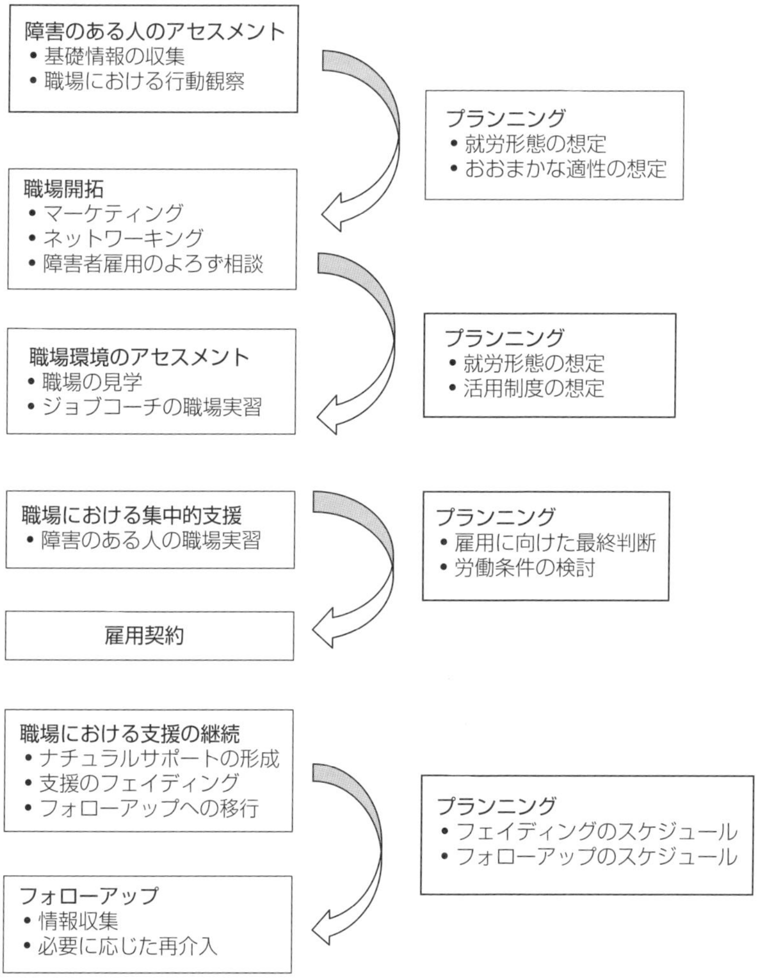

障害のある人のアセスメント
- 基礎情報の収集
- 職場における行動観察

プランニング
- 就労形態の想定
- おおまかな適性の想定

職場開拓
- マーケティング
- ネットワーキング
- 障害者雇用のよろず相談

プランニング
- 就労形態の想定
- 活用制度の想定

職場環境のアセスメント
- 職場の見学
- ジョブコーチの職場実習

プランニング
- 雇用に向けた最終判断
- 労働条件の検討

職場における集中的支援
- 障害のある人の職場実習

雇用契約

職場における支援の継続
- ナチュラルサポートの形成
- 支援のフェイディング
- フォローアップへの移行

プランニング
- フェイディングのスケジュール
- フォローアップのスケジュール

フォローアップ
- 情報収集
- 必要に応じた再介入

出典）小川浩『重度障害者の就労支援のためのジョブコーチ入門』エンパワーメント研究所，2001．より一部改訂．

に基づく仕事に従事することを条件とし、障害のない従業員と日常的に接することのできる社会的に統合された職場環境にあって、就職後の雇用期間中も継続的な支援を受けることができるため、ILO が示す職業リハビリテーションの定義と合致する国際標準の就労支援モデルである。

　アンソニーやリバーマン、ラップらは、精神障害をもつ人たちの内的なストレングスと学習能力を重視する介入法を作り出し、環境的に最適な場所を見出すことを強調した。これは隔離されあるいは施設化された環境から、統合されノーマライズされた地域環境に焦点を移すことによって、リカバリーを促進できることを指す。**リカバリー**、**地域統合**、**ストレングス**という既存の理論の多くは、援助付き雇用の現在の認識に方向性を与えて

アンソニー
Anthony, William A.
リカバリー理論の研究者。医学博士、ボストン大学精神医学リハビリテーションセンター長。

リバーマン
Liberman, Robert Paul
1937-2021
SST（Social Skills Training）の創始者。カリフォルニア大学ロサンゼルス校の医学部精神科教授。

ラップ
Rapp, Charles Anthony
ストレングスモデルの提唱者。カンザス大学教授。

117

いる[3]。

D. IPS モデル

IPS: Individual
Placement and Support

IPS モデル（以下、IPS と略す）は、「個別就労支援プログラム」、または「IPS 援助付き雇用プログラム」と呼ばれる科学的根拠（エビデンス）に基づく就労支援プログラムである。

IPS は援助付き雇用モデルをヒントにしている。リハビリテーションの専門家である**ベッカー**と臨床サービス研究者である**ドレイク**は 1980 年代後半に援助付き雇用を取り入れたが、クライエントと支援者の間でしばしば相反するアドバイスを受けることがあったため、**共同的経験主義**の方法を用いて 1990 年代初頭に IPS を開発した。

ベッカー
Becker, Deborah R.

ドレイク
Drake, Robert E.

共同的経験主義
collaborative
empiricism
認知療法で用いられる用語。精神療法の過程で治療者の考えを患者やクライエントに一方的に伝えるのではなく、むしろ共同で、患者の非機能的思考を現実に照らし合わせながら検証し修正していく治療的態度をさす。

IPS は重い精神障害がある人を対象として就労スペシャリストと医療スタッフがチームを形成し、クライエントの希望にマッチした就労を実現するために、職場開拓から就職後の定着支援までクライエントのごとに**個別化**された支援を継続的に提供するプログラムである。支援対象者を障害の重さで区別せず、働く意欲のある人ならば誰でも就労支援サービスに迎え入れ、就労の評価に時間をかけるよりもクライエントのそれぞれの希望と長所（ストレングス）にマッチした職場を迅速に探索する。また就労スペシャリストは積極的に地域の企業や事業者と関係を形成し、雇用主への支援を継続して支援する[4]。

IPS は多くの研究により **8 つの基本原則**（**表 3-2-2**）[5] に忠実であるほど効果があがることが臨床研究で実証されたエビデンスに基づくサービスである。

①除外基準なし：援助付き雇用を希望するすべてのクライエントに利用資

表 3-2-2　IPS 援助付き雇用の原則

①	除外基準なし（zero exclusion）
②	就労と精神保健サービスとの統合 （integration of employment and mental-health services）
③	一般就労（competitive employment）
④	保障計画（benefits planning）
⑤	迅速な職探し（rapid job search）
⑥	継続的な支援（follow-along supports）
⑦	クライエントの好みの尊重（client preferences are honored）
⑧	系統的な職場開拓（systematic job development）

格がある。

②**就労と精神保健サービスとの統合**：本人、医療機関、福祉関係者、就労支援サービス機関等、チームメンバー間の緊密なコミュニケーションの重要性。

③**一般就労**：IPS 援助付き雇用は一般就労／最低賃金を重視する。

④**保障計画**：保障を受けている人が就労を検討するときは、個別化された保障計画が必要である。

⑤**迅速な職探し**：就労スペシャリストとの初回面接と同時に職探しを始める。

⑥**就労後の継続支援**：働き始めたクライエントへの個別化された援助は、必要とされ望まれる限り継続される。

⑦**クライエントの好みの尊重**：クライエントの好みは、求める仕事の種類、就労スペシャリストが提供する支援の内容、雇用主への開示の決定に強く影響する。

⑧**系統的な職場開拓**：クライエントの関心に基づいて雇用主との段階的な関係構築を行うことで地域の雇用主との関係性を発展させている[5]。

IPS は**フィデリティ尺度**を用いてサービス改善を図る評価を行うことを特徴としている。アメリカにおいては **IPS フィデリティ評価尺度**（IPS-25）に適用しているか確認している必要があり、ここにおいてエビデンスに基づくサービスであるとされる。

科学的根拠があり効果が上がるとされている IPS モデルは、先進諸外国においては国や州レベルの制度として位置づけられ、国際標準の就労支援モデルとして発展を続けている。日本においては国の制度としての位置づけはないが、先駆的な取組みを行っている地域や機関・団体が増え始めている。IPS モデルは個別性が高く支援者の高い専門性が問われるため、継続した研修制度も必要となる。

クライエントがどこで暮らしていてもクライエントの希望を中心にサービスを受けることが可能になる国レベルの制度構築や研修制度の充実が今後の展望として見えている。

フィデリティ尺度
サービス提供機関や事業所が、科学的に効果が実証された実践（サービス供給体制）をどの程度再現しているかを測定する組織評価のツール。

IPS フィデリティ評価尺度
IPS-25: Individual Placement and Support -25 items

E. 復職支援プログラム（リワークプログラム）

うつ病などの精神疾患による求職者の増加に伴い、全国の精神科病院やクリニック、地域障害者職業センター、就労移行支援事業所などにおいて**復職支援プログラム（リワークプログラム）**の提供が行われている。

職業生活などにおいて強い不安、ストレス等を感じる労働者は約 6 割に上っている。またメンタルヘルス上の理由により過去 1 年間に連続 1 ヵ月

以上休業した労働者の割合は 0.4% となっており、事業所規模が大きくなるほどその割合は高くなっている（厚生労働省「労働安全衛生調査」2018）。このような状況の中、心の健康問題により休業する労働者への対応は、**事業場**にとっても大きな課題となっている。

厚生労働省と独立行政法人労働者健康安全機構が作成した手引き[6]によれば、職場復帰支援の流れは**図3-2-3**のようになっている。

図3-2-3　職場復帰支援の流れ

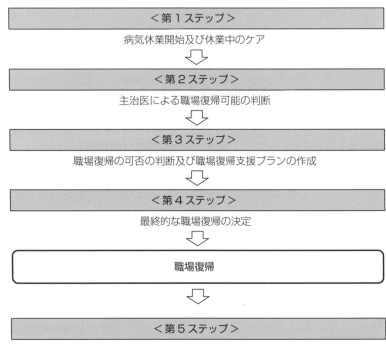

＜第1ステップ＞

病気休業開始及び休業中のケア

＜第2ステップ＞

主治医による職場復帰可能の判断

＜第3ステップ＞

職場復帰の可否の判断及び職場復帰支援プランの作成

＜第4ステップ＞

最終的な職場復帰の決定

職場復帰

＜第5ステップ＞

職場復帰後のフォローアップ

出典）厚生労働省ウェブサイト「心の健康問題により休業した労働者の職場復帰支援の手引きの改訂について」より.

リワークプログラムの内容としては、オフィスワーク（PC作業やディスカッションなど）、基礎体力アップ（ウォーキングやヨガなど）、チーム行動（SSTやゲームを通しての他者との交流）、健康管理（病気や食事、飲酒、睡眠などの疾病教育）、自己分析（性格検査など各種心理検査を通して自己理解を深め、認知行動療法などによる心理教育を行う）などがあり各機関・施設が特色を出して運営している。

概ね1週間もしくは1ヵ月のタイムテーブルが組まれており、週2～3日×半日程度の利用から徐々に時間や参加日数を増やし、最終的に無理なく職場復帰できるよう、自宅療養と職場の就労環境の橋渡しをするのがリ

表 3-2-3　リワークシステム（例）

導入期	回復期	リハビリ勤務・復職交渉期
決まった時間に通所ができる・生活リズムが整い通所の継続できる	自分の課題を設定し取り組む	通勤の練習・仕事の練習を行う・円滑な職場復帰の準備
（目安：週2〜3回　ショートケア参加）	（目安：週3〜4日　デイケア参加）	（目安：週5日　デイケア参加）

表 3-2-4　週間プログラム（例）

月	火	水	木	金	土
プレゼンテーション	アサーション	グループミーティング	軽スポーツ	エコクラフト	復職者サポートプログラム
リワーク心理	リワークミーティング	復職支援プログラム	集団認知行動療法	SST	

出典）表 3-2-3, 表 3-2-4 ともに，医療法人社団心緑会　小石川メンタルクリニックウェブサイト.

ワークプログラムの特徴である[7]。

　リワークプログラムを行う医療機関や各機関・施設では**表3-2-3**や**表3-2-4**のようなシステムや週間プログラムを取り入れ、段階を経た復職支援を行っている。

　医療機関で行うリワークプログラムは、医師、看護師、臨床心理技術者、作業療法士、精神保健福祉士など多職種で実施されるが、**地域障害者職業センター**や**就労移行支援事業所**などでは精神保健福祉士などのソーシャルワーカーが中心となってプログラムが提供されている。いずれの場所においても本人支援だけではなく、場合によっては家族や職場の上司等とも面談を行いプログラムの進捗状況やこれまでの経過の報告、職場復帰のタイミング等の調整を行う。アウトリーチも含めた直接支援と家庭および職場の環境調整は精神保健福祉士の専門性が十分に発揮されている。

F. 就労定着プログラム

　援助付き雇用プログラム、IPSモデル、復職支援プログラムにおいても就職することがゴールではなく、その後の職場定着が重要視されている。特に疾病と障害を併せもつ精神障害者にとっての職場定着は障害のある当事者や支援者、雇用主からその苦労が数多く語られている。

　共同作業時代から30数年にわたり、就労準備プログラムの開発に力を注ぎ、「障害者総合支援法」における就労移行支援事業の礎を築いた（社

福）多摩棕櫚亭協会は、その著書『精神障害のある人の就労定着支援―当事者の希望からうまれた技法』[8] の中で、「就職して数年が経ち、やっと仕事にも慣れ、職場にも慣れていきます。それが何らかの変化、たとえば上司の異動や仕事内容の変更など入職時とは違った状況に見舞われます。…（中略）…それらをきっかけとして、せっかく心身の状態が安定した卒業生が再度不安定になるということが次々と起こってきました。…（中略）…いろんな形で常に変化していく職場は、彼らが身につけた強さを上回って、さらに強くなることを求めてきたのです。」と述べている。多摩棕櫚亭協会ではこの状況を深く鑑み、職場定着支援を主眼とした「障害者就業・生活支援センターオープナー」を国より受託しジョブコーチを配置した。さまざまな就労準備プログラム、生活訓練に続くものとして「本人の働きたいという希望の実現」に向けてシームレスな支援が行われている。

　このような就労支援の現場での動きを受け、日本においては 2002（平成 14）年の**職場適応援助者（ジョブコーチ）支援事業**に加えて、2018（平成 30）年に「障害者総合支援法」の中に**就労定着支援事業（表 3-2-5）**として制度化された。最長 3 年 6 ヵ月の利用期限があり、就労定着率によっ

表 3-2-5　就労定着支援事業概要

就労定着支援事業	
事業概要	就労移行支援、就労継続支援、生活介護、自立訓練の利用を経て、通常の事業所に新たに雇用され、就労移行支援等の職場定着の義務・努力義務である 6 ヵ月を経過した者に対して、就労の継続を図るために、障害者を雇用した事業所、障害福祉サービス事業者、医療機関等との連絡調整、障害者が雇用されることに伴い生じる日常生活又は社会生活を営む上での各般の問題に関する相談、指導及び助言その他の必要な支援を行う。(利用期間：3 年)
対象者	①就労移行支援、就労継続支援、生活介護、自立訓練の利用を経て一般就労へ移行した障害者で、就労に伴う環境変化により日常生活又は社会生活上の課題が生じている者であって、一般就労後 6 ヵ月を経過した者
報酬単価	1,045 〜 3,215 単位／月 〈利用者数 20 人以下の場合〉 ※利用者数に応じた設定 ※就労定着率（過去 3 年間の就労定着支援の総利用者数のうち前年度末時点の就労定着者数）が高いほど高い報酬
事業所数	1,351 事業所 (国保連データ令和 3 年 1 月)
利用者数	12,657 人 (国保連データ令和 3 年 1 月)

出典）第 112 回社会保障審議会障害者部会（令和 3 年 6 月 21 日）資料 5『障害者の就労支援について』厚生労働省社会・援護局障害保健福祉部障害福祉課.

表 3-2-6　障害者の定着支援・職場適応援助に関わる主な支援について

	障害者就業・生活支援センター	就労定着支援事業	職場適応援助者（ジョブコーチ）		
			配置型ジョブコーチ	訪問型ジョブコーチ	企業在籍型ジョブコーチ
支援内容	障害者の身近な地域において、雇用、保健福祉、教育等の関係機関の連携拠点として、就業面及び生活面における一体的な相談・支援を実施。	一般就労に移行した障害者の就労定着をはかるため、企業や関係機関等との連絡調整や就労に伴う環境変化により生じた日常生活面及び社会生活面の課題解決等に向けて必要な支援を行う。	障害者の職場適応を容易にするため、ジョブコーチが職場を訪問し、○障害者に対する職務の遂行や職場内のコミュニケーションに関する支援○事業主や同僚などに対する職務や職場環境の改善の助言を実施集中支援期間において職場適応上の課題を分析し、集中的に改善を図り、移行支援期間において支援ノウハウの伝授やキーパーソンの育成により、支援の主体を徐々に職場に移行する。		
対象者	就業及びそれに伴う日常生活上の支援を必要とする障害者	就労移行支援等の利用を経て、一般就労に移行後、6ヵ月を経過した者	職場適応に特に課題を抱えており、ジョブコーチによる職場での支援が必要な障害者		
支援期間	特に定め無し	支援期間：最大3年間（就職後3年6ヵ月まで）	支援期間：1～8ヵ月（標準2～3ヵ月）フォローアップ期間：最大1年間（精神障害者については最大2年間）		支援期間：最長6ヵ月
実施主体	都道府県知事が指定した社会福祉法人、NPO法人等	社会福祉法人等の障害福祉サービス事業者（就労移行の実績のある事業者に限る）	地域障害者職業センター	就労支援を行っている社会福祉法人等	障害者雇用をしている企業等
支援体制	335ヵ所（令和2年4月現在）	1,274事業所（令和2年4月現在）	313人（令和元年度）	支援開始者数1,033人（令和元年）	支援開始者数254人（令和元年）
支援実績	（令和元年）支援対象障害者のうち在職者数：109,597人職場定着に向けた相談・支援件数：464,318件	利用者数11,775人（令和2年4月現在）	支援開始者数3,321人（令和元年）	支援開始者数1,033人（令和元年）	支援開始者数254人（令和元年）
根拠法	障害者雇用促進法	障害者総合支援法	障害者雇用促進法	障害者雇用促進法	

出典）第112回社会保障審議会障害者部会（令和3年6月21日）資料5『障害者の就労支援について』厚生労働省社会・援護局障害保健福祉部障害福祉課.

て報酬額が変化する特徴をもつ。期限経過後は**障害者就業・生活支援センター**などに支援が引き継がれる。

　日本における就労定着プログラムを実施している施設・機関、事業と主な支援内容、支援期間等を**表3-2-6**にまとめた。それぞれの特徴を理解し支援対象者の希望を叶え、また個別のリカバリーの実現に向けて就労定着支援を実施されたい。

G. 実施機関

[1] 障害者雇用促進法および職業能力開発促進法に規定されている支援機関

(1) ハローワーク（公共職業安定所）

　厚生労働省が設置し、就職を希望する障害者に対する職業相談・職業紹介や就職後の職場定着等の支援、企業に対する障害者雇用の指導・支援、障害者の雇入れに係る助成金の案内、支給等の業務を行っている。職業相談においては、専門の職員を配置するなどきめ細かな相談を行っている。また、支援に当たっては、公共職業訓練の斡旋、トライアル雇用等の支援策を活用している。最近の動向としては①障害者向けチーム支援、②企業向けチーム支援、③福祉、教育、医療から雇用への移行推進事業に力を入れている。

　障害者の就業支援に当たっては、最も連携が必要となる機関であるため、日頃から、最寄りのハローワークの担当者との情報交換等を心掛けたい。

(2) 地域障害者職業センター

　各都道府県に設置した地域障害者職業センターには、専門の研修を受けた**障害者職業カウンセラー**を配置し、下記に示す各種職業リハビリテーションサービスを実施している。障害者、企業、支援機関に対して幅広い支援を行っており、支援にあたっての連携のほか、支援の進め方や支援方法などの助言が必要な場合にも問い合わせるとよい。

①障害者に対するサービス

•職業評価　•職業指導

•職業準備支援

•知的障害者判定　•重度知的障害者判定

②障害者・企業双方に対するサービス

•ジョブコーチによる支援

•精神障害者総合雇用支援（うつ病等により休職中である精神障害者の職場復帰支援など）

③企業に対するサービス

•障害者雇用の相談・情報提供、事業主支援計画に基づく体系的な支援

④地域の関係機関に対するサービス

•就労移行支援事業所などの関係機関に対する職業リハビリテーションに関する研修（就業支援基礎研修、就業支援実践研修など）、技術的な助言

•援助等の実施

⑤ジョブコーチの養成・研修

•ジョブコーチ養成研修のうち、事業所での実習等を中心とした実技研修

障害者職業カウンセラー
独立行政法人 高齢・障害・求職者雇用支援機構職員の職種の一つ。障害者の就業支援を職務の目的とする。

124

の実施

- ジョブコーチ養成研修および同支援スキル向上研修の修了者を対象とした、職場適応援助に係る実践ノウハウの取得のためのサポート研修の実施

（3）障害者職業能力開発校

　一般の公共職業能力開発施設での職業訓練が困難な障害者に対して、ハローワークや障害者職業センター等の関係機関と連携しながら、訓練科目、訓練方法等に配慮し、障害の態様等に応じた職業訓練を行っている。全国19ヵ所（国立13校、都道府県立6校）に設置され、国立13校のうち2校は独立行政法人高齢・障害・求職者雇用支援機構に、11校は都道府県に運営が委託されている。

　独立行政法人 高齢・障害・求職者雇用支援機構が運営する中央障害者職業能力開発校（埼玉県所沢市）、吉備高原障害者職業能力開発校（岡山県加賀郡）では、重度視覚障害者、精神障害者、発達障害者、高次脳機能障害者等の職業訓練上特別な支援を要する障害者を中心に、全国の広範な地域から受講者として受け入れており、個々の障害特性・能力・適性等に応じた個別カリキュラムによる職業訓練と職業生活指導を一体的に行う総合的指導や、障害者雇入れ検討企業との連携・協力による訓練といった先導的な取組みを行うほか、それらの成果を他の障害者職業能力開発校等に普及している。

（4）障害者就業・生活支援センター

　都道府県知事が指定する一般社団法人、社会福祉法人、特定非営利活動法人（NPO）等が運営し、身近な地域で、障害者の就業とこれに伴う日常生活、社会生活上の相談・支援を一体的に実施している。関係機関と連絡調整しながら、窓口での相談や職場・家庭訪問により、就職に向けた準備支援、職場定着に向けた支援などの就業面での支援や生活習慣の形成、健康管理・金銭管理等の日常生活の自己管理、住居や年金などの地域生活、生活設計に関する助言等を行っている。

［2］障害者総合支援法に規定されている事業所

（1）就労移行支援事業所

　就労を希望する障害者で、通常の事業所に雇用されることが可能と見込まれる者に対して、①生産活動、職場体験等の活動の機会の提供、その他の就労に必要な知識及び能力の向上のために必要な訓練、②求職活動に関わる支援、③その適性に応じた職場の開拓、④就職後における職場への定着のために必要な相談等の支援を行う（標準利用期間は2年間）。

利用期間の延長
就労移行支援制度の利用期間は原則、2年間であるが、市町村審査会の個別審査を経て、必要性が認められた場合に限り、最大1年間の更新が可能となる。

(2) 就労継続支援A型事業所

　通常の事業所に雇用されることが困難であり、福祉的なサポートがあれば雇用契約に基づく就労が可能である者に対して、雇用契約の締結等による就労の機会の提供および生産活動の機会の提供その他の就労に必要な知識および能力の向上のために必要な訓練等の支援を行う。

　生産活動による収益から、利用者への賃金（最低賃金法の適用を受ける）を支払う必要がある（利用期間：制限なし）。

(3) 就労継続支援B型事業所

　通常の事業所に雇用されることが困難であり、雇用契約に基づく就労が困難である者に対して、就労の機会の提供および生産活動の機会の提供その他の就労に必要な知識および能力の向上のために必要な訓練その他の必要な支援を行う。

　生産活動による収益から、利用者への工賃（月額平均3,000円以上）を支払う必要がある（利用期間：制限なし）。

(4) 就労定着支援事業所

　就労移行支援、就労継続支援、生活介護、自立訓練（以下、「移行支援等」）の利用を経て、通常の事業所に新たに雇用され、移行支援等の職場定着支援の（努力）義務期間である6ヵ月を経過した者に対して、障害者との相談を通じて日常生活および社会生活における課題を把握するとともに、企業や関係機関等との連絡調整や課題解決に向けた支援を行う（支援期間：最大3年間、就職後3年6ヵ月まで）。復職の場合も要件を満たせば対象となる。

(5) 地方自治体が独自に設置する就業支援機関等

　都道府県や市町村など、地方自治体によっては、独自に障害者の就業支援や企業の障害者雇用の取組みへの支援を実施する機関を設置し、各種支援サービスを行っている[9]。

　今日、日本における精神障害のある人へ向けた職業リハビリテーションプログラムは「障害者雇用促進法」「職業能力開発促進法」および「障害者総合支援法」の改定を伴って飛躍的に進化してきた。しかしながら、さまざまな制度とサービスの全体量は増加したものの、先進諸外国には遥かに及ばない。またそれを提供する専門職の教育・研修は発展途上で、いわゆるリカバリー理論・思想に基づいた職業リハビリテーションプログラムの充実は、今後の重要な課題として真摯に取り組まなければならない。

　またILOの職業リハビリテーションの定義に書かれているように、職業リハビリテーションの目的は社会への統合を実現することにあるが、「障害者総合支援法」を基盤として実施される職業リハビリテーションプ

ログラムは、細分化された事業形態の中で「縦割り化」が促進され個人の希望によりも事業内に適応させることを優先させる事業所が散見される。

　職業リハビリテーションは、個別化が原則である。個人の夢と希望がその中心に据えられなければ意味がない。生物−心理−社会モデルにあるように広い視野をもち、ソーシャルワークの価値・原則に照らし合わせることが何よりも重視される。サービス利用者を事業に閉じ込め、従事する業務のことしか見えなくなってしまう「業務追従ワーカー」とならぬよう、また積み重ねてきた歴史の歩みを戻さぬよう思慮深く、創造・想像力を高めていくことが精神保健福祉士には求められている。

注）

　　ネット検索によるデータ取得日は，2022年6月15日.

(1)　野中猛「第1章　精神障害者が働くことの意義」野中猛・松為信雄編『精神障害者のための就労支援ブック』金剛出版，1998，p.9.

(2)　松為信雄『キャリア支援に基づく職業リハビリテーションカウンセリング─理論と実践』ジアース教育新社，2021，pp.27-28，p.50.

(3)　ベッカー，D. R.，&ドレイク，R. E. 著／大島巌・松為信雄・伊藤順一郎監訳『精神障害をもつ人たちのワーキングライフ─IPS：チームアプローチに基づく援助付き雇用ガイド』金剛出版，2004，pp.36-38.

(4)　中原さとみ「IPS援助付き雇用─就労と医療の統合されたアプローチ」『精神医学』63（10），2021.

(5)　スワンソン，S. J.，&ベッカー，D. R. 著／林輝男監訳／中原さとみ訳『IPS援助付き雇用─精神障害者の「仕事がある人生」のサポート』金剛出版，2021，pp.9−21.

(6)　厚生労働省ウェブサイト「心の健康問題により休業した労働者の職場復帰支援の手引きの改訂について」2009.

(7)　阪田憲二郎監修『精神障害者のための就労支援（改訂第2版）』へるす出版，2019，p.219.

(8)　天野聖子・多摩棕櫚亭協会編『精神障害のある人の就労定着支援─当事者の希望からうまれた技法』中央法規出版，2019，pp.110-111.

(9)　独立行政法人 高齢・障害・求職者雇用支援機構障害者職業総合センター職業リハビリテーション部編／発行『令和3年度版 就業支援ハンドブック』2021，pp.262-268.

3. 社会的リハビリテーションプログラム

A. 社会生活スキルトレーニング（SST）

[1] SSTとは

SSTの和語について
支援者と当事者の共同創造あるいは当事者の主体的な学びを表現するのに相応しい和語として2020（令和2）年より一般社団法人SST普及協会は「社会生活技能訓練」から「社会生活スキルトレーニング」に変更した[1]。

アクションメソッド
SST以外の代表的なアクションメソッドには、モレノ（Moreno, J. L.）のソシオドラマやサイコドラマ、ジョナサン・フォックス（Jonathan Fox）のプレイバックシアターなどがある。

スキル
skills

Social Skills Training（**社会生活スキルトレーニング**、以下SST）とは、社会生活に必要なコミュニケーション技能を回復・改善し、自己対処能力を高める方法で、話し合って学ぶのではなく、やりながら学んでいく**アクションメソッド**（活動的な治療法）の一つである。

人は社会的な動物であり、他者と意思疎通するためにコミュニケーションが必要であり、また自分が望んでいる目標に向けて日々の生活を送るためにはソーシャルスキルが必要である。

SSTでは、一人ひとりが社会生活を送るうえで必要なソーシャルスキルを実際に練習することで、その人が目標としていることを達成し、夢や希望を叶えることを目指している。

（1）ソーシャルスキル

スキルとは、頭で理解している知識だけではなく、実際に活用できる具体的な行動を指す。たとえばスポーツやダンスなどは頭でわかっていても実際にプレイできるとは限らない。このように知識と技能が伴って実際の場面で使える力やできる力のことをスキルという。

図 3-3-1　自立社会生活技能とは

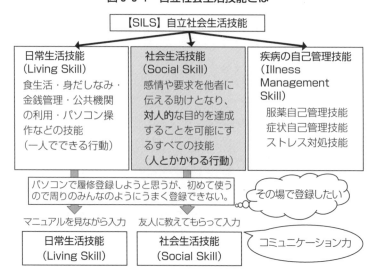

リバーマンは、自立した生活を送るために必要なスキルを、**日常生活技能**、**社会生活技能**、**疾病の自己管理技能**に分類し、SSTがターゲットとするのは主として**社会生活技能**としている（**図3-3-1**）。

(2) SSTの定義

前田は「SSTとは当事者が支援者のコーチを受けながら、対人状況にかかわる自分の認知と行動の取り方を改善するために練習を繰り返して、学習していく方法のことである」と定義している[2]。

リバーマンは「**リカバリー志向のリハビリテーション**は、精神障害よりも、精神の健康に焦点を当てている。SSTは、自分たちの生活に満足をもたらし、生活の質を高める直接的な手段となる。SSTは、それぞれの患者の持つ**ストレングス（強み）**の上にさらにストレングスを増していきながら、社会的ルールを学ぶ経験であって、症状や精神病理に焦点を当てるものではない」と述べ、SSTを「お互いに助け合うという関係を維持し、深めていく、社会的で感情的な対人行動。共同体の中での暮らしを維持し、容易にする助けとなるもの」と定義している[3]。

ベラックらは、「対人交流の中で、肯定的および否定的な感情を表現でき、しかもその行動の結果として**社会的強化**を失わずにすむ能力のこと」と定義している[4]。

[2] SSTの概要

(1) SSTの歴史的発展

SSTは、1940年代の**行動療法**が原型で、1950年代の**行動リハーサル**（モデリングとロールプレイ）、1958年のアサーショントレーニング、1960年代の学習理論（オペラント条件づけ）、その後、**社会的学習理論**や認知の要素を取り込みながら発展し、幅広い多くの心理社会的治療技法から成り立っている。複数の理論を背景としていることやさまざまな技法を含んでいるという点では認知行動療法と重なるところも大きい[1]。

(2) 日本での普及

1988（昭和63）年にリバーマンの初来日を機に各地で研修を行ったことにより、SSTは本格的に日本で普及が始まった。1994（平成6）年の**入院生活技能訓練療法**が診療報酬に組み込まれたことや1995（平成7）年に**一般社団法人SST普及協会**が設立されたことで、全国的にSSTの普及が促進された。SSTは心理社会的治療を牽引し、精神科領域だけでなく、保健、福祉、司法、教育、産業、就労支援、家族支援、専門職のスキルアップなど、いろいろな領域や分野、さまざまな対象者に活用されており、個別面接、訪問サービスなどでも幅広く実施されている[1]。

リバーマン
Liberman, Robert Paul
1937–2021

日常生活技能
living skill

社会生活技能
social skill

疾病の自己管理技能
illness management skill

ストレングスモデルの6原則
ラップ（Rapp, C. A.）が提唱。
①精神障害者は回復し、生活を改善して質を高めることができる、②焦点は病理でなく個人の強みである、③地域は資源のオアシスとして捉える、④クライエントが支援プロセスの監督者である、⑤ケースマネージャとクライエントの関係が根本であり本質である、⑥われわれの仕事の場所は地域である。

ベラック
Bellack, Alan S.
1944–

社会的強化
social reinforcement

一般社団法人SST普及協会
SSTの普及と精神科リハビリテーションの発展に貢献することを目的として、1995年に設立され、2014（平成26）年に一般社団法人SST普及協会へと事業移行した。

図 3-3-2　Empowered-SST（e-SST）

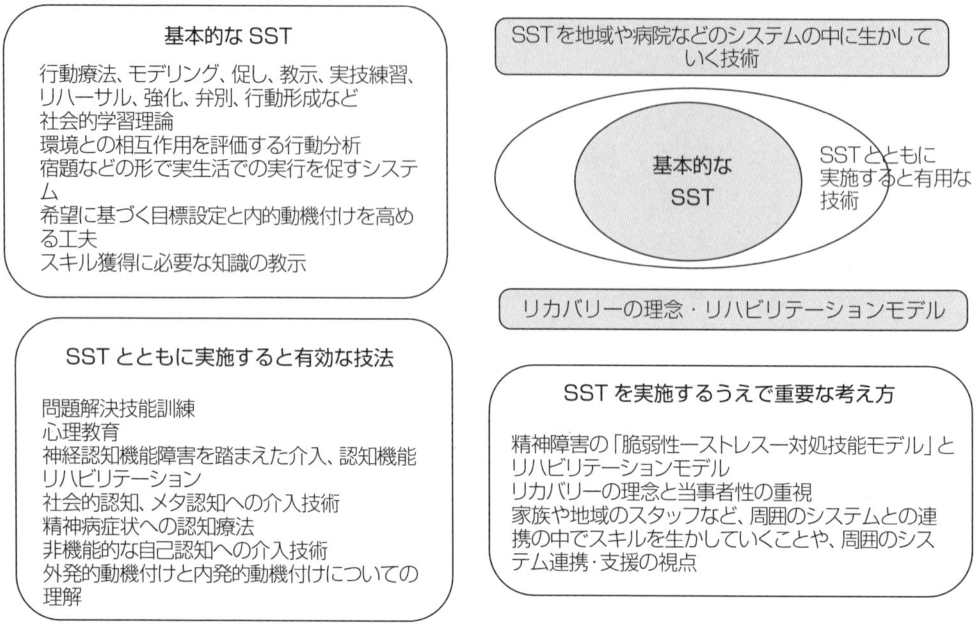

基本的な SST

行動療法、モデリング、促し、教示、実技練習、
リハーサル、強化、弁別、行動形成など
社会的学習理論
環境との相互作用を評価する行動分析
宿題などの形で実生活での実行を促すシステム
希望に基づく目標設定と内的動機付けを高める工夫
スキル獲得に必要な知識の教示

SST を地域や病院などのシステムの中に生かしていく技術

基本的な
SST

SST とともに
実施すると有用な
技術

SST とともに実施すると有効な技法

問題解決技能訓練
心理教育
神経認知機能障害を踏まえた介入、認知機能
リハビリテーション
社会的認知、メタ認知への介入技術
精神病症状への認知療法
非機能的な自己認知への介入技術
外発的動機付けと内発的動機付けについての
理解

リカバリーの理念・リハビリテーションモデル

SST を実施するうえで重要な考え方

精神障害の「脆弱性－ストレス－対処技能モデル」と
リハビリテーションモデル
リカバリーの理念と当事者性の重視
家族や地域のスタッフなど、周囲のシステムとの連
携の中でスキルを生かしていくことや、周囲のシス
テム連携・支援の視点

出典）池淵恵美・丹羽真一・安西信雄『SST ニューズレター』27（1）．会長講演，2014.

知覚機能
五感（視覚・聴覚・嗅
覚・味覚・触覚）を使っ
て取り入れた刺激を過去
の体験などの記憶と照ら
し合わせて、どのような
ものか判断すること。

注意機能
集中力や分散力や選択的
注意など、必要に応じて
注意を切り替えること。

記憶機能
情報を記銘し保持し再生
すること。タルヴィング
（Tulving, E.）は、手続
き記憶、プライミング
（知覚表象システム）、
意味記憶、ワーキングメ
モリー（一次記憶）、エ
ピソード記憶に分類して
いる。

SST 普及協会では、本来の SST を b-SST（Basic-SST）とし、リカバ
リーの視点や Co-Production（共同創造）、社会的認知やメタ認知へのア
プローチ、地域生活支援のコア技術として SST を位置づけるなど、より
進化してきた SST を e-SST（Empowered-SST）と呼んでいる（図 3-3-2）。

［3］SST の対象

（1）SST と認知機能障害

統合失調症など慢性の精神障害者は日常生活において、陽性症状や陰性
症状だけでなく、認知機能障害によるさまざまな生活のしづらさを経験し
ている[5]。昼田（2020）は、一度に複数の課題に直面すると混乱する、注
意や関心の幅が狭い、自分で段取りがつけられない、話や行動が唐突、自
己中心的な物事の捉え方、曖昧な状況が苦手などその行動特性や認知特性
を示している[6]。

これらは、認知機能における**知覚機能、注意機能、記憶機能、実行機能**
の障害であり、高度に構造化された SST では、対人状況に必要なスキル
の獲得・般化・維持を促進するため、具体的な学習原理を応用していく方
法に限定している。そのため**認知機能障害**のある人が行動を学習する方法

としては有効である[7]。

(2) SSTと情報処理過程

SSTを実施する際には、社会的コミュニケーションの**受信-処理-送信**というプロセスのどの段階で不都合が生じているかをアセスメントすることが重要である（**図3-3-3**）。

図3-3-3　社会的コミュニケーションの3つの段階と流れ

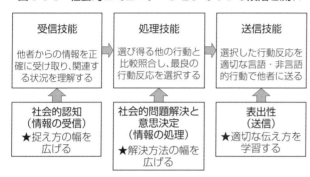

受信技能	処理技能	送信技能
他者からの情報を正確に受け取り、関連する状況を理解する	選び得る他の行動と比較照合し、最良の行動反応を選択する	選択した行動反応を適切な言語・非言語的行動で他者に送る
社会的認知（情報の受信）★捉え方の幅を広げる	社会的問題解決と意思決定（情報の処理）★解決方法の幅を広げる	表出性（送信）★適切な伝え方を学習する

実行機能
目標設定、計画立案、計画の実行。臨機応変に計画を変更したり、複数ある行動レパートリーの中から適切なものを選び実行すること。

受信
社会的状況を正確に受け取り、相手の感情を正確に読み取る働きも含まれる。

処理
受け取った状況を正確に判断し、さまざまな選択肢から自身の目標を叶える最も適切なものを選ぶ。

送信
言語的・非言語的コミュニケーションを使って実際に相手に伝える。

［4］SSTの特徴

(1) SSTのコアとなる特徴

SSTでは、①相手の良いところ（能力や長所）を伸ばす「**ストレングス視点**」、②本人の夢や希望に沿ったかかわりをする「**希望志向的アプローチ**」、③本人と一緒に考えながら進める「**パートナーシップ**」、④できていることとできていないことを客観的に評価する「**アセスメント**」、⑤実際の対人場面でのやりとりの中で、ロールプレイを用いて練習する「**行動リハーサル**」、⑥練習したことを生活場面で使えるようにする「**般化**」、⑦本人の目標に向けて繰り返し練習を重ねる「**過剰学習**」の7つの特徴がある[3]。

(2) 社会的学習理論

バンデューラは、人は自分が体験したことからだけ学習するのではなく、他者を観察し模倣することによっても新しい行動を獲得できるという理論を確立した。SSTでは、スキルを行動レベルで意図的かつ計画的に学習できるように具体的な行動に細分化し、社会的学習理論の原理を用いて練習ができるように組み立てている[3]。

①**モデリング**（観察学習）とは、お手本となる他者に注意を向け、その行動を記憶し模倣することで、新しいスキル（行動）を身につけること。

②**ロールプレイ**（体験学習）とは、自分が実際に練習（体験）することで、新しいスキル（行動）を身につける方法のこと。

バンデューラ
Bandura, Albert
1925-2021

③正のフィードバック（ほめる）とは、行動の結果よいことが起こると、その行動に対するモチベーションが高まり、学習したスキル（行動）を使う頻度が増えるという**正の強化（行動の原理）**のこと。

④**過剰学習**（反復練習）とは、新しく学習したスキル（行動）が定着するようにくり返し練習すること。

［5］SST の目的と実施方法

（1）SST の目的

SST の目的は、その場にふさわしい自分の考えや感情や用件を上手に相手に伝え、相手の考えや働きかけにうまく対応できるようになることで、対人関係のストレスや不安が軽減され、適切な自己主張や上手なかかわり方や生きる力が身につき、自分の夢や希望（望む生活）をかなえることである。

（2）SST の実施方法

①グループ SST

リーダーとコリーダーと複数の参加者で実施する。**入院生活技能訓練療法**では 15 人まで診療報酬で算定できるが、グループで実施する場合は 5 〜 8 人位が進めやすい。セッションは構造化されているが、これに、個々のリーダーの工夫が加わることで、生き生きとしたセッションが展開されていく(2)。

②個別（ひとり）SST

グループでの SST では取り上げにくい課題や緊急の課題、グループに馴染みにくい参加者に対して個別に実施できる。面接や訪問サービスの場面では、その場ですぐに実施することができる。

（3）SST のスタッフの役割

①リーダーの役割

参加者をアセスメントし、個々の課題を設定し、グループ全体がリラックスして練習できるように、リーダーがソーシャルスキル活用のお手本となり、グループの力を引き出しながらセッションを進行する。これはソーシャル・グループワークの原則や方法とも重なるところが多い。

②コリーダーの役割

コリーダーとは、"Co"（共同）リーダーであり、リーダーと一緒にセッションを進める。単なるサブリーダーや板書役ではなく、セッションの進行においてさまざまな動きが必要になる。時にはリーダーに変わってセッションを進行していくこともある重要な役割である。

行動の原理
強化とは、行動の結果よいこと（好子）が生じたり、嫌なこと（嫌子）がなくなることで、その行動の頻度（確率）が増えることである。前者を「正の強化」後者を「負の強化」という。

セッションの構造化
同じ場所・時間帯に実施され、練習の順序に沿って学習できるよう枠組みが明確であること。

リーダーの役割
全体の進行、練習技能の特定と場面設定、参加者の希望と能力に応じた改善案の提案、宿題設定、セッション経過をスタッフに伝えるなど。

コリーダーの役割
要点の板書、モデリングや相手役、積極的な正のフィードバック、参加者のサポート、楽しい雰囲気づくりやウォーミングアップ活動など。

［6］SST の主な技法とスタイル

（1）行動リハーサル

SST の**基本訓練モデル**で最もよく使われるのが行動リハーサルである。**基本訓練モデル**では、主に送信技能に焦点を当てて行動の改善を目的として、本人の目標達成に必要なソーシャルスキルを練習する方法である。

セッション開始前には治療同盟を築くための波長合わせやアセスメントを行い、必要があればグループが練習に取り組みやすくするための**ウォーミングアップ活動**を行う。

セッションでの練習の流れは、①利用者の希望に沿った練習課題を設定する、②練習のための具体的な模擬場面を作る（いつ・どこで・誰に・何をする）、③ドライラン（予行演習）、④正のフィードバック（良かったところを伝える）、⑤修正のフィードバック（改善点を伝える）、⑥モデリング（本人が選んだ改善点を取り入れたお手本を観察学習する）、⑦改善点を取り入れてもう一度練習する（行動リハーサル）、⑧正のフィードバック（良くなったところを伝える）、⑨必要ならば**バックアップスキル**を教える、⑩チャレンジ課題（宿題）を本人と一緒に決める（**図3-3-4**）。

（2）問題解決法（問題解決技能訓練）

問題解決法では、主に処理技能に焦点を当てて認知の修正や選択肢の幅を広げることを目的とした練習を行う。この練習によって行動の結果を予測したり、状況判断をしたり、対処案のレパートリーを増やすことができ、社会的に相応しい行動の選択肢を広げていくことができる。

問題解決法の進め方は、①当事者にとって何が問題なのか明確にする、②その問題に対して参加者全員でブレインストーミングを行い解決案を創造的に考え「**問題解決法シート**」を作成する、③それぞれの解決案を実行した場合のデメリット（短所）とメリット（長所）を考える、④参加者全

ウォーミングアップ活動
レクリエーション活動とは目的が異なっている。ウォーミングアップ活動は、その後の練習への動機づけを高め、参加者をグループに導入していくための活動である。

バックアップスキル
実際の場面で練習通りの反応が相手から来なかったときの対処法を事前に検討しておくこと。

ブレインストーミング
参加者がアイデアを出し合い、ユニークで新しい解決案を生み出すことを目的とした手法。どのようなアイデアも批判せず、沢山のアイデアを提案していく。

図3-3-4　基本訓練モデルのセッションの進め方

```
• SST の目的・方法の説明
• ウォーミングアップ
• 前回の宿題の報告

【ロールプレイを用いた行動練習】
 1. 練習課題を決める
 2. 練習場面設定の設定
 3. ドライラン（予行演習）
 4. 正のフィードバック（よかった点を伝える）
 5. さらに良くなるアイデアを考える
 6. モデリング（視察学習）
 7. 新しい行動リハーサル（体験学習）
 8. 正のフィードバック（良くなった点を伝える）
 9. バックアップスキル（必要に応じて提示）
10. 宿題の設定
```

図3-3-5　問題解決法シート

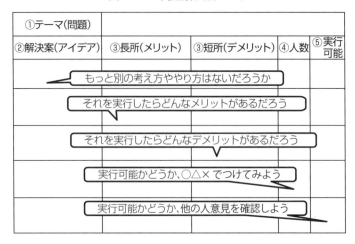

①テーマ(問題)					⑤実行可能
②解決案(アイデア)	③長所(メリット)	③短所(デメリット)	④人数		
もっと別の考え方ややり方はないだろうか					
それを実行したらどんなメリットがあるだろう					
それを実行したらどんなデメリットがあるだろう					
実行可能かどうか、○△×でつけてみよう					
実行可能かどうか、他の人意見を確認しよう					

員に対して自分だったらどの案を選ぶか挙手してもらう、⑤練習者は皆の意見を参考に複数の選択肢から実行したい解決案を決める（複数組み合わせることも可能）、⑥必要ならば行動リハーサルで練習する、⑦練習した解決案を実行する（**図3-3-5**）。

(3) 認知再構成法

認知行動療法では、何かの出来事があったときに瞬間的に浮かぶ非機能的な考えやイメージのことを「自動思考」と呼び、**認知再構成法**とはそれを機能的な認知に変える方法のことで、怒りのコントロールなどでも用いられている[2]。

(4) その他

モジュールは、リバーマンが自立生活技能（SILS）プログラムとして、基本訓練モデルと心理教育を組み合わせて開発した。「服薬自己管理」「症状自己管理」「基本会話」「余暇の過ごし方」「地域生活再参加プログラム」と「行動療法的家族指導」が日本では翻訳されている[7]。

ステップ・バイ・ステップ式は、ベラックが重度の精神障害者に対して、個人のアセスメントの後にグループのアセスメントを行い、実施グループに共通の技能群やスキルを抽出し、カリキュラムメニューを立案し指導計画を作成し、参加者全員が共通のスキルを学習していくスタイルである[4]。

認知行動SSTはグランホルムがSSTと認知行動療法を統合して開発した技法で、敗北主義的思考、妄想的解釈、動機づけの低さ、問題解決技能の問題に焦点を当て認知・行動面へのアプローチを行うスタイルである[8]。

認知行動 SST
Cognitive-Behavioral
Social Skills Training

グランホルム
Granholm, Eric L.
1962–

[7] SSTのアセスメントと課題設定

SSTでは、参加者一人ひとりの多様なニーズに合わせるために、①アセスメントシートを使って本人の目標や課題の整理、②個別支援計画の活用、③普段の生活を観察、④雑談から課題を拾う、⑤課題アンケート、⑥場面カード、⑦課題カード、⑧ウォーミングアップ、⑨コインマップ⁽²⁾などから情報を集め、**アセスメント**を行い当事者と一緒に目標や課題設定をする（**図3-3-6**）⁽³⁾。

SSTの目標設定は、Specific（特定で具体的な）、Measurable（測定可能な）、Attainable（到達可能な）、Realistic（現実的な）、Time-limited（一定の期間内でできる）であり、その頭文字をとって **SMART** に設定することが重要である⁽⁷⁾。またリバーマンは、効果的な練習課題を挙げている（**図3-3-7**）。

[8] 精神保健福祉士とSST

SSTは「ソーシャル」という言葉がキーワードである。精神保健福祉士の支援の対象は生活者であり社会的な視点は重要である。生活のしづらさを抱える人を支援する際には、話を聞くことや情報を提供することも大切であるが、社会の中で当事者が自分の力を信じ、生きる力を身につけるための具体的な方法を主体的に学習する機会を提供することも重要である。

SSTでは、主に行動や認知の変容、具体的なスキルや行動の学習や維持、学習したことを生活場面で活用するスキルの般化、学習したスキルを使用したことによる成功体験を通した自己効力感の向上などが可能である。

このように直接支援として当事者支援のためのSSTの側面がある一方で、SSTは当事者のスキルの向上だけでなく、SSTを実施している支援

場面カード
「近所の人が近づいてきました、あなたはどうしますか」など対人状況が書かれているので、自分で自由に行動を考えて練習するカード。

課題カード
「残業を頼まれましたが体調が思わしくないので、そのことを伝えましょう」など練習する課題が書かれたカード。

コインマップ
自分とかかわりのある人たちとの関係についてコイン（お金）を使って視覚化する方法。置かれたコインの配置をどう変えていきたいかを尋ねることで課題を一緒に考え、練習の動機付けに用いることができる。

図3-3-6　目標と課題の設定

長期目標　：リハビリテーション計画の中で１年後くらいに達成できそうな目標
短期目標　：長期目標に至るための約６ヵ月後くらいのスモールステップの目標

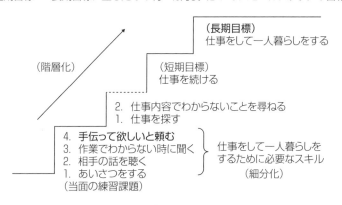

図 3-3-7　よい SST 練習課題

①達成可能な行動：参加者が少し努力すればできそうな現実的な課題
②前向きで建設的な行動：「〜しない」でなく「〜する」という肯定文。「無責任な行動をしない」ではなく「必ず仕事の報告をする」など
③具体的な行動：長期・短期的目標をふまえ、その実現につながる練習課題
④役に立つ行動：日常生活に最大限の利益をもたらす行動
⑤自分で選んだ目標や課題：参加者の主体性を尊重し、提案の際は必ず同意を得る
⑥頻繁に起こりうる場面：参加者の日常生活ですぐに実行できる、またはそのスキルを使う機会があるもの
⑦練習のポイントが明確になっている課題：「近くによって、相手の方をみる」など
⑧積み重ねができる課題：練習の成果を積み重ねて、望ましい行動形成がはかれるもの
⑨社会的に望ましい行動の基準や常識に見合っている課題：参加者の権利および責任と矛盾しない行動。社会的な規範やルールに配慮した行動
⑩近い将来起こりそうな、あるいは最近起こった状況：参加者の当面の生活のなかで新鮮であり重要なもの

出典）リバーマン，R. P., ほか著／池淵恵美監訳『精神障害者の生活技能訓練ガイドブック』医学書院，1992. を筆者が一部改変.

者側の認知や行動の変化、支援の柔軟性やストレングス視点の理解がより深まるといった効果も報告されている。当事者を取り巻くさまざまな人的環境への働きかけは、SST の間接支援としての大切な側面である。

　個別でも集団でも訪問サービスでも、いつでもどこでも使えるリカバリー志向の SST は、ソーシャルワークの技法を活用した精神保健福祉士の専門性と視点をもって実践することで、当事者の生活がより充実したものになっていく。精神保健福祉士の視点からの SST 実践は、当事者が主体的に生きるための社会生活支援の一つとしてますます重要である[9]。

注）

　　　　ネット検索によるデータ取得日は，2022 年 4 月 28 日.
(1)　一般社団法人 SST 普及協会ウェブサイト.
(2)　前田ケイ『私の体験的グループワーク論』金剛出版，2021，pp.101-126.
(3)　瀧本優子・吉田悦規編『わかりやすい発達障害・知的障がいの SST 実践マニュアル』中央法規出版，2011，pp.3-9，p.13.
(4)　熊谷直樹・天笠崇・岩田和彦『改訂新版わかりやすい SST ステップガイド―統合失調症をもつ人の援助に生かす上巻』星和書店，2007，pp.10-16，pp.73-77，pp.144-150.
(5)　西園昌久『SST の技法と理論』金剛出版，2009，pp.85-96.
(6)　昼田源四郎『統合失調症患者の行動特性［第三版］―その支援と ICF』金剛出版，2020.
(7)　西園昌久・池淵恵美『精神障害と回復―リバーマンのリハビリテーションマニュアル』星和書店，2011，pp.152-159，p.164，pp.180-183，pp.186-189.
(8)　熊谷直樹・天笠崇・瀧本優子『認知行動 SST ―統合失調症者支援のための臨床実践ガイド上巻』星和書店，2019，pp.16-25，pp.174-176，p.232，pp.303-305.

(9) 前田ケイ『基本から学ぶSST ―精神の病からの回復を支援する』星和書店,
2013, pp.83-99.

B. 当事者研究

[1] 当事者研究とは

当事者研究とは、北海道浦河町にある精神障害を抱えた当事者の地域活動拠点の**浦河べてるの家**[(1)]で2001（平成17）年から始まった活動の一つである。

この活動は、「統合失調症や依存症などの精神障害を持ちながら暮らす中で見出した、生きづらさや体験（いわゆる "問題" や苦労、成功体験）を持ち寄り、それを研究テーマとして再構成し、背景にある事がらや経験、意味等を見極め、自分らしいユニークな発想で、仲間や関係者と一緒になってその人に合った "自分の助け方" や理解を見出していこうとする」[(2)]取組みである。自分に何が起こっているのかを「研究」という形で探求しながら**外在化**させていく**認知行動療法**的なアプローチは、毎年、全国当事者研究会を開催するまでに人気を博している。

べてるの家で行われた当事者研究の成果を集めた書籍[(3)]には、幻聴や妄想といった精神症状に対する、一般的な対応方法と当事者研究による対応方法の違いがよくわかる研究成果が数多く掲載されている。以下、確認していこう。

[2] 当事者研究の実際

統合失調症の臼田 周 一（うすだしゅういち）さんは、中学生のころから同級生の話し声がやけに気になるようになり**被害妄想**や**幻聴**、**体感幻覚**が出現、自宅の壁を壊すなどしたためクリニックや精神科病院への入退院を繰り返していた。そんな中、浦河赤十字病院の精神科へ入院となり、当事者研究と出会う。当時の臼田さんは、朝起きると、ふくらはぎや首や骨盤のまわりに痛みが走ったり歯茎がグラグラしたり、鏡を見ると両頬にデイケアへ通うメンバーの名前が不気味に浮かび上がり、「バカ！」「死ね！」という文字や変な模様が、顔や手足に書かれているという経験をしていた。夜間の睡眠中に誰かが自分の顔にいたずら書きをしているのではないかと考え、デイケアメンバーに疑惑の眼差しを向けていたり、家に仕掛けがあるのではないかと考え、家中を調べたりといった行動をとっていたという。また、下校途中にすれ違った高校生から「働かないで何してんだ」という幻聴が聞こえ、彼らに対して睨んだり怒鳴ったり喧嘩を売るなどして対応していた。

浦河べてるの家
1984（昭和59）年に設立された北海道浦河町にある精神障害等を抱えた当事者の地域活動拠点。べてるの家は、有限会社福祉ショップべてる、社会福祉法人浦河べてるの家、NPO法人セルフサポートセンター浦河などの活動があり、総体として「べてる」と呼ばれている。

しかし、当事者研究で仲間と共に、体感幻覚や幻聴の種類ごとにこれまでの自己対処方法とその結果を整理したところ、今までの対応はほとんど効果がないことがわかった。そして臼田さんは、襲ってくる痛みの感覚に「臼田周一専属整体師さん〈タスケ〉」と名付けることで、体感幻覚を外在化した。痛みに襲われる原因を「ストレスが多いときにはこのタスケがプロレス技をかけてくるから、体中に痛みが発生するんだ」と理解するようにつとめた。さらに、タスケの機嫌を損ねないために、褒めたり大切にもてなしたりするようにしたところ、症状に振り回され混乱させられることが確実に減ったという。幻聴に対しても、鼻歌を歌うようにしたり近くにいる人に相談したりするなど、新しい対処方法を試し検証していくことで、ストレスや他者との関係性といった事柄と症状とのつながりについて考えるようになった。そして何より、同じような大変さを抱えている仲間がいることを知ったことが大きな収穫だったという。

　臼田さんの当事者研究から見えてきたのは、精神症状といわれる病の症状に対して、科学的根拠をベースに培われてきた専門家主導のアプローチから、当事者主体のアプローチへと転換することの重要性である。

［3］当事者研究の特徴

　べてるの家の当事者研究のキャッチフレーズの一つに、「人」と「こと（問題）」の切り離し作業をすることが挙げられている。精神症状の影響によるさまざまな問題は、ともすれば、当事者自身に起因するものとしてその人自身を問題扱いしたり、当事者自身も、自分を「ダメな人間」だと問題視したりする傾向に陥りがちである。しかし、当事者研究において、「人」と「こと」とを分けることで、その人自身が問題なのではなく、問題が問題であり、「体感幻覚という苦労を抱えた臼田さん」という理解の仕方へと変化を遂げる。また当事者自身も、精神症状という苦労を外在化させることで、問題と距離を置くことが可能になる。このように問題と距離を置くことが可能になるということは、当事者自ら、自分の身に起きている問題に対してコントロールすることが可能となり、ひいては**自己肯定感**を高めることに寄与するだろう。

　また、当事者研究においては、「自分の苦労をみんなの苦労に」というキャッチフレーズにもある通り、仲間と共に研究することを重視している。幻聴や妄想といったモノローグに陥りがちな世界を、仲間である他者と共に開示していくこと。そして、幻聴や妄想を「否定も肯定もしない」という従来の専門家主導のアプローチに対して、これらに積極的に関心を寄せながら仲間と共に解決方法を考えていくこと。こうした当事者主体のアプ

ローチは、精神症状を抱えた彼らの孤独を和らげ、安心感と世界への信頼を醸成するだろう。また、当事者研究で見出した研究成果が、今度は、同じ苦労を抱えた仲間を助けるという新たな役割をももたらしてくれる。

ともすれば、従来の専門家主導のアプローチは、精神症状に対して、薬物療法といった**科学‒論理的思考モード**をベースにした医学モデルに依拠しながら治療を施してきた。しかし、精神医学が展開される臨床という場において、幻聴や妄想といった精神症状を専門家らが一方的に治療すべき客体として取り扱うことに固執してしまうと、症状の消失や沈静化に邁進し、ひいては、予防という名のもとに管理的な眼差しで関与してしまう恐れがある。こうした専門家の眼差しのもとでは、精神疾患を抱えた患者はいつまでも医療の保護の対象でしかない。また、精神科病院のような医学モデルに依拠した療養空間においては、専門家と患者の出会いは非対称的な関係性に陥りがちであることを踏まえると、こうした専門家らの価値観がケアとして正当化され普遍化してしまう恐れもあるだろう。精神症状という事象を、「問題」として専門家側の手に委ねるだけではなく、当事者本人が乗り越えるべき「課題」として取り扱うこと、それには、当事者自身が、自分の身に何が起きているのか、当事者研究という方法を活用しながら仲間とともに探求することが必要なのである。

注）

　　　　ネット検索によるデータ取得日は，いずれも 2022 年 6 月 21 日.

(1)　　社会福祉法人 浦河べてるの家ウェブサイト.

(2)　　向谷地生良「当事者研究とは―当事者研究の理念と構成」当事者研究ネットワークウェブサイト.

(3)　　浦河べてるの家『べてるの家の「当事者研究」』医学書院，2005，pp.110‒124.

科学‒論理的思考モード
アメリカの認知心理学者ブルーナー（Bruner, J. S.）は、科学的根拠に依拠した生物医学モデルのように、個別の経験や事象によらない抽象的で一般的な理解の仕方のことを科学‒論理的思考モードとよんだ。それに対して個別的な病の経験のことを物語的思考モードとよんだ。

当事者研究から学んだこと

医療法人薪水 浦河ひがし町診療所 高田大志

　北海道浦河町で当事者研究の活動がはじまったのは2001（平成13）年頃のことである。ほぼ同時期に私は総合病院のソーシャルワーカーとして入職したので、当事者研究は私の実践に大きな影響をもたらしている。その頃は、当事者研究という名称はまだ使われておらず、「幻聴に左右されてしまう」「爆発してしまう」「自傷行為が止まらない」というテーマ別のグループミーティングをして実施していた。その後は、症状に関連すること以外にも、「恋愛・結婚」「家族関係」「学校」などテーマは多岐にわたり、長期入院者からデイケア利用者、通院している学生などさまざまな立場の方が集まり、経験を分かち合い、つながりを確かめ合い、苦労に向き合い続けたことが当事者研究の源流となった。

　当時の幻聴ミーティングに参加していたAさんは、攻撃的で指示的な幻聴に苦労し、長い入院生活を送っていた。TVを見ていても自分と関連した内容のニュースが流れ、犯人はお前だと責められ、いつも俯き加減であった。入院前には、「トラックに飛び込め」という声に責められ実際に行動に移し大怪我をした。幸いにも身体に後遺症も残すことなく回復をすることができたが、行動化してしまったこともあり退院までの道のりは遠くなっていた。元々、言葉にすることが苦手なタイプでもあり、周囲に比べ行動も遅く立ち止まってしまうことも多く、病院の売店での買い物ですら自分で商品を選ぶことができずに看護師の付き添いが必要であったことを覚えている。Aさんの研究テーマは「幻聴さんに騙されない行動」であり、周囲へのSOSを出すことや外出の際は車道側を歩かないことなどについて練習を重ねていた。最良の対処行動は、一人で行動しない、仲間と活動を共にするということが、誰にとっても一番安心できるということとなった。具体的な退院に向けての活動は、ピアサポーターの同行支援による外出・外泊練習を行い、最終的にはピアサポーターが住むグループホームへの退院を果たした。退院後は、何度か短期間の入院を経験するも仲間からのサポートにより地域生活を続けている。Aさんの仲間と共に活動するという自己対処は現在も変わらない。活動は広がりをみせ、町内外問わずさまざまなところに出かけるようになり、外食や買い物、旅行が趣味となり楽しんでいる。そのため、楽しい時間のための資金も必要になり仲間から借金もしたようだ。「仲間づきあいと金欠の研究」という新たなテーマに向き合っていることに、入院時代を知っている私としては回復と希望を感じるのである。

　問題や苦労をなくすことだけが支援者の専門性ではない。みんなで苦労を眺め、経験や立場の違うもの同士が経験を語り合い、尊重され、知恵を出し合い、創意工夫を繰り返していくこと。この対話による実践と研究的態度が今でも私のソーシャルワーク実践の基本となっている。

C. 心理教育プログラム

［1］ 心理教育プログラムとは

　心理教育とは、「精神障害やエイズなど受容しにくい問題を持つ人たちに、正しい知識や情報を心理面への十分な配慮をしながら伝え、病気や障害の結果もたらされる諸問題・諸困難に対する対処方法を修得してもらうことによって、主体的な療養生活を営めるよう援助する技法」と定義される[1]。さまざまな形の心理教育があるが、①疾病・治療についての知識・情報の共有（教育的部分）と、②対処技能・問題解決能力の向上（対処技能部分）、③心理的・現実的サポートを共通構造にもつ。

　日本語訳の「教育」は、疾患教育や服薬指導など、専門家が精神障害のある人たちに、病気や服薬の必要性に関する知識を一方向的に提供して、「わかってもらう」ことを目的とするイメージがあるかもしれない。しかし、方法の「心理面に十分な配慮をしながら伝え」の表現は、気持ちが楽になったり希望がもてたりするような情報提供の工夫をすることを、目標の「主体的な療養生活を営めるよう」の表現は、**エンパワメント**を目指しているのが心理教育であることを確認しておきたい。

心理教育
psychoeducation

［2］ 心理教育プログラムの意義と必要性

　精神障害リハビリテーションの使命は、「精神障害のある人が、最小限の専門家の介入で、自身が選択した環境においてうまく機能する能力を高め、満足できるよう手助けすること」である。また、精神障害リハビリテーションの価値には、「精神障害のある本人の参加」（involvement：すべてのリハビリテーションの局面で、完全なパートナーとして本人を含めること）が、基本原則には「リハビリテーションの過程に本人が積極的に参加し関与することは、精神障害リハビリテーションの基盤である」とある[2]。これらは、**リカバリーやエンパワメント**には欠かせない要素である。

　一方で、精神障害のある人は、自身の経験する苦悩や困難がなぜ生じているのかに関わる病気や障害などの理解や、それに対して助けとなりうる治療やリハビリテーション、社会資源などの理解、そして、自身に何ができるのかという対処可能性が、本人の希望する人生・生活に役立つ形で共有されていないことが多い。そのため、自身が希望する人生を歩もうとするリカバリーや、その過程で、自分の人生をコントロールする力があるという感覚を得るエンパワメントのために、何がどのように困難となっているのか、それに対してどのような助けが利用でき、自身は何ができるのかを知ることは重要となる。そこに、心理教育は要の役割を果たすといえる。

なお、「心理教育を中心とした心理社会的援助プログラムガイドライン（暫定版）」[1]では、心理教育の必要性を、消費者重視の姿勢（サービスの受け手として必要な説明を受ける権利を有する）や、心理教育によりほかのサービスなどのニーズを生み出し、その利用を促す点から説明している。

［3］ 心理教育プログラムの対象と構成

　以下では、「心理教育を中心とした心理社会的援助プログラムガイドライン（暫定版）」[1]で示される対象と構成の概要を説明する。

(1) 心理教育プログラムの対象

　心理教育はさまざまな精神障害や、それ以外の日常生活での困難を抱えた人を対象に行われるものとしている。実施時期は、①急性期から回復してきた時期、②デイケアなどで社会生活に戻るためのリハビリテーションを行っている時期、③1年以上の長期入院の時期、④地域生活を送っている時期の4期を示し、どの時期からでも始めることができるとしている。

(2) 心理教育プログラムの構成

①グループでの情報伝達と対処技法習得プログラムを組み合わせたタイプ

　情報伝達を講義形式で行い、別にグループワークによる**対処技法習得プログラム**を行う場合と、グループワークと同じ時間内にあわせて情報伝達を短時間で行う場合がある。いずれの場合も、情報伝達部分は疲労感などを考慮して15分程度とし、全体で最長でも90分程度が推奨される。

②グループでの情報伝達を中心としたタイプ

　教材を用いて講義形式で情報伝達をするが、グループワークを行わない分、教材を皆で読んだり、質問の時間を十分にとったり、自分の体験を語ってもらったりするなど、参加型の講義になるような工夫を行う。時間は50分程度が推奨される。

③個人面接に心理教育の要素を盛り込むタイプ

　個人面接のなかで、教材を個々の対象者に手渡し、簡単な説明を加える。一度にすべてを説明するのではなく、1回は最長でも50分程度とし、何回かに分けて行う。本人のニーズに合わせて進められるので、必ずしも教材の順番通りに進める必要はなく、対話のなかで扱う内容を選択する。

(3) 情報提供の内容

　精神障害のある人に共通してニーズが高く、情報提供で扱うことが推奨される内容として、①精神疾患に関する知識（**ストレス−脆弱性モデル**、一回のエピソードのプロセス、長期予後など）、②症状に関する知識（**陽性症状**、**陰性症状**など）、③薬物療法などの治療法（効果や副作用など）、④利用できる社会資源（リハビリテーションの資源、経済的なサポートな

ストレス−脆弱性モデル
stress-vulnerability model
ズビン（Zubin, J.）とスプリング（Spring, B.）が1977年に提唱したモデルで、精神疾患の発病や再発は、その人にかかるストレスの量と、そのストレスを受け止められる個別の素因（脆弱さ）の関係で起こるとする考え方。

142

ど）がある。

　これらの内容をできるだけ平易な言葉で扱い、標準的な教材として利用できるテキストも作成されている[3]。近年は、**リカバリー**のメッセージが盛り込まれ、リカバリーのために役立つ情報提供という位置づけが前面に打ち出されるようになってきている。

［4］ 心理教育プログラムの実例

　ここでは、心理教育プログラムがどのように進められるのか、具体例を示す。急性期から回復してきた入院中の統合失調症患者（約50分のグループに参加できる状態）を対象に、「グループでの情報伝達を中心としたタイプ」の心理教育プログラムを、テキスト『あせらず・のんびり・ゆっくりと』[3]を使用して病棟で行った例である。参加者は6人、スタッフは精神保健福祉士1名、看護師1名であり、毎週1回50分×5回で構成される。

　全5回の4回目で「再発をなるべく減らすために」を話題とするセッションの一場面を紹介する（スタッフはＸ、Ｙ、参加者はＡ〜Ｆで表す）。

Ｘ：今日は「再発をなるべく減らすために」という内容を扱います。1回目で、皆さんに退院後の希望をお聞きしました。私たちは、皆さんがその希望に向けて取り組むことを応援したいと思っています。ところが、統合失調症は調子が良くなったり悪くなったりして、残念なことに再発してしまうことがあります。…Ａさんは再発して、今回の再入院でしたね。

Ａ：1年前に退院したんですが、2ヵ月前にまた入院してしまいました。

Ｙ：そうでしたよね。Ａさん、とても悔しがっていましたよね。

Ａ：えぇ…せっかくアルバイトを始めて友だちもできてきたのに。

Ｙ：アルバイトを始めて友だちもできてきたのは素敵なことですね。Ａさんのように、退院してから色んなことに取り組み、それを続けられるようにするために、どうすればよいのかを考えたいと思います。

Ｘ：では、テキストの24ページを…Ｂさん、読んでくれますか？

Ｂ：はい。「（略）しかしあなたが上手に対処することで、再発を乗り越え、自分の生活を取り戻すことは可能です。お薬やストレスとうまくつきあうことや、解消方法を知ることで、再発を少なくすることができます。」

Ｘ：ありがとうございます。Ｂさんが読んでくれた、「再発を少なくする」ためにできることを考えるために、なぜ再発してしまうのかを考えたいと思います。誰か、26ページを読んでもらえますか？

Ｃ：はい、私が読みます。「再発を減らしていくためには、ストレスとつきあっていくことが大切です。ストレスは誰にでもあります。（略）」

Ｘ：ありがとうございます。皆さんは、どんなことがストレスになりますか？たとえばテキストには「人づきあい」「忙しさ」「叱られる」などが書かれていますが…Ｄさん、目が合いましたが、どうですか？

Ｄ：私もＡさんと同じように、前の退院後に仕事を始めたんですが、そこで上司に叱られてばかりでつらかったです。これもストレスですかね？

Ｘ：そうですね、ストレスといえるかもしれません。つらかったのですね…そうしたストレスを感じたまま無理をすると、再発につながることがあります。ダムにたまった水があふれてしまうようなイメージです。

Ｙ：ところで、「叱られてばかりだった」ということは、叱られて耐えている期間があったということでしょうか？

Ｄ：はい。半年くらいは叱られ続けていました。

Ｙ：半年も…その半年間、Ｄさんはどうやって耐えていたのでしょうか？

Ｄ：気持ちを切り替えたかったので、好きな歌手の歌を聴いていました。

Ｙ：好きな歌手の歌…いいですね。そうしたら気分はどうでした？

Ｄ：少し落ち着きました。

Ｘ：なるほど。Ｄさんにとっては、好きな歌手の歌を聴くことが、ストレスを減らすのに役立つ方法かもしれませんね。さっきの例えでいうと、ダムにたまった水があふれないように、水を抜く方法でしょうか。

Ｅ：それ、私も同じです。私もストレスを減らせてたのかも。

Ｙ：似たような体験をしている人もいるようですね。ほかの人はどうですか？

Ｆ：私は、友だちと電話でちょっと雑談をすると落ち着くよ。

Ｘ：なるほど。友だちと雑談することも、ダムにたまった水を吐き出す方法になるのかもしれませんね。Ｄさんや皆さん、いかがですか？

Ｄ：それはしたことなかったです。やってみようかな…

Ａ：私も、アイディアをもらえたような気がします。

Ｆ：私は、今度は好きな歌手の音楽も聴いてみようかな。

Ｘ：皆さん、工夫できることが増えそうですね。では次に…（後略）

　この例では、心理教育用のテキストを使い、**ストレス－脆弱性モデル**の内容を扱っている。しかし、ストレス－脆弱性モデルという言葉を使ったり、再発を減らす一般的な方法を支援者が一方的に教える形としていない。グループで参加者が体験を話せるよう促すことで、お互いに体験を共有できたり、参加者が各々、対処の選択肢を広げるきっかけになっている。参

加者がこれまでに行ってきた対処を聞くことは、**ストレングス**を活かすかかわりである。こうしたスタッフのファシリテーションにより、個々の参加者に役立つ知識や対処の方法につながることが期待される。

　スタッフのXがリーダー（進行役）を担ったが、コリーダーのYも随所で発言していた。リーダーばかりが話すのではなく、コリーダーも積極的に発言することで、グループの相互作用の促進が期待される。また、例ではX、Yのどちらが精神保健福祉士かは定めなかった。多職種チームで心理教育を運営する際、特定の職種に特定の役割が求められることは少ない。情報提供の内容に応じて特定の職種が主に話題提供を行うことはあるだろうが（例：社会資源の内容を精神保健福祉士が主に話す）、プログラム全体としては、**エンパワメント**を共通言語として、どの職種も同じようなかかわりができるチームを形成することが求められる。

［5］その他の関連プログラム

　心理教育に関連するその他のプログラムに、複合家族グループ（MFG）と、疾病管理とリカバリー（IMR）がある。

　複合家族グループ（MFG）は、複数の精神障害のある本人とその家族が参加する集団形式の家族支援プログラムである。心理教育の共通構造を有し、本人と家族のエンパワメントを目指す。家族支援プログラムとしての心理教育の説明は、5節の「家族支援プログラム」に譲る。

複合家族グループ
MFG: Multi-Family
Group

　疾病管理とリカバリー（IMR）は高度に構造化されたプログラムである。精神障害のある人が精神疾患を管理する方法を学び、個々人がリカバリー目標を達成することを目的としており、心理教育、再発防止のための服薬に関する行動的な調整、精神症状に対処するための認知行動的な戦略といった内容で構成され、個別またはグループで実施される[4]。

疾病管理とリカバリー
IMR: Illness Manage-
ment and Recovery

注）
(1) 浦田重治郎ほか『心理教育を中心とした心理社会的援助プログラムガイドライン（暫定版）』厚生労働省精神・神経疾患研究委託費 13 指-2「統合失調症の治療およびリハビリテーションのガイドライン作成とその実証的研究」（主任研究者：浦田重治郎），2004.
(2) アンソニー，W. ほか著／野中猛・大橋秀行監訳『精神科リハビリテーション（第2版）』三輪書店，2012.
(3) 伊藤順一郎監修『統合失調症を知る心理教育テキスト当事者版 あせらず・のんびり・ゆっくりと（改訂新版）―自分の夢・希望への一歩』NPO法人地域精神保健福祉機構・コンボ，2008.
(4) アメリカ連邦政府保健省薬物依存精神保健サービス部（SAMHSA）編／日本精神障害者リハビリテーション学会監訳『アメリカ連邦政府EBP実施・普及ツールキットシリーズ5-I・II』NPO法人地域精神保健福祉機構・コンボ，2009.

D.WRAP® （元気回復行動プラン）

WRAP® は、私の人生をまるっきり変えてしまいました。かつての私は、自分のことを「この精神病の人！」って思っていました。今、私は、どう自分をケアしたらいいかがわかっていて、困難なときには自分自身を助けることのできる「一人の人間」です。もし、気分が悪くなったり、大変な局面に遭遇したりしたら、私は行動を起こします。そうです、"私には"、自分にできる、簡単で安全なことが、ホント、沢山あるんです。

——WRAP の"ユーザー"の一人——(1)

注）「 」" "の部分は著者記述.

［1］WRAP® の概要

WRAP® とは、Wellness Recovery Action Plan の頭文字を取ったものであり、「ラップ」と読む。「WRAP を用いた人たちからは、備えがあると感じることによって」(2)、よりいい感じでいる時間が多くなっていき、全体的な QOL（生活の質）の向上に役立っているという声が聞かれている(3)。

WRAP®（以下、「WRAP」）は、

> ①厄介で、困ったことになる感情や行動を軽減したり、予防すること
> ②自分の力を高めること
> ③ QOL（生活の質）を向上・改善すること
> ④自分自身の人生の目標や、夢を達成すること

のためにデザインされている(3)、個人が自分でカスタマイズして使用できる「**ウェルネス**」(3)と「**リカバリー**」(3)のための系統立った仕組みである。

1997 年にアメリカでうまれ、2010 年に **SAMHSA** より **EBP** として認められ、**NREPP** に登録された(1)。アメリカを始め英語圏を中心に世界中に広まっており、さまざまな人びとが WRAP を活用している。深い悲しみ、関節の痛み、物質使用障害、幻聴やパニック発作、糖尿病など(3)……さまざまな場面で使用され、キッズ、ユースなど世代別のものあり、複数のテキストが開発されている。

日本への本格的な導入は、2005（平成 17）年に福岡県久留米市で「WRAP 研究会」が結成され、「**元気回復行動プラン**」という翻訳語が考案されたところから始まる。研究会は「WRAP ファシリテーターマニュアル」の日本語翻訳を行い、2007（平成 19）年に、アメリカの**コープランドセン**ターより講師を招聘し、「WRAP ファシリテーター養成研修」を開催。15名の「WRAP ファシリテーター」が誕生し、日本でも「**WRAP クラス**」（➡ p.148 ［4］）が行われるようになった。2012（平成 24）年からは、日本人による「WRAP ファシリテーター養成研修（講座）」も開かれるよう

WRAP®
WRAP® および Wellness Recovery Action Plan® は、Advocates for Human Potential, Inc. の登録商標である。

ウェルネス
wellness
「人生において目的を持っていること」「満足のいく仕事や遊びに積極的に関っていること」「歓び溢れる人間関係の一員となっていること」「健康な身体と住まいの環境を持っていること」「幸せを経験していること」である。「体の病気や障害がないということ」や、「behavioral health の診断がない」ことを必ずしも意味しない。誰しもが、今現在の生活環境の中で、「ウェルネス」を生きることができることをいう。

リカバリー
recovery
「変化の一連の工程」のことである。私たちの「健康」と「健全さ」を高めていくことを手助けし、「生活の舵取り」の助けにもなるものでもあり、人生のすべての領域において「自分らしさ」が発揮されるように働きかけるものでもある。

SAMHSA: Substance Abuse and Mental Health Services Administration
アメリカ連邦保健省薬物依存精神保健サービス部。「サムサ」と読む。

EBP: Evidence-Based Practice
科学的根拠に基づく実践。

NREPP: the National Registry of Evidence-Based Programs and Practices
SAMHSA による、「科学的根拠に基づくプログラムと実践の米国登録簿」（※ 2018 年に段階的に廃止となった）。

になり、全国各地にWRAPファシリテーターが誕生。WRAPクラスの普及が加速し、日本においてもWRAPが全国各地に広まっていった。

［2］WRAPの特徴

WRAPの起源[1]は1997年、アメリカのバーモント州において、当事者間で行われたワークショップの中にある。すなわちWRAPには、当事者（たち）が自ら開発し、実際の使用の中で育まれ、世界中に広められていったというユニークな特徴がある。

WRAPは、《自己決定》の原則から生まれ《自己決定》の原則に根ざしている[1]。WRAPは、"WRAPを使う人本人"が、"自分用にカスタマイズして"使用するものである。WRAPの作成は、人に手伝ってもらうこともできるが、作成および使用おける《主導権》はそのWRAPを使う"本人"にある。

またWRAPは、研究者との科学的な効果検証も行われており、「EBP」としての価値ももつ。現在では、コープランドセンターがAHPの認証のもと、「EBPとしてのWRAP」の普及啓発活動を主導している。

数年おきにバージョンアップが行われているのも、際立った特徴である。それはWRAPが、ユーザーの実体験を基盤としていることの現れでもある。

［3］WRAPの構造（WRAPに含まれるもの[4]）

WRAPは、「元気に役立つ道具箱」（下記●、以下「道具箱」）と、それに続く6つのパート（下記①〜⑥）で構成されている。「道具箱」の中の「道具」を使って、WRAPを構築するのである。手順としては、まず「道具箱」を作る。次に、その「道具」を実際に《使うための計画》を立ててゆく。人生の場面をわかりやすくするための「サイン」を設定し、そのときの「対応プラン」として、「道具」を振り分けるのである。サインが明確になることによって、「道具」を使うタイミングが外れないようになる。すなわち、どんなときにも、「自分の道具」が使える状態になるのだ。以下に、それぞれのパートを概観する。

●元気に役立つ道具箱[2]

「生活の工夫・コツ」をまとめた「資源のリスト」。大抵のものがシンプルで、安全で、費用がかからない[4]。これまでやってきたこと、できたかも知れないこと[2]、自分で見つけたもの、ほかの人から学んだものも[4]含まれる。また、「避けたほうがよい事柄をあげるのもよい」[2]といわれている。

コープランドセンター
Copeland Center for Wellness and Recovery
2003年の創設以来、WRAPの普及啓発・研究開発を行ってきた「peer-run（当事者運営）」の非営利組織。現在は、AHP（後述）の戦略的コンテンツパートナーとして、WRAPファシリテーターのトレーニングと、認定を行っている。

WRAPの起源
1989年、精神症状に苦しめられたコープランド（Coopeland, M. E.）は「リカバリー」に関する調査を行った。やがて、そこで見えた「リカバリー」している人たちの特徴や、「知恵」を分かちあう活動を行うようになる。ワークショップ参加者の一人が、「これはすべてよくて素晴らしいものだが、私は、私の人生でこれらのツールや戦略をどのように整理したらよいのか見当がつかない」[1]と発言。それに応える形で、コープランドとウィンターリング（Winterling, J.）がワークショップ参加者達に提案したものが「WRAP」の原型となる。以来25年、WRAPを使用した人たちと共に、現在の「WRAP」が創られていく。

AHP: Advocates for Human Potential, Inc.
医療・福祉分野で、連邦政府機関から民間医療機関までを顧客にもつ、アメリカのコンサルティング会社。2016年より「WRAP®」の著作権をもつ。

バージョンアップ
旧版が、1997・2002・2011・2012・2015年、新版[2]が、2018年に公開されている。

①日常生活管理プラン⁽²⁾

「いい感じのときの自分」⁽²⁾を設定し、その私のために「毎日必要な道具（詳細に記す）」「時々するとよい道具（備忘録として）」を入れる。

②引き金⁽²⁾

自分によくない反応を起こさせる「外部からの刺激（「出来事や状況」⁽²⁾）」を設定し、その時に使う「道具」を対応させておく。

③注意サイン⁽²⁾（小さな乱れ⁽⁵⁾）

普段の自分とは違うことを知らせる「自分の内側で起こっている」⁽²⁾「かすかな変化のサイン」を設定し、そのときに使う「道具」を対応させておく。

④調子が悪くなってきているときのサイン⁽²⁾（深刻な状況であること〔深刻な乱れ〕を知らせるサイン⁽⁵⁾）

「故障」「後退」「病の再発」⁽³⁾……自分が壊れてしまいそうな「緊急時のサイン」を設定し、そのときに自分ですぐに使う「道具」を対応させておく。「選択の余地を与えない、命令調の明確な指示」⁽²⁾である必要がある。

⑤クライシスプラン⁽²⁾

自分の面倒をみる責任（役割）をほかの人に預ける必要があることを示す「クライシスのサイン」を設定し、そのときにサポーターに使って貰う「道具」を対応させておく（して欲しくないことも含まれる）。また意志決定の代理人や、代行の取り決めを記すこともある。「元気なときに明確」⁽²⁾に作る他者への指示書。本人の「ニーズを満たすことを保障する一方、周りの人は何をしたらよいのかがわかり、時間の無駄やいらいらを防ぐこと」⁽⁴⁾ができる。ほかの人によって使われるという点で、ほかのプランとは異なる⁽²⁾。

⑥クライシス後のプラン⁽²⁾（クライシスを脱したときのプラン⁽⁴⁾）

「病み上がりのときのサイン」を設定し、そのときに使う「道具」を対応させておく。癒しの段階に合わせて変化をしていくという点で、ほかのプランとは異なる⁽²⁾。クライシスの「振り返り」としても使用。段階的に「自分の責任・役割」を取り戻していくための「計画表」も考案されている。

[4] WRAPを含むメンタルヘルスのリカバリー講座

WRAPは、「個人で」作ることも、「グループの中で」作ることもできる。日本では、「WRAPクラス」と呼ばれる、"自分のWRAP"を作る講座の全体像を**表3-3-1**⁽⁴⁾⁽⁵⁾⁽⁷⁾に記す。これは、1989年のコープランドによる調査⁽¹⁾⁽²⁾以来、積み上げられてきた実践的な知の体系である。

表3-3-1　「WRAPクラス」の全体像

```
WRAP を含むメンタルヘルスのリカバリー
 1. リカバリーに大切なこと／元気に大切な5つのこと
    ①希望／希望の感覚　②自分の責任／自分が主体となること
    ③学ぶこと／学び　④自分のために権利擁護すること
    ⑤サポート
       …注意を促す必要のある事柄
    ✓　いい医療をうけること
    ✓　服薬管理
 2. 元気に役立つ道具箱
 3. 元気回復行動プラン（WRAP®）
 4. リカバリー・トピック
    自尊感情／
    否定的な考えを肯定的に変える／
    ピアサポート／仕事に関すること／トラウマからの回復／
    自殺予防
    その他のこと
       生活空間／暮らし方／やる気
```

　1. は、リカバリーをしていた人たちの特徴をまとめたもので、特に①〜⑤は、WRAPを使う多くの人たちが「リカバリーへの鍵」と言っており、WRAPの基盤[4]である。これを生活に活かすための仕組みが、WRAPだともいえる。2. は「生活の工夫」をまとめたものであり、「よく使われている元気に役立つ道具のリスト」[4]の紹介が含まれている。3.は「WRAPの本体」であり、自分用にカスタマイズして使う計画（プラン）である（前述［3]）。4. は、リカバリーへの実践においてよく話題にあがってくる事柄である。

　クラスでは、これらを数回に分けての《情報提供》と、その場に集った人たちでの《経験からの学びあい》が行われ、参加者は、自分自身の「WRAP」を作成していく。認定をうけた2人以上の**ピアのファシリテーター**による進行が推奨[1]されており、参加者の人数は8〜12人が推奨[6]とされている。

［5］WRAPを作り、使っていくこと。

　WRAPは、"使う人"が自分仕様にして使っていく、いわば"私の「トリセツ」[8]"である。「WRAPを作るかどうか」「いつ作るか」「どのパートを作るか」「誰に見せるか」なども、使う人本人が決めていく[4][5]。やがて状況や自分自身が変化したときにはプランを変更し、"そのときの自分"のものにしてゆく。おわりに、「WRAPの使用」に関する文章を引用し、まとめとする。

ピアのファシリテーター
WRAPでは、WRAPを自分の生活の中で使っている人たちを、「ピア」と捉えている。「実際にWRAPを使っている人」が、トレーニング（WRAPファシリテーター養成研修）に参加し、「WRAPファシリテーター」となって、WRAPクラスの進行に携わるようになっていく。

参加者の人数
2014（平成26）年[1]においては10〜15名であったが、現在は8〜12人という数が示されている。

WRAP のいいところは、私に、自由な選択（choices）と選択肢（options）があるということです。世界のどこかにファイナルアンサーがあるわけではありません。私が私自身に向けて、物事を明らかにするのです。そして、私のプランは、私と共に進化していきます[3]。

注）

ネット検索によるデータ取得日は、2022 年 8 月 15 日.

(1) Copeland Center for Wellness & Recovery. *THE WAY WRAP® WORKS!: STRENGTHENING CORE VALUES & PRACTICES* (PDF), 2014.

(2) コープランド，M. E. 著／久野恵理訳『元気回復行動プラン WRAP』オフィス道具箱，2009.

(3) WRAP®. *Wellness Recovery Action Plan: WRAP.* (Updated ed.). Human Potential Press, Advocates for Human Potential, Inc. Sudbury: MA, 2018.

(4) コープランド，M. E. 著／久野恵理訳『ファシリテーター研修マニュアル』WRAP プロジェクト Z, 2012.

(5) コープランド，M. E. ＆ラップ日本著『ラップ（WRAP）元気回復行動プラン─元気に大切な５つのことラップ』ラップ日本，2012.
この資料は「WRAP クラス」のための「教材（スライド）※（4）に準じたもの」である。「ファシリテーター養成研修」に参加し、修了した者に配布される。コープランドとラップ日本の共同作成物であり、「一般化スライド」呼ばれている。

(6) Contents Copyright © 1995–2022 Advocates for Human Potential, Inc. All Rights Reserved. https://www.wellnessrecoveryactionplan.com/what-is-wrap/the-way-wrap-works/

(7) Copeland, M. E. *Facilitator Training Manual.* Peach Press, 1996, 2002, 2009, 2012.

(8) 日本経済新聞（夕刊）「らいふプラス」『私の「トリセツ」つくって元気』2012 年 5 月 21 日.

WRAP® を使ってのリカバリー—自分の"専門家"は自分自身

アドバンスレベル WRAP® ファシリテーター／ピアサポーター　増川ねてる

「どうやって、自分を労わっていますか？」

この問いかけに答えることから僕の WRAP® 体験は始まった。2006 年の冬だった。病気のある人も、ない人もそこにはいて（僕は病気のある側で、生活保護受給者だった）、各自が《自分の方法》を話し始めた。友達は自分の方法を楽しそうに話している。嬉しそうに聞いて貰っている。でも僕は、「自分の方法がよくなかったから病気になったし、間違っていたから社会生活がうまくできなくなった」と思っていた。「自分の方法は間違っていたから、これから正解を学んでいこう」とリハビリに取り組んでいる時期だった。自分のことを話す友達が眩しかったし、羨ましかった。

やがて自分の順番が来たときに、「ボ・ガンボスが好きだった…」って、おずおず話した。そうしたら「えっ、それは何？」って受け止めてもらえて…。今、思えば当たり前のこと。でも自己否定をしていた当時の僕には新鮮な感動だった。「僕も、友達がしているように、《自分の方法》を語ってもいいんだ」「《自分の道具》があっていいし、自分に合ったものを見つけて、それを使っていく！ってやってもいいんだ、昔のように…」と、思えたのだ。180°の視点の転換！リカバリーが始まった。

生活をしているのは"本人"である。どうありたいのか、どこを目指すのか。実際に生きるのはその"本人"なのだ。どんな道具でも、その人が使えないのなら"その人にとって"は意味がない。誰かにとっての有効な道具が、ほかの人にとっても有効な道具だとは限らない。しかし、《自分の道具なら、自分で使うことができる》のだ！そして WRAP は、「こういうときはこの道具」と、自分の道具の《使い時》を僕に丁寧に教えてくれた。必要な道具を新たに追加する方法も、道具の点検法も、WRAP で学んで、16 年と半年。今、思うのは…

人生でうまくいかなくなったのは、使っていた"道具そのもの"が悪かったのではなく、使い方に関して"僕が"未熟だっただけなのだ。上手くいっている人のようになりたくて、《誰かの道具》に気をとられ、《自分の道具》を手放したのがまずかったのだ。WRAP を通し、《自分の道具》を（再）発見。改めて《使い時》を整理することで、自分の人生、"自分で舵取り"をしていけることを知った。そして、病気がある／ないで人を区別することもなくなった。誰もが《自分の道具》を見つけ、それを使って生きている。…その意味で、

誰しもが、「自分自身の"専門家"」。

人の数だけ《やり方》があり、《在り方》があって、"人生"がある。違いがあるから別の視点から観ることができ、僕らは気づきあうことができるのだ。"自分のパートをしっかり生きる"こと。それが誰かの可能性を開くかも知れない…。誰もが、自分を生きる専門家！

E. 生活訓練プログラム

[1] 障害福祉サービス

　障害者自立支援法における障害福祉サービスの中の訓練等給付の一つである**自立訓練（生活訓練）**は、「障害者につき、障害者支援施設若しくは障害福祉サービス事業所に通わせて当該障害者支援施設若しくは障害福祉サービス事業所において、又は当該障害者の居宅を訪問して、入浴、排せつ及び食事等に関する自立した日常生活を営むために必要な訓練、生活等に関する相談及び助言その他の必要な支援を行う」と規定されている。対象者は、地域生活を営むうえで、生活能力の維持・向上などのため、一定の支援が必要な精神障害者、知的障害者であり、対象者としては以下のような例が挙げられる。①入所施設・病院を退所・退院した者であって、地域生活への移行を図るうえで、生活能力の維持・向上などの支援が必要な者。②特別支援学校を卒業した者、継続した通院により症状が安定している者等であって、地域生活を営むうえで、生活能力の維持・向上などの支援が必要な者等。また、これは2年間という有期限のサービスである（1年間の延長が認められる場合がある）[1]。

[2] 社会的リハビリテーションとしての生活訓練

　リハビリテーションのさまざまな分野の取組みによって、障害のある人の身体的、精神的、職業的、社会的な能力が高められる。それでもなお残された活動の制限と社会参加の制約をカバーするためのアプローチが「障害者福祉」であり[2]、**生活訓練**は障害者福祉の中の、障害福祉サービス事業の一つである。

　生活訓練では利用者の通所する場所が必要とされているが、何を提供するかは現在のところ特に決められておらず、各事業所が独自にサービスを提供している。多くの事業所では**社会生活力**の向上に重きを置いている。

[3] 生活訓練で社会生活力を高めるには

　生活訓練では、利用者の**アセスメント**を多角的に行うことが必要であるが、症状や障害などの弱点に焦点をあてる医療的な視点ばかりではなく、社会的リハビリテーションならではの本人の喜び、夢や希望や友という**ストレングス**に注目する。人は、身体と心と社会関係をもって生きる存在である。脳を含む身体的な回復、家族や仲間との関係の（再）構築、そして自分の自尊心や人生を取り戻す過程が**リカバリー**である[4]。そのリカバリーを大切にし、密度の濃い支援を行う。そして転換期を見逃さず、ここぞ

社会生活力
自分の障害を理解し、自分に自信をもち、必要なサービスを活用して、自らの人生を主体的に生き、社会参加し権利を行使する力[3]。

というタイミングでよりよくかかわるためには、全期間を通しての細やかなアセスメントが必要となる。①健康管理、②金銭管理、③身の周りの管理、④買い物、⑤家事活動（調理を含まず）、⑥調理、⑦生活のセルフマネジメント、⑧(a)公共交通機関を利用しての外出(b)自動車運転、⑨人間関係、⑩仕事／学校、⑪余暇活動、⑫日中活動、⑬制度・サービス活用(5)、など幅広い日常生活上のアセスメントを継続して行うことが大切であり、そのアセスメントは日々更新されていき、本人にも**エンパワメント**という形で返し共有される。

［4］ 生活訓練事業の実際

（1）相談支援事業所との連携

現在の障害福祉サービスの中では、まず初めに**相談支援専門員**がサービスなど全体を網羅する**サービス等利用計画**を作成する。その計画をもとに生活訓練では**個別支援計画**という本人の希望や生活訓練終了時までに達成したい目標などを、面談などを通じてサービス管理責任者が作成をする。最低でも３ヵ月に１回はモニタリングを行い、計画を随時更新していくことで、生活訓練の限られた２年間という期間を有効に使うことができる。計画を作成するサービス管理責任者以外にも、かかわる生活支援員が同じチームのメンバーとして、どのように利用者とかかわっていくのかを共有しておくことが大切である。さらに通過型のサービスであるため、卒業後を見据えて相談支援専門員とも常に連携をしておく必要がある。

（2）地域生活支援の共通言語を基本としたアセスメントとプログラム

地域生活を支援する生活訓練では、「ストレングス」「エンパワメント」「リカバリー」という考え方が基本であり、それらを共通言語として通過型サービスならではの①**集中的で深いアセスメント**と、②**さまざまな場面でのアセスメント**を行う。

日々の通所サービスにおいては、他の利用者と多くの時間やプログラムを通した体験を共有するため、グループの力を最大限に生かしていけるような、利用者が魅力を感じられるようなプログラム作りをする必要がある。参加者の志向性や選択が尊重される参加の仕方を考え、利用者が自発性を発揮して生き生きと楽しめ（楽しくなければ通所して来ない）、さらに目標を達成して卒業する人がいつもいる集団の雰囲気は、通所のモチベーションとなる。同時に、集団での活動はあくまで個々の参加者の目標達成のための手段にすぎないという個人を重視する姿勢が大切である(6)。

（3）有期限によるメリット

生活訓練は「２年間」という期限があるからこそ、期限内に達成したい

目標などを利用者自身が生活支援員と共に考え、実行していくことを強く意識するようになる。また利用期限があることで利用者の入れ替わりがほかの障害福祉サービスよりも多く、生活訓練を終了して次のステージへとステップアップしていく仲間の存在を感じることができる。生活訓練とは障害をもつ人のチャレンジや変化を支援し、リカバリーすることを応援するサービスだといえる。そのために、ほかの事業にはない**個別計画訓練支援加算**という精神保健福祉士等が毎月のモニタリングを行うことによる、丁寧な支援計画作成のための加算が設けられている。

(4) 訪問による支援

　生活訓練の訪問による支援では、生活支援員が自宅に訪問をして家事を行うためのアセスメントや環境整備を共に行う。自宅以外の場所にも必要に応じて同行する（市役所等での手続きのサポート、通院に同行し主治医に自身の伝えたいことを上手に伝えるためのサポート、通所や通勤、趣味の活動のための公共交通機関利用の練習など）。居宅介護事業でのヘルパー利用では制度的に決まったことしか行えないという制約があるが、生活訓練の訪問による支援では、そのような制約は特になく各事業所によるルールに基づきサービスが行われている。精神障害者の地域生活をよりよくするための支援は、認知機能の障害という特性などを考えると、生活の場を活用した個別支援が効果的であり、このことはリハビリテーション実践においても実証されている。訪問では、1対1の丁寧な落ち着いた時間を共有できることにより、関係性を深めることができる。そのためひきこもり状態の人に働きかけられる障害福祉サービスとしても大変有効である。今後、訪問による支援が広がることを期待したい。

注)
　　　　ネット検索によるデータ取得日は，いずれも 2022 年 6 月 23 日.
(1)　厚生労働省ウェブサイト「障害福祉サービスの内容 11　自立訓練（生活訓練）」.
(2)　奥野英子『社会リハビリテーションの理論と実際』誠信書房，2007，p.17.
(3)　奥野英子『障害のある人のための社会生活力・マニュアル―自分らしく生きるために』中央法規，2020，p.4.
(4)　野中猛『図説リカバリー―医療保健福祉のキーワード』中法法規，2011，p.4.
(5)　菊地尚久研究代表「障害者に対する社会リハビリテーション支援プログラム及びその評価手法開発に関する研究（令和 2 年度　総括・分担研究報告書）」厚生労働科学研究費補助金　障害者政策総合研究事業研究，2022.
(6)　池淵恵美『こころの回復を支える―精神障害リハビリテーション』医学書院，2020，p.101.

F. 地域移行プログラム

[1] 精神障害者の長期入院の背景

精神障害者を取り巻く課題のうち、大きな比重を占めているのは、精神科病院の**長期入院**である。日本は戦後の 1950（昭和 25）年に**精神衛生法**が制定されてから精神障害者は隔離収容政策の対象となった。精神衛生法において「精神障害者」という言葉が定義されたが、医療の対象であって、1993（平成 5）年の**障害者基本法**の改正まで障害者福祉の対象にならず、ほかの障害福祉の領域と比較して支援は大幅に遅れた。

1950 年代に入ってからは、戦後の復興から高度成長期という右肩上がりの経済成長を目指す時期であり、精神障害者を精神科病院を隔離収容の場とする政策がとられた。その一つは、1958（昭和 33）年の**精神科特例**であり、医師や看護師の人員配置が一般より少なくてもよいこととなった。続く 1960（昭和 35）年の**医療金融公庫法**による精神科病院建設のための超低金利の融資は精神科病床を激増させることになった。

欧米が脱施設化に向かう 1960 年代に日本では**ライシャワー事件**が起きたことで、精神障害者は隔離収容をするべきという世論とも結びつき、精神障害者の精神科病院への隔離収容は加速していった。こうした最中の 1968（昭和 43）年に来日した**クラーク**氏は、日本の精神科病院などを見学し、閉鎖的な病院の様子をレポートした。この『日本における地域精神保健への勧告』（通称：**クラーク勧告**）は、精神保健領域の隔離収容政策に対し、コミュニティを中心とした精神保健のシステムを構築することが緊急課題であると提言したが、実際にその提言は政策に生かされず、精神科の病床は増加していった。そして、社会資源の不足から地域での居場所（住まいや日中活動の場）を失い、入院による治療が必要ではないにもかかわらず入院を継続する（**社会的入院**）状況が発生した。

長期化する入院は、**宇都宮病院事件**（1984〔昭和 59〕年）のように、精神科病院における人権侵害の問題として表出され、国際的にも批判を受けたことで、1987（昭和 62）年に**精神保健法**へ改正され、はじめて法律上精神科領域に自分の意志による入院（**任意入院**）制度ができた。しかし、それまでの**同意入院**（ここでの同意は本人ではなく家族等の同意）は**医療保護入院**と名称を変えて存続し、**措置入院**の制度も維持され、現在まで本人の意志ではない入院の枠組みは変化していない。

こうしたさまざまな政策や制度により精神障害者が精神科病院に隔離収容され、入院者は高齢化し、その解決が十分に進まないまま現在に至っている。こうした状況を打開するため、さまざまな実践が行われている。

ライシャワー事件
1964（昭和 39）年にアメリカ駐日大使ライシャワー氏が、精神科病院での治療歴のある青年に刺傷された事件。

クラーク
Clark, David H.
1920-2010
イギリスにおいて、精神医療改革を行った。WHO の顧問として 1967（昭和 42）年 11 月から 1968 年 2 月の 3 ヵ月間日本に滞在した。

地域移行支援 (退院促進)
2008 (平成20) 年度の「精神障害者地域移行支援特別対策事業」から「地域移行支援」という用語が定着していった。

[2] 地域移行支援 (退院促進) の流れ

2000 (平成12) 年に大阪府から**地域移行支援 (退院促進)** の動きが本格化していく。大阪府で起きた「**大和川病院事件**」(1993〔平成5〕年) では、入院患者の虐待死事件が発覚したことを機に、保健所がコーディネートの役割を担う「**社会的入院解消研究事業**」を行政主導で開始した。この事業の流れを受け、2003 (平成15) 年に国の「**精神障害者退院促進支援事業 (モデル事業)**」が開始された。そして国は退院促進に向け、その対象者を明らかにするため2004 (平成16) 年、厚生労働省精神保健福祉対策本部報告「**精神保健医療福祉の改革ビジョン**」で、受け入れ条件が整えば退院可能な精神障害者を7万2,000人と示した。

「精神障害者退院促進支援事業」は2008 (平成20) 年に「**精神障害者地域移行支援特別対策事業**」に格上げされた後、2010 (平成22) 年に「**精神障害者地域移行・地域定着支援事業**」に再編された。また、2011 (平成23) 年には「精神障害者アウトリーチ推進事業」が開始された。続く2012 (平成24) 年には障害者自立支援法 (現:**障害者総合支援法**) の個別給付の中の地域相談支援として精神障害者の地域移行は位置づけられ、障害福祉サービスの一つとしてすべての精神障害者が利用できるようになった。

障害者総合支援法
正式名称は、「障害者の日常生活及び社会生活を総合的に支援するための法律」。

[3] 社会的入院解消研究事業

大阪府の保健所が中心となり、自立支援促進会議を設置した。支援職員を雇用し、精神科病院から推薦のあった長期入院者に対して、個別支援を行った。地域の支援者が医療機関に入り、働きかける形で長期入院者の退院意欲を高めたり、退院支援に伴う医療機関の負担増を軽減したり、受け入れ側である地域の環境整備や家族間の調整などを行った。

[4] 精神障害者退院促進支援事業

実施主体は都道府県で、委託を受けた地域生活支援センター (現在の地域活動支援センター) などが**自立支援員** (のち**地域移行支援員**) を配置し、協議会を開催して対象者を決定する。自立支援員は病院を訪問し、外出等具体的な支援を行う。原則6ヵ月以内での支援や退院後は1ヵ月で支援が打ち切られるため、実際に数十年を精神科病院で過ごしてきた対象者にとっては、退院とその後の地域での生活を継続するには課題が残った。

[5] 精神障害者地域移行支援特別対策事業(精神障害者地域移行・地域定着支援事業)

精神障害者退院促進支援事業を基とする事業で、地域移行支援員が行う個別支援に加え、地域の体制整備の役割を担う**地域体制整備コーディネー**

ターを相談支援事業所などに配置した。地域移行支援員が対象者に対する
退院へ向けた啓発活動や支援計画作成、院外活動への動向などを主とした
支援内容とするものと比較すると、地域体制整備コーディネーターは医療
機関や地域の事業所への働きかけや社会資源の開発、複数の圏域が抱える
課題への助言などより広い範囲、メゾ領域に働きかける役割を担っている。

［6］精神障害者アウトリーチ推進事業

　在宅精神障害者の生活や、医療の支援等を多職種チームによる訪問など
で支えるもの。目的の一つは、できるだけ入院をしないで地域生活を継続
することである。対象とされるのは、治療を中断した人、精神疾患が疑わ
れるが未受診の人、長期入院などから退院した人や、入院を繰り返す人や
ひきこもり状態にある精神障害者である。

［7］障害者自立支援法（障害者総合支援法）による地域移行支援・地域定着支援

　精神障害者地域移行・地域定着支援事業は 2011（平成 23）年度末で打
ち切られ、2012（平成 24）年度からは障害者自立支援法の個別給付のう
ち**地域相談支援**として継続された。メリットは、障害福祉サービスの一つ
として市町村への申請を行うことで支援を受ける手続きが可能になったこ
とである。デメリットは、本人の申請をもって開始されるため、申請の手
続きなどを躊躇したり、それまで地域移行支援員が担っていた入院中の精
神障害者への退院に向かう気持ちへの働きかけ（**モチベーションサポー
ト**）に報酬がつかなくなったことである。長期入院者の退院に対する意欲
の減退は大きな障壁の一つであり、そこにアプローチできなくなった弊害
は大きい。

［8］生活保護制度による地域移行・地域定着支援

　長期入院の影響もあり、精神障害者は生活保護を受給している人たちも
多い。そのため、生活保護制度を活用した事業もある。その 1 つ目は、**生
活保護精神障害者退院促進事業**である。生活保護の自立支援プログラム
（セーフティネット支援対策等事業費補助金）によるもので、精神障害の
ある入院中の生活保護受給者に対し、福祉事務所のケースワーカーが中心
となり住居や退院後の生活に関する支援を行うものだが、認知度が低いこ
と、担当になるケースワーカーの移動などで事業が稼働したり停止したり
と安定しないことなどが要因となり、あまり活用されていないのが現状で
ある。

　2 つ目は、救護施設における**居宅生活訓練事業**である。精神障害者のみ

を対象としたものではないが、1年もしくは2年間の間に救護施設が借りている地域のアパートなどで生活をしながら、地域移行・地域定着支援を行うものである。精神科病院から救護施設に退院する精神障害者は少なくないため、地域移行支援の一つとして活用可能である。メリットとして救護施設に籍を置きながら実施できることがある。しかし、**現在地保護**のため、退所先は救護施設から遠い地域（場合によっては県外など）に退所することになるため、退所後の支援が行き届かない可能性がある。

G.実施機関（生活訓練事業所、地域活動支援センター、共同生活援助、保護観察所等）

［1］生活訓練事業所

　生活訓練事業所は、精神科病院に長期入院をしていた人たちを対象に、**自立訓練（生活訓練）**を提供する通過型の施設である。自立訓練（生活訓練）は、障害者総合支援法の5条12項に規定されている。2年間の利用を基本としているが、長期入院者の場合は3年間まで利用が可能である。長期の入院生活により、生活能力を失っていたり、社会の変化やルールの変化に対応するための力を獲得する必要がある。そのため、日常生活を営むための訓練を行ったり、社会のルールを学んだり、そのほか生活に関する相談が行われる。障害者支援施設もしくは障害福祉サービス事業所においてサービスが提供され、居住の場で支援を行う宿泊型、日中に支援を受ける通所型、また、訪問によりサービスを受けることも可能である。

［2］地域活動支援センター

　地域活動支援センターは、障害者総合支援法5条27項に規定された施設である。地域生活支援事業の一つで、障害者等が地域での生活を送るために、さまざまな機会の提供や社会との接点をもつことや、利用者の対象は障害者だが、地域活動支援センターの活動を通して、障害のある、なしにかかわらず人びとが交流することができるような運営が求められている。地域移行・地域定着支援においては、日中の居場所として活用される。

　活動内容は、地域特性や利用者の状況に応じて決められるため、利用者の希望によるプログラム（たとえばSST、パソコン教室や英会話など）や、レクリエーション、地域のさまざまなイベント参加などのグループでの活動のほか、生活相談（面談や電話相談など）や利用者間の交流の場としてフリースペースを設けたりしている。そのため、利用者がプログラムに参加したくない場合は、フリースペースでほかの利用者や職員と会話を楽しむなど、自分のペースに合わせて利用することが可能である。

地域活動支援センターには、Ⅰ型、Ⅱ型、Ⅲ型がある。Ⅰ型では、専門職員（精神保健福祉士等）の配置が必須で、地域と医療や福祉を結ぶ役割を担い、地域住民ボランティア育成や障害に対する普及啓発等の事業が求められている。相談支援事業を併せて実施することも求められている。

Ⅱ型では機能訓練、社会適応訓練、入浴等のサービスが、Ⅲ型は、地域活動支援センターになる以前に無認可作業所（小規模作業所や共同作業所）として運営されていたものが移行したもので、規模は一番小さい。

［3］共同生活援助

共同生活援助は、一般的には**グループホーム**と呼ばれている（以下、グループホーム）。障害者総合支援法5条17項に規定され、地域住民との交流が確保される地域（住宅地など）で運営される。家庭に近い環境で共同生活を行うもので、精神障害者の場合、自立した生活を望む人や、精神科病院の長期入院者が一人暮らしをすることに不安がある際に利用する。

居室は原則1人の定員であるが、共同生活のための相互交流を図ることができる設備を設けることが求められている。個のスペースの確保をしつつ、ほかの利用者と交流をすることも可能で、個々の利用者が自分のペースで生活を送ることができる。提供されるサービスは主に夜間における相談や日常生活の支援、また利用者の日中活動先との連絡調整である。

地域移行・地域定着支援の対象者である1年以上の入院を受け入れる場合、精神保健福祉士、社会福祉士や公認心理師等の専門職が相談援助などを行うと、**精神障害者地域移行特別加算**がつく。地域移行・地域定着支援において、精神科病院からの退院先の一つとして活用されている。

グループホームには通過型と滞在型がある。通過型は概ね3年の利用期間を経て、地域のアパートなどに移行していくため、地域での生活を送れるようなさまざまな生活の技術を得ることも目的となる。一方、滞在型は利用期限がない。

［4］保護観察所

保護観察所は、更生保護法1章4節に規定されている（29条と30条）。犯罪をした人や非行のある少年に対し、社会の中で更生が可能となるように、指導（指導監督）と支援（補導援護）を行う機関で、地方裁判所の管轄区域ごとに設置されている。精神保健福祉の領域では、**医療観察法**の精神保健観察の対象者に対し、入院・通院中の生活状況等の見守りや、退院後の生活環境の調整、処遇実施計画の作成、ケア会議を実施する。

医療観察法
正式名称は、「心神喪失等の状態で重大な他害行為を行った者の医療及び観察等に関する法律」。

地域での支援を通して見えてきたもの

社会福祉法人 やおき福祉会　理事長　柳瀬敏夫

　1989（平成元）年、社会福祉関係者・地域の精神科病院・保健所と家族の運動により、和歌山県紀南地方で初めて精神障害者「小規模作業所」が誕生した。大きな力となったのは、当時の医師と病院スタッフの「地域への想い」であった。それから8年後、小規模作業所は「社会福祉法人やおき福祉会」として認可され、35年が経つ。この間、数回の法令改正があり、さまざまな制度が登場した。私達も、いくつかの制度を活用しながら地域に向き合ってきた。中でも地域を変えていく「原動力」となったのが「精神障害者地域生活支援センター」である。本法人では、社会福祉法人設立と同時に「紀南障害者地域生活支援センター」を開設した。この後、地域生活支援の活動のなかで、ケアマネジメントを通して「多職種ネットワーク」、「活動資源」等の構築をすすめてきた。平成9年には「地域精神保健医療福祉業務連絡会」の設立、平成12年には、精神障害者の一般就労をすすめる就労支援ネットワークの構築、平成14年には「ケアマネジメント試行的事業」の導入、平成16年には「退院促進支援事業」の実施等々を経て、退院とともに希望に沿った活動を行い、症状の不安時にも適切に支援することができる支援体制を築いてくることができたと考えている。こうしたことは、まぎれもなく「地域の変化」である。資源が増え、支え手が繋がることで多くの課題がクリアされてきたが、「長期入院」という視点から見ると変わってはいないというのが実感である。和歌山県の1年以上入院患者の推移（630調査）では、平成20年の1,592人から2020（令和2）年には1,042人と大幅に減少したが、年齢別でみると、65歳以上の人ではほぼ変わらない傾向にある。これは、長く入院している人への「意識的な側面」と「高齢」障害者の地域生活を支える資源の乏しさを示しているとも言える。もっと言えば、この2つを取り巻いている個別詳細な「障壁」が今もって取り除かれていないということになる。令和3年度、本圏域でも市町村の義務となった「精神障害者にも対応した地域包括ケアシステム」の整備に向け協議がスタートした。こうした過程で長期入院の人への意欲喚起を目的とした県の事業を包括ケアの一つの要素（資源）として本圏域では組み入れた。包括ケアシステムの理想は、地域で生活するための住まいと選択できる質の高い活動資源、そして症状の波に適切に対応できる緊急支援体制と医療、やむを得ず入院に至った場合の退院支援システム、そして退院後の地域生活支援体制とそれらがつながる「支援の輪環」にある。これまで地域移行に向き合い取り組んできた中で見えてきたものはまさにその「包括」の視点である。そして、法令や制度に埋没しない「人としての寄り添い方・倫理」、それらが重なったとき、本当の意味で「地域移行」は実現できると言えるのではないだろうか。

4. 教育的リハビリテーションプログラム

A. 特別支援教育プログラム

[1] 子どもの教育保障と特別支援教育

障害のある子どもたちの教育は保障されなければならない。日本も批准している**障害者の権利に関する条約**（以下、**障害者権利条約**）では、障害のある子どもが最善の利益を享受するため、障害や年齢に適した支援を提供される権利を有することが示されている。

日本では、「**特別支援教育**」という用語で、盲、ろうあ、知的障害や病弱・虚弱な子どもなどに必要な教育の実践を展開していた。2003（平成15）年の文部科学省の「今後の特別支援教育の在り方について（最終報告）」において用いられた。

それまで特殊教育の対象とされてこなかった**学習障害、注意欠陥多動性障害**や知的障害のない**自閉スペクトラム症**（言葉の遅れがある場合を**高機能自閉症**、ない場合を**アスペルガー症候群**）などが教育支援の対象となった。発達障害という多様性の高い支援の求められる子どもたちに対して、積極的な介入を行うことの必要性が認識されたといえる。早期の介入により、継続的な支援を行うことは発達障害のある子どもたち、とくにコミュニケーションに課題のある子どもたちにとっては、その後の自立や社会参加に向けた支援に重要であると考えられる。

特別支援教育には**特別支援学校、特別支援学級、通級**による指導、**就学猶予・免除**がある。それぞれ障害の程度により対象が決められている。特別支援学校については、知的障害のない発達障害は含まれていないことや、通級による指導には知的障害が含まれていないなど、障害によって、教育の枠組みが想定され、制度設計されていることがわかる。

[2] 校内における支援体制

各学校では、校内委員会を設け、障害のある児童や生徒の実態や教育的ニーズを把握し、支援内容を検討する。構成員は、校長、教頭（副校長）、主幹教諭、学年主任、学年主任、学級担任、教育相談担当教諭、養護教諭、特別学級担任、通級担当教員などである。また、校内委員会では、専門家チームに判断を求めるかどうかを検討するなど、組織として障害のある子

障害者の権利に関する条約
Convention on the Rights of Persons with Disabilities
2006年12月13日に国連総会において採択され、2008年5月3日に発効された。日本は、2007（平成19）年に条約に署名し、障害者・児に関する法律を整備したのちの2014（平成26）年に批准。

学習障害
learning disability
知的な発達の遅れがないにもかかわらず、読むことや書くこと、計算などの一部の学習に困難が生じるもの。

注意欠陥多動性障害
ADHD: Attention Deficit/Hyperactive Disorder
不注意と多動性及び衝動性が行動特徴。不注意のみと多動性及び衝動性のみがみられる場合もある。

自閉スペクトラム症
ASD: Autism Spectrum Disorder
社会的コミュニケーションの困難さや活動や興味の範囲の狭さや反復される行動が特徴である。

特別支援学校
特別支援学校は、学校教育法72条に規定されている。学習や生活上の困難の克服、自立を図るために必要な知識技能を得る教育を行う。広域から子どもたちが通学を行う。

特別支援学級
基本的に特別支援学級で学習を行う。「交流及び共同学習」では、通常学級での交流が行われる。

通級
基本的には通常の学級で学習を行うが、必要に応じて特別指導を受ける。

特別支援教育支援員
障害のある子どもに対し、食事、排泄、教室の移動等の日常生活動作の介助や発達障害のある子どもへの学習活動上のサポートを行う。

スクールカウンセラー
子どもや保護者に対して教育現場においてカウンセリング等を行う。

スクールソーシャルワーカー
さまざまな社会的問題を抱える子どもや保護者に対して、学校を拠点として支援を行う。

どもたちに対応していく。この校内委員会のとりまとめを行うのが、**特別支援教育コーディネーター**であり、関係機関との連絡調整や保護者対応の窓口となる役割を担う。

その他、**特別支援教育支援員**や**スクールカウンセラー**、**スクールソーシャルワーカー**が連携して、それぞれの専門性を活かしながら障害のある子どもたちを支援していく。

［3］個別指導計画と教育支援計画

障害福祉領域でも作成されている個別支援計画と同様に、教育現場においても個々の特性に合わせた**個別指導計画書**や**教育支援計画書**が作成されている。学期や年度ごとに評価を行い、教育における進捗状況などを確認していくものである。教育に重点を置いたものであるが、その後の人生における支援という長期的な視点で計画を捉える必要があり、福祉の領域との共有、継続性をイメージしたものであることが望ましい。

［4］精神保健福祉士の特別支援教育におけるかかわり

教育現場における精神保健福祉士の役割の一つは、**スクールソーシャルワーカー**として支援を行うことが挙げられる。教育機関における教員等との連携は当然であるが、外部の関係機関との連携も積極的に行っていくことが求められる。発達障害の場合、学校への不適応やいじめの対象になるなど問題が深刻化し、その後の人生に大きな影響を及ぼす可能性もあるため、担任等と連携を取りながらかかわっていくことが重要である。その一方で、子どものわかりやすい問題行動にばかり目を向け、発達障害と決めつけた支援をしてしまうと、その背景に隠れている児童虐待による精神の不安定さや、**ヤングケアラー**であるために登校ができていないなど、福祉的な課題を見落とす可能性もあるため、注意が必要である。

ヤングケアラー
本来は大人が担う家事や家族の世話（介護等）などを日常的に行っている子どものこと。学校に通えないなど子どもの人権が侵害される可能性がある。また、相談する相手もいないため孤立することが多い。

子どもの環境を視野に入れるソーシャルワークでは、家族支援も重要である。たとえば、子どもの障害を受け入れることができない家族や、障害のある子どものきょうだいの支援など、教育的な視点ではなく「支援が必要な家族」としてソーシャルワーカーが家族にも寄り添いながら子どもの育ちの支援を行っていく役割も求められている。

［5］特別支援教育における課題

本来であれば、障害のある子どもたちのためにあるはずの特別支援教育プログラムが、彼らを社会から排除する構図を生んでしまうこともある。たとえば、障害がなければ近隣の小中学校に通うはずの子どもたちが、幼

少期から「特別支援学校」という広域で子どもたちが通う学校へバスなどで通学するため、地域でほかの子どもたちと交流することに制限が生じることがある。また、障害のない子どもたちにとっても、障害のある子どもとの交流を通して多様性を学ぶ機会が奪われることになってしまう。障害のある・なしにかかわらず、子どもたちが自然に交流することで、さまざまな障害の理解につながると考えられる。2022（令和4）年の障害者権利条約の対日審査の勧告にあったように、**インクルーシブ教育**に向けて、教育現場での積極的な交流が望まれる。

インクルーシブ教育
共生社会の実現に向け、障害のある・なしにかかわらず、子どもたちが同じ場で学ぶことで人としての多様性を学ぶこと。同時に、特別なニーズにも対応できるような柔軟性のある教育システムの構築も求められている。

B. 障害学生支援プログラム

[1] 障害学生の修学状況

　大学などの高等教育でも、近年は障害学生の数が増加している（**図3-4-1**）[1]。理由の1つには、発達障害や精神障害の認知が進んだことがある。また、2014（平成26）年まで、その他の障害に含まれていた精神障害（知的障害を含む）が独立して集計されるようになった。つまり、「精神障害」という枠組みができたことで、それまで見えにくかった精神障害のある学生たちが顕在化し、認知されるようになった。病弱・虚弱についても、

図3-4-1　障害学生数の推移

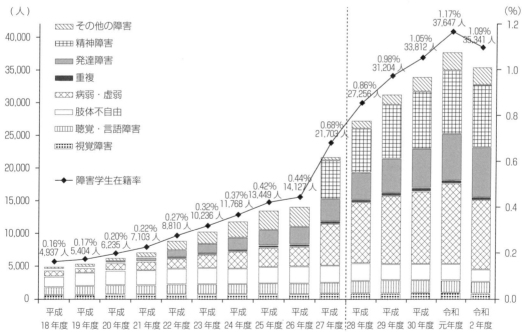

出典）独立行政法人 日本学生支援機構ウェブサイト「障害のある学生の修学支援の実態調査」より.

具体的な疾患名が示されたことにより、情報収集がしやすくなった(2)。このように、それまで認知されにくかったさまざまな障害に対し、具体的な「障害」や「病名」を挙げることで、大学側が障害学生の状況を具体的に把握することが可能となった。また支援を必要とする障害学生が卒業に向けて学びを継続する修学のために必要な支援を行う体制を整えていくことが大学等に求められるようになった。

こうした社会の動きの基本になるのは、2016（平成28）年の**障害者差別解消法**の実施である。さまざまな困難を抱えながら大学における障害学生に対する**合理的配慮**が求められることとなった。

[2] 障害学生への支援

特別支援教育の流れと同様に、大学などにおいても視覚、聴覚、身体障害学生の数が大幅に増加していないことから、これまでも不足はあったとしても一定の支援体制が取られてきたことを意味する。しかし、新たに支援の対象となった発達障害や精神障害、そして知的障害のある学生たちに対しても、大学などは支援のための工夫が求められることになった。

障害学生支援の根拠となる障害者差別解消法の合理的配慮は、学生の申請をもってはじめて検討がなされる。しかし、発達障害や中途障害である精神障害のように、本人がその障害特性によって困難に気づいていなかったり、障害を受容できていない場合などは、教員など周囲の働きかけが求められることがある。しかし、多くの教職員は、障害学生支援を専門としないことから、大学教職員に向けた研修の実施や経験の積み重ね、さらには主治医や学校医との連携や**キャンパスソーシャルワーカー**など専門職を活用し、個々の教育機関で障害学生の支援体制を構築する必要がある。

また、障害学生支援で重要になってくるのは、**就労支援**である。就労することをゴールとするのではなく、就労継続をするための支援も重要である。個々の特性をアセスメントしてインターン等の制度も活用したり、就職先の企業への働きかけという側面からも支援を行う必要がある。多くの障害学生にとって最後の教育機関である大学などでは、就労というその後の生活をイメージした幅の広い支援も求められている。

[3] 精神保健福祉士としての学生支援

キャンパスソーシャルワーカーや障害学生の支援の専門職として働く際に重要なことは、障害特性を理解することである。精神障害の場合は20歳前後が好発年齢であることから、在学中に発症し、休学や退学をする学生も少なくない。こうした学生たちを医療機関に結びつけたり、復学の際

障害者差別解消法
正式名称は、「障害を理由とする差別の解消の推進に関する法律」。

大学における合理的配慮
障害者差別解消法では、国公立大学等は合理的配慮不提供の禁止、私立大学等は努力義務となっている。

の窓口になる支援を行うなど精神保健福祉士として専門性を活かしていくことが求められる。こうした場合、相談の最初の窓口になることも想定されるため、相談が継続できるような体制・対応が求められる。

C. 実施機関

障害のある子どもたちへの支援の実施機関にはさまざまな場がある。就学前の乳幼児から支援が必要な子どもたちもいる。保健所等の検診で支援が必要と判断された場合、就学前から児童発達支援等のサービスを受けることがある。就学前から福祉支援を受けることは、次の教育というステップに移る際に教育機関と連携を取ることも可能になり、個々の子どもたちに合った教育と福祉を組み合わせた支援が可能になる。

[1] 特別支援学校

特別支援学校は、幼稚園、小中高等学校に準ずる教育を行う。それぞれの障害特性を「改善・克服」するための「自立活動」という特別な指導領域が設けられている。一般の教育と比べて、柔軟性のある課程編成となっており、知的障害のある子どもについては、独自の教科や目標が設定されている。学校教育法施行令22条の3にある通り、特別支援学校の対象となるのは、視覚障害、聴覚障害、知的障害、肢体不自由、病弱となっていて、知的障害を含まない発達障害や学習障害、精神障害は対象外である。

[2] 放課後等デイサービス

放課後等デイサービスは、児童福祉法6条の2の2第4項に規定されている。学齢期の子どもたちのうち、障害のある子どもたちが放課後や夏休みなど長期休業日に利用する施設である。家庭や学校以外の居場所の一つとして、福祉の支援も活用しながら個々の発達の成長を促す場であり、利用に際して療育手帳や身体障害者手帳が必須ではないことが特徴である。

また、福祉領域の施設であることから、保護者支援を担うことも求められている。保護者支援では、子育ての悩みへの対応（相談支援）、家庭内での療育力向上のための**ペアレント・トレーニング**、保護者に過度な負担がかからないようなケアの代行などの役割が求められている。

[3] 児童発達支援

児童発達支援のうち、**児童発達支援センター**（児童福祉法43条）は就学前の障害のある子どもたちを対象とした施設で、福祉サービスを行う

「福祉型」と、福祉サービスにあわせて治療を行う「医療型」がある。

　厚生労働省の児童発達支援ガイドライン[3]では、主に未就学の障害のある子どもまたはその可能性のある子どもに対し、個々の障害の状態および発達の過程・特性などに応じた発達上の課題を達成させていくための本人への日常生活における基本的な動作の指導、知識技能の付与、集団生活への適応訓練などの発達支援を実施する。

　特に、児童発達支援センターは、地域における中核的な支援機関として、保育所等訪問支援や障害児相談支援、地域生活支援事業における巡回支援専門員整備や障害児等療育支援事業等を実施することにより、地域の保育所などに対し、専門的な知識・技術に基づく支援を行うよう努めなければならない。また、近隣の保育園や幼稚園との交流を通して**ソーシャルインクルージョン**の土台を作る役割も求められている。

　さらには、「子どもの発達の基盤となる家族への支援に努めなければならない」とされており**保護者支援**も重要な役割の一つである。乳幼児期に障害があることが判明した親の多くは、子どもの障害受容に時間がかかることも多い。子どもの障害を受け入れることができない親の気持ちに寄り添いながら、障害のある子どもの将来を共に考えることが支援者として求められる。

　また、障害のある子どもの支援のみが「人生」となってしまう親も一定数いるため、子育て以外に親の一人の人としての人生もあることを伝え、人生の楽しみを見つけるような働きかけを行うことで、ケアをする親が精神的に健康な状況を保つことができることで、子ども自身にもよい影響を与えることにつながっていくことを忘れてはいけない。

注）

　　　ネット検索によるデータの取得日は，(1) と (2) は 2022 年 6 月 28 日，(3) は2022 年 7 月 28 日.

(1)　独立行政法人日本学生支援機構ウェブサイト「障害のある学生の修学支援に関する実態調査」.

(2)　周英實「第 1 章　障害学生支援の現状と推移」独立行政法人日本学生支援機構ウェブサイト「障害のある学生の修学支援に関する実態調査〔平成 17 年度〜平成28 年度調査分析報告〕」.

(3)　厚生労働省ウェブサイト「障害児支援施策」「3. 児童発達支援ガイドライン」.

5. 家族支援プログラム

「うちの子はどうしてこうなってしまったのか」、「私の育て方／あのときのかかわり方が悪かったのだろうか」、「もう、病気になる前の元のわが子には戻らないのだろうか」……精神障害のある人の家族、特に親の立場にある人たちから、しばしばこのような声を聞く。自分の大事な家族の様子が変わり、精神科の病気にかかったことを知らされた家族は、不安や混乱など、さまざまな反応を示す。このような家族にはサポートが必要と考えられる。

本節では、精神障害のある人の家族に対する「適切なサポート」としての家族支援プログラムを取り上げる。

A. 家族心理教育

家族心理教育
family psychoeducation

[1] 家族心理教育とは

精神障害のある人の家族は、精神障害について希望のもてる形で知識を有していなかったり、障害関連行動への対応に苦慮したりすることがある。それが、生活者としての家族機能に影響を及ぼす。心理教育の定義は本章3節 C.「心理教育プログラム」（p.141）の通りであり、家族も心理教育のニーズを有するといえる。家族心理教育は、精神障害のある人の家族を対象とした心理教育であり、家族の**エンパワメント**を目指す。家族心理教育を含む家族支援プログラムは、家族の負担感軽減に加え、精神障害のある人の再発率低下の効果が、一貫して明らかにされている。

なぜ家族に対する支援が精神障害のある本人にも変化をもたらすのか、家族心理教育が必要とされた背景を知ることを通して理解したい。

[2] 家族心理教育が必要とされる背景

（1）欧米における脱施設化と家族の感情表出

家族心理教育を始め、本節で紹介する家族支援プログラムは、欧米を中心とした 1950 ～ 60 年代の脱施設化の流れの中で、家族の**感情表出**が注目されたことにその誕生の背景を見ることができる。

感情表出
EE: Expressed Emotion

欧米で脱施設化が進められる中、退院しても頻回に再発・再入院を繰り返す、いわゆる**回転ドア現象**が見られた。そして、再入院を繰り返す人の

家族とそうでない人の家族との間には、本人のことを語る際の感情表出の仕方に違いがあることが注目された。家族の感情表出の仕方は、**批判、敵意、情緒的巻き込まれ過ぎ、暖かみ、肯定的言辞**の５つに分類された。そして、家族に批判、敵意、情緒的巻き込まれ過ぎが一定以上見られる場合（高い感情表出：**高 EE**）は、それより少ない場合（低い感情表出：**低 EE**）と比べて、本人の再発率が高いことが明らかにされた[1]。

この結果を読むと、高 EE の家族は、本人の状態を悪くさせる「問題のある家族」のように思うかもしれない。しかし、**二重拘束説**など、家族が統合失調症の発症や予後に悪影響を及ぼしうるとする、それまでの**家族病因論**に基づくかかわりが、本人にもその家族にも役立つことが少なかった背景で誕生した感情表出の考え方は、家族を「問題」とはしなかった。

(2) 家族の感情表出の捉え方

感情表出の代表的な研究者である**ヴォーン**らは、家族との面接の記録を通して、高 EE の家族と低 EE の家族とを区別する特徴を明らかにした。低 EE の家族は、本人の病気や障害のことを理解していて、それらを本人がどのように体験しているのかを理解し受け入れており、症状・障害関連の言動に対して、本人にストレスのかからない仕方で対応する方法を身に付けていた。高 EE の家族はその逆の特徴を示した。そして、感情表出は、精神障害のある本人の状態と、家族の認識や態度との相互作用で生じる、「家庭の情緒的環境」を表すものであると考えた[1]。

大島らは、「援助者としての家族機能」（協力度）と、「生活者としての家族機能の困難度」（生活困難度）の組み合わせで、感情表出の特徴との関係を分析した[2]。その結果、「低協力度で高困難度の家族」は批判的コメントが多く、「高協力度で高困難度の家族」は情緒的巻き込まれ過ぎが高いことが示された。いずれも、「生活者としての家族機能」が障害されている状態であると捉えられた。支援者は、家族に「援助者としての家族機能」を期待することが多いが、「生活者としての家族機能」にも着目しそのバランスを考慮する重要性が指摘された。

これらのことから、高 EE は、家族を問題とする代名詞ではなく、家族が困難状況にあることのサインと見ることができる。

(3) 日本における家族の置かれた状況

日本では、1900（明治 33）年の精神病者監護法以降、精神衛生法、精神保健法、2013（平成 25）年の精神保健福祉法改正まで、主に家族が選任される保護者には、精神障害のある本人に治療を受けさせる義務等が課されていた。2013 年に**保護者制度**は削除されたが、いまだ「家族の責任」とする社会の眼差しは残っているように思われる。

では、このような状況において家族は、どのような支援が得られている／いたのだろうか？精神障害のある人の家族の経験を明らかにするため、**全国精神保健福祉会連合会**は、この会に所属する会員等、全国の精神障害のある人の家族7,130名（1,170の家族会）を対象に大規模調査を行った（回収率43.8％）[3]。ここでは、支援サービスに対する家族の満足度を捉えた調査の結果を紹介する（**図3-5-1**）。調査で取り上げた11の支援サービスすべてにおいて、およそ50〜70％が「不満足」と回答した。特に、「最新の精神科治療についての情報提供」と「福祉制度に関する情報提供」「家族が定期的に相談できる専門家」は、9割以上の家族が必要としているにもかかわらず、これらに「不満足」と回答する割合が高かった。

　現場の支援者は、この結果に対して「そんなはずはない。私は情報提供しているし、定期的に相談にのっているはずだ」と主張したくなるかもしれない。確かに、家族会に所属していない人の体験はデータに含まれず、回収率は約半数であるため、すべての家族の状況を表しているとはいえない。また、回答はあくまで家族の認識によるものであるから、事実と認識の間のギャップもあるかもしれない。しかし、そうはいっても私たちは、この結果を謙虚に受け止める必要があるし、家族のこのような声の裏で、家族がどのような経験をしているのかを想像することは重要である。

全国精神保健福祉会連合会
精神障害のある人の家族の全国組織。精神障害のある人の立ち遅れた社会参加を推し進めるため、精神障害のある人とその家族のための相談支援、精神障害のある人の社会参加に関する調査研究を行い、精神障害のある人とその家族の福祉の増進を図ることを目的として活動している。1965（昭和40）年に同様の目的をもつ前身の精神障害者家族会連合会（全家連）が設立され活動してきたが、2007年（平成19年）に解散した。その後身として2007年に設立された。「みんなねっと」の通称として知られる。

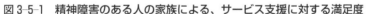

図3-5-1　**精神障害のある人の家族による、サービス支援に対する満足度**

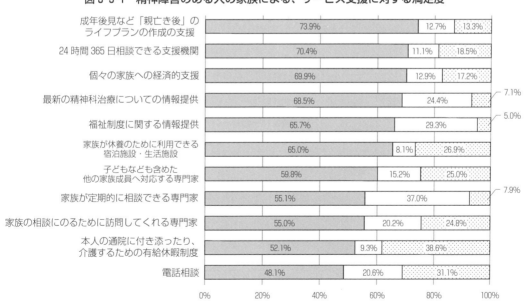

出典）平成29年度家族支援の在り方に関する全国調査委員会，2018，pp.36-38をもとに筆者作成。
　　　項目は「不満足」回答の多い順に並び替えた。

ここまで、家族心理教育の必要とされる背景に文量を割いたのは、支援者が家族にどのような眼差しを向けるのかが重要であることを押さえて欲しいためである。支援者の家族に対する眼差しによっては、家族は支援者によって傷つけられる体験をするかもしれない。傷つき体験をした家族は（それはニーズの高い家族であることが多いのだが）、支援者とのかかわりを避けるかもしれず、必要な家族に支援が届かない事態を生み出しうる。

［3］家族心理教育の構造

(1) 家族心理教育の共通構造

統合失調症に関する患者転帰研究チーム
Schizophrenia PORT
（Patient Outcomes Research Team）
1980年代後半から1990年代前半にかけて、科学的根拠に基づく実践（EBP: Evidence-Based Practices）を推し進め、ケアの質の偏りを是正することを目的に立ち上げられた研究チームの一つ。統合失調症に対してどのような治療が有効であるのか、介入研究の結果をまとめ、家族ベースのサービス（family-based services）を含む7つの心理社会的介入と、16の薬物療法を治療の推奨とした(treatment recommendation)。

アメリカの統合失調症に関する患者転帰研究チームは、統合失調症に対する支援効果を検証した研究をレビューし、「家族と継続的に接触をもつ統合失調症のある人は、少なくとも6〜9ヵ月続く家族支援が提供されるべき」と提言した[4]。また、効果が確認された家族支援の共通要素が、①疾患に関する教育、②危機介入、③情緒的サポート、④症状関連問題への対処方法の訓練、⑤6〜9ヵ月以上の継続するものであることを示した。家族支援の形態が多様であっても、これら5つの要素を含むことが重要となる。

(2) 対象と設定による分類

家族心理教育は、プログラムの対象者と設定により**表3-5-1**のように分類することができる。欧米では精神障害のある本人も家族も参加する形態が多いが、日本では家族のみの形態が多い。その理由は、日本において、家族支援は家族会の活動が中心であり、家族会活動の一つとして**家族教室**

表3-5-1 心理教育的アプローチの分類

集団での教育	対応の練習	参加家族	プログラム名
あり	含む本人	単家族	心理教育（Anderson） ファミリーワーク
		グループ	心理教育的複合家族グループ（Multi-Family Group） 国府台モデル
	家族のみ	単家族	講演と家族指導
		グループ	（心理教育的）家族教室
なし	含む本人	単家族	行動療法的家族指導（BFM: Behavioral Family Management） （メリデン版訪問家族支援）
		グループ	
	家族のみ	単家族	心理教育的家族面接
		グループ	家族会、サポートグループ

出典）後藤雅博編『家族教室の進め方』金剛出版，1998，p.11をもとに筆者作成（一部加筆）.

があったこと、精神科医療での情報公開が遅く、本人と家族同時に情報を共有するという視点に乏しかったこと、本人の問題は家族に責任を負わせる傾向にあったこと、家族療法的な考え方の導入が遅れたことなどがあるといわれている[5]。近年は、**メリデン版訪問家族支援**のように、家庭に訪問し、精神障害のある本人と、その親やきょうだい、子どもなどの家族メンバー全員にアプローチする支援も注目されてきている。

（3）家族心理教育の進め方

　ここでは、日本でも効果が実証され、方法が標準化されたプログラムの一つである国府台モデルの家族心理教育を取り上げて、進め方を概説する。

　国府台モデルは、海外で開発された複合家族グループを参考に、日本の実情に即して考案された集団で実施する家族心理教育である。1クールは8セッションからなり、1セッションは月に1回、1時間の教育セッション（情報提供部分）と2時間の問題解決グループワーク（対処技能部分）で構成される。精神科医、看護師、精神保健福祉士等の多職種で運営される。

①教育セッション（情報提供部分）

　教育セッションは、病気や症状、治療やリハビリテーション、社会資源やサポートに関することなどを扱う。教育セッションで使用できる標準的なテキストも役立つ[6]。情報提供は、特にグループの場合、スタッフからの一方向的な講義になりがちだが、家族との双方向的なやり取りとなるように工夫する。目指すのは、家族が情報を自らの体験や状況と照らし合わせて、希望や見通しをもてるようになることである。

　たとえば、病気や症状、経過に関する知識が得られていない家族は、この先どうなるのか見通しがもてずに不安となることがある。その際、病気の経過の図（**図3-5-2**）を用いて家族とやり取りをする工夫があるだろう。

図3-5-2　病気の経過の説明

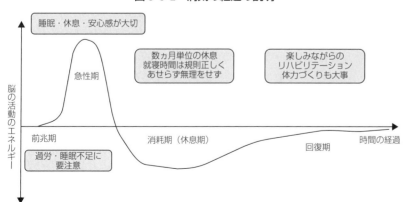

出典）伊藤順一郎・福井里江，2018をもとに筆者作成.

この具体的な進め方を、病気の経過図がイラストで挿入されている家族向けの心理教育テキスト[6]を用いた例で紹介する。このグループには、入院中や外来通院中の統合失調症のある人の家族が参加した。

スタッフ：今日は、統合失調症の病気の経過について扱います。テキストの図をご覧ください。ここに書いてあるように、統合失調症は、急性期、消耗期、回復期という一連の経過をたどるといわれています。急性期は、不安や恐怖から脳が働きすぎ、混乱し、休むことができなくなっている状態と表現されます。みなさんのご家族（精神障害のある本人のこと）が今回の入院になったとき、どのような感じでしたか？

家族A：うちの息子は入院中なんですが、「隣りの駐車場から監視されている」と言いだして、そんなわけないと返しても聞かず、窓から駐車場のほうに向かってワーワーと叫ぶようになりました。次の日、突然家を飛び出して駐車場に停めてある車の窓を割ってしまったんです。騒ぎを聞いた近所の方が警察を呼んだようで…そこから入院となりました。今は大人しくなって、むしろ生気がないくらいで、面会で声をかけても反応が乏しくて…この先どうなってしまうんでしょう？

家族B：うちの場合は、「テレビで自分の悪口を言っている」とか言い出して…もうワケがわかりませんでした。夫が「精神科に連れて行ったほうがいいんじゃないか」と言って、何とかして連れて行ったら入院と言われました。今は、退院して少しずつ元気を取り戻している感じです。

スタッフ：Aさんもさんも、息子さんの様子をよく見ているのですね。AさんとBさんの息子さんが入院となったとき、急性期の状態にあったと考えられます。脳が「過覚醒」といわれる状態で、「監視されている」「悪口を言われている」というように、私たちからすればありえないと思うようなことをご本人は体験しています。このとき必要なのは、睡眠、休息、安心感で、入院では薬も使いながら、働き過ぎで休めなくなっている脳を休めるようにしています。ところで、みなさんは全力で100m走をした後、どうなるでしょうか？またすぐに走り出せるでしょうか？

家族C：ヘトヘトですね。息が落ち着くまで休まないと、無理ですね。

スタッフ：そうですよね。実は、急性期で過覚醒になった脳も、100m走をしているような状態なのです。ヘトヘトになって、また動き出すまでに脳を休めることが必要になります。これを休息期や消耗期と呼んでいます。Aさんの息子さんの脳は、今は休息が必要かもしれません。

家族B：うちの息子もそんな感じでしたよ。

スタッフ：人によってこの期間は差がありますが、ここで焦ると、回復を遅らせてしまうことがあるといわれています。そして、しばらくすると、脳や身体がゆっくり、人や社会とのつながりを求め始める回復期と呼ぶ状態になっていきます。Bさんの息子さんは、回復期かもしれませんね。

家族B：そういうことなんですね。

家族C：うちの娘もAさんの息子さんと同じような状態で、心配です。

スタッフ：人によって休息期の長さは差がありますが、今は焦らないことが大事といわれています。Bさんは、この時期はいかがでしたか？

家族B：私も心配でした。でも、そのとき対応してくれた精神保健福祉士が、私も必死に対応して疲れているんじゃないか、今は自分が休める時期じゃないかって言ってくれたんです。それを聞いて、少しは自分が休むことも考えようと、思えるようになったんです。

家族C：私もほとんど気が休まっていないですね。でも、すぐに気分を変えられる自信もないです。

スタッフ：確かにそうかもしれません。Bさんは、どうされたのでしょう？

家族B：私も、最初は睡眠をとることを「休む」と考えていたんですが、息子のことが気になって仕方ないので、気分を変えるために、しばらくできていなかった趣味の編み物を始めてみたんです。

家族A：なるほど。そういう方法もあるんですね。（以降、略）

　この例では、スタッフがテキストを用いて病気の経過を説明するだけではなく、参加家族に体験を聞いて説明内容と関連づけたり、わかりにくい脳の状態をたとえ話（比喩）を使って理解を促したり、参加家族間が体験を共有したりできるようにしている。また、そのやり取りをとおして、家族自身がどうしたらよいかという話につなげ、希望や見通しがもてるように展開している。心理教育が単なる「疾患教育」ではなく、教育セッションにおいても、家族のエンパワメントを目指すアプローチであることを確認したい。

②問題解決グループワーク（対処技能部分）

　国府台モデルの家族心理教育では、2時間の問題解決グループワークで、家族が、本人の症状関連問題への対処の幅を広げられるように取り組む。このグループワークの特徴は、①「グループの進め方」で構造化していること（表3-5-2）、②相談の内容を構造化した板書で共有すること、③本人の問題ではなく家族のストレングスに注目すること、④参加家族同士の相互作用による支え合いを促すことにある。

表 3-5-2　国府台モデルの家族心理教育―グループワークの進め方

1. グループのルールを読みましょう。
2. ウォーミングアップ：『よかったこと』を言いましょう。
   ・よかったこと、うれしかったこと、報告したいことなど。
3. 相談したいことを出しましょう。
   ・今日この場で相談したいことは何ですか？
   ・相談したことがどのようになれたらいいですか？
   ・他の参加者からんなことが聞けるとよいですか？
4. どの話題から進めるか、みんなで決めましょう。
5. 話題について、みんなで取り組みましょう。
   ・みんなの体験を比べながら、状況を整理しましょう。
   ・話し合ってもらいたいことをみんなに伝えましょう。
   ・お互いに経験や思ったことを出し合いましょう。
6. 自分なりに評価をしましょう。
7. グループの感想を言っておわりにしましょう。

出典）伊藤順一郎，2009，p.61 をもとに筆者作成.

　スタッフは、リーダー、コリーダー（数名）、板書役を配置し、ホワイトボードを囲むように家族とスタッフは半円形に座る。リーダーは全体が見渡せるよう真ん中の位置に座り、コリーダーは参加者一人ひとりに目配りができるように分かれて座る。コリーダーは、家族の反応をキャッチしやすいように、主に対面に座る家族に注目する。こうしたコリーダーのファシリテーションの工夫により、半円の中でやり取りが行き交うようにすることが、参加家族同士の相互作用を促すうえで重要となる（**図 3-5-3**）[7]。

　グループの進め方の「5. 話題について、みんなで取り組みましょう」の部分から、問題解決グループワークの例を紹介する。グループには、入

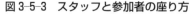

図 3-5-3　スタッフと参加者の座り方

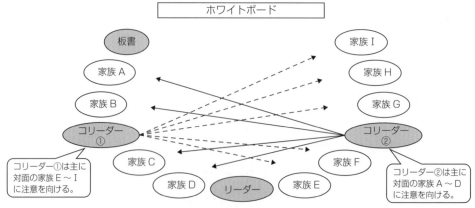

出典）伊藤順一郎，2009，p.56 をもとに筆者作成.

174

院中や外来通院中の統合失調症のある人の家族が参加した。グループの進め方「4. どの話題から進めるか、みんなで決めましょう」で、Eさん（統合失調症の息子〔20代・通院中〕の母親）の相談を扱うこととなった。なお、スタッフと参加家族からの発言で、家族のストレングスを引き出す質問を傍点で、家族のストレングスを肯定する発言を**太字**で示した。

リーダー：それでは、Eさんの相談ごと「息子が夜に眠れないときに部屋の壁を叩くのをやめさせたい」について皆で取り組みたいと思います。Eさん、これについて、詳しく状況を教えてください。

家族E：息子は半年前に退院して、しばらくは落ち着いていたんですが、1ヵ月前からなかなか眠れない日があると言うようになったんです。

コリーダー①：Eさんに直接言ってきたのですか？

家族E：いえ、夜中に息子の部屋からうなり声が聞こえたので、心配して「どうしたの？」と聞いたら、そのように言うもんで…

コリーダー①：息子さんのことを気にかけていらっしゃるんですね。

家族E：えぇまあ、退院後もずっと気にかけてました。親ですから。

コリーダー①：ずっと気にかけられていたとは、素晴らしいと思います。それで、その後はどうされたのでしょうか？

家族E：「気にしないで目をつぶっていたら寝られるわよ」と言いました。でもそしたら、突然壁をバンって叩いて…それで私もつい「何やってんの」って声を荒げちゃいました。ダメですよね…そういう風に言っちゃ。

コリーダー①：夜中に目の前で突然壁を叩かれたら驚くでしょうし、叱ってしまうのも、当然の反応だと思いますよ。

コリーダー②：Aさん、いま大きく頷いていましたけど…

家族A：私だったら手が出ちゃうかも。**よく声を荒げるだけで抑えられましたね。**私もEさんを見習わなくちゃ。

家族E：いやそんな…それからも息子は寝付けないことがあるようで、部屋からうなり声が聞こえたかと思うと、壁をバンって叩くんです。私のあのときの対応が悪かったのか…あの日以来ですから…壁を叩くのは。

コリーダー①：その都度、Eさんはどう対応されていたのでしょうか？

家族E：また私が行くと息子を変に刺激しちゃうんじゃないかと思うと怖くて…イヤホンをつけてラジオで音楽を聴いてやり過ごしてました。

コリーダー①：**刺激しないよう配慮しつつ、そうして乗り越えたんですね。**

家族E：どうしたらよいのかわからなくて。息子が辛そうなのがわかるので私も辛いです。壁に穴が空くんじゃないかということも心配ですし。

コリーダー②：みなさんから、Ｅさんに聞いてみたいことはありますか？

家族Ｈ：はい、いいですか？旦那さんはどうされてるんですか？

家族Ｅ：夫は気づかず寝てるんです。仕事で疲れているんでしょうけどね。

家族Ｈ：まあ、**旦那さんが疲れてるからと気も遣って…優しいんですね。**

家族Ｅ：いやいや、そんな…（照れくさそうに笑う）

コリーダー②：Ｃさん、いま何か話そうとされたように見えましたが。

家族Ｃ：はい。あの…息子さんと普段はどんな話をしてるんですか？

家族Ｅ：昼間もあまり刺激しないように、以前より話をしなくなりました。

コリーダー①：ということは、以前は昼間に話をしていたのでしょうか？

家族Ｅ：息子が好きなサッカーのビデオを一緒に見て、話はしていました。

コリーダー①：**素敵ですね。**今、昼間にＥさんは何をしているんですか？

家族Ｅ：今は、自分の部屋でボーっとしていることが多いです。息子のことが気になって外出もしなくなりました。

コリーダー①：**部屋でボーっとできる時間があるのは大事だと思います。**

家族Ｆ：でも、外出ができなくなったのは苦しいでしょうね。外出できるとまた気分は違うのかしら。

家族Ｅ：そうかもしれません。ここ１ヵ月は息が詰まって…（以降、省略）

　この例では、リーダーが切り出した後、Ｅさんの対面のコリーダー①が中心になりＥさんの話を受けたり、対処（ストレングス）を聞く質問をしている。コリーダー②は、対面に座る家族に注意を向け、反応のあった家族に振って発言を促した。そのうち、他の家族も自ら発言をしたり、その中で対処を聞く質問をしたり、ストレングスを肯定的に返すようになった。

　Ｅさんは当初は、夜に息子が壁を叩くのをやめさせたい（息子の行動を変えさせたい）ということを相談した。Ｅさんの対処などを聞く質問により、Ｅさんなりに工夫をして乗り越えていたり、息子や夫を気にかける面が見えたり、以前は出かけたり息子とサッカーの話をしたりと、Ｅさんのストレングスが見えてきた。Ｅさんが、以前のように昼間出かけたり、昼間に息子と話す機会を得らえることにより、Ｅさん自身の余裕につながったり、「問題」との向き合い方が変わる可能性が出てきた。

　この後の展開で、Ｅさんは、以前のように昼間に息子と他愛のない話をしたいという希望を出し、他の参加者から、どのようなタイミングでどのような話題で始めたらよいかなど、アイディアをもらっていた。

　国府台モデルの家族心理教育では、症状関連の行動を変えさせるのではなく、そうした行動がありながらも、家族が家族を取り戻したり、家族が余裕をもって自分の生活も大事にできるよう、選択肢の幅を広げられるよ

うにグループを進めることで、家族のエンパワメントを促している。

B. 家族による家族支援プログラム

　家族による家族支援プログラムは、精神障害のある人の家族がプログラムを運営する、**自助グループ**である。アメリカでは "Family-to-Family"、香港では "Family-Link" が実践されており、日本では「**家族による家族学習会**」の名称で実施されている。

　家族による家族学習会は、複数の家族がチームで運営する。テキスト[6]を輪読して、その内容に関する家族自身の体験を語り合う中で、疾患や治療、回復、対応の仕方などのついての理解を深める。これらを通して、家族自身が元気になること（エンパワメント）を目指す。目的は、専門家が実施する家族支援プログラムと共通しているが、その過程では、家族としての体験を語り合い、共有することが重視される。

C. メリデン版訪問家族支援

　メリデン版訪問家族支援は、行動療法的家族療法を原型とし、家族メンバー全員を対象とした、家庭への訪問による支援プログラムである。約１時間のセッションを、数年にわたる定期的なミーティングで行う[8]。通常、初めの３ヵ月は週１回、計10～12回のセッションを行い、その後、数回の「地固めセッション」を月１回の頻度で行う。①ストレス管理や個人的な目標に向けての家族の強さと弱さを評価し、②現在の努力の限界を乗り越えるために必要な戦略を、教育的な方法と技能訓練により教授する。そして、③支援者が積極的に関与することをできるだけ早く切り上げ、コーチとして参加者に助言したり励ましたりする役割をとる。なお、継続的に危機へ対しての相談にも応じる。

　行動療法的家族支援の特徴の１つ目は、支援の目標にある。ある世帯の誰かが抱えた問題は世帯メンバー全員に影響を及ぼすが、特定のメンバーの問題の改善のみをねらいとする支援は、親子双方にとって意味のある対人的問題解決技能の習得を目指した支援に比べて、世帯内のストレス管理の改善の効果が限られた。そのため、支援の目標は、①世帯メンバー各自が一番重要であると考えている個人的な目標の達成を一人ひとりについて支援すること、②各自が自分の体験するストレスにうまく対処できるように支援すること、③脆弱性の高いメンバーのストレス関連障害を、コントロールできるような力を向上させることが設定される[8]。

メリデン版訪問家族支援
Meriden Family Programme

メリデン
Meriden
イギリス、ウエストミッドランドの地名。精神障害者の家族支援技術に関する研修機関がある。

行動療法的家族療法
BFT: Behavioral Family Therapy

2つ目の特徴は、家族メンバー全員の問題解決の成果よりも、その努力を評価し、メンバーの明らかな欠点に焦点を当てるよりも、個人の強さを信頼することである。つまり、支援者は、家族が直面する特定の目標や問題に焦点を当てるよりも、家族が自らの目標達成や問題解決の相互作用を構造化する方法に焦点を当てる。お互いに感情、関心やニーズを表現し、家族がそうした懸案の解消に自ら取り組めるように訓練を行う。そして、それが大きな達成に結びついていなくとも、個々の参加者の世帯の生活の質を高めようとする努力に焦点を当て、肯定的なフィードバックを行う。

　3つ目に、技能を日常生活に活用することを促すための、次の方略が用いられる。①現実生活の中で技能が適用されるのと同じ状況で技能を学習すること（セッションは家庭や現実生活場面で行われるか、同じような状況を設定して再演する）、②セッション終了時に、練習した技能を現実場面で実行するための宿題を設定すること、③家族メンバーのみによる家族ミーティングを行うこと、④技能が世帯の日課に取り入れられても、振り返りと修正の機会を提供する地固めセッションを行うことである。

D. 実施機関（セルフヘルプグループなど）

　本節で取り上げた家族支援プログラムは、ニーズのある家族に広く提供することが推奨されていることから、どこでも行うことができるし、行うべきである。特に、家族や家庭環境に及ぼす影響が大きい、発病や再発の初期に関わる機会の多い**精神科医療機関**は、家族との関係づくりを行い、その後も継続して家族とかかわれるようにするためには、家族支援が体系的に実施されることが望まれる。ただし、効果が実証されている家族支援プログラムの共通要素で示されたようなかかわりを行うには、さまざまな制約を伴う現状があり（財政的裏付けやマンパワーが乏しい等）、精神科医療機関における家族支援プログラムの実施率は低い。一方、心理教育的家族面接などの単家族の場合は、定期的な個別面談などの設定により、実施しやすいかもしれない。**訪問看護**等、訪問支援を定期的に行っている場合は、メリデン版訪問家族支援などは実施しやすいだろう。

　ここで重要なのは、家族支援に意欲のある一部の担当者のみが行うのではなく、通常支援の中に家族支援が組み込まれ、「体系的」に実施される仕組みが作られることである。たとえば、支援ニーズのある家族をどのように特定し、どのような支援やかかわりをどのように届けるのか、その内容や体制は本人への支援とどのように共有・統合されるのかなどが、関係者で共有されていることである。意欲のある人が異動などでいなくなった

場合に家族支援が立ち消えになることは、不幸なことである。

　また現状では、家族が支援を受けられるかどうかは、利用している病院や施設が家族支援プログラムを行っているかどうかに左右されてしまう不幸も生じている。**精神障害にも対応した地域包括ケアシステム**では、「必要なときに（家族が）適切な支援を受けられる体制が重要」としているが、その支援の具体性は乏しい。機関を超えた地域の支援システムの中で、効果的な家族支援が行える仕組みの検討が重要になるかもしれない。

　家族による家族学習会などのセルフヘルプグループは、家族会を中心に行われることが多い。しかし、近年、家族会員の高齢化と会員数の減少が指摘されており、今後の課題である。支援環境へのアプローチという観点から、精神保健福祉士には、家族会活動支援への積極的関与が期待される。

　最後に、その支援を実施できる人の質的担保も必要になる。家族のエンパワメントやリカバリーなど、家族支援の理念を押さえない支援者によるかかわりは、家族を傷つける刃にもなりうる。また、国府台モデルの家族心理教育や、メリデン版訪問家族支援、家族による家族学習会などに必要な知識やスキルの習得も必要である。それぞれで養成・研修の機会が設けられているが、家族支援実践者の量的・質的確保が求められる。

注）

(1) レフ, J., & ヴォーン, C. 著／三野善央・牛島定信訳『分裂病と家族の感情表出』金剛出版, 1991.

(2) 大島巌・三野善央ほか「精神障害者を支える家族の生活機能と EE（Expressed Emotion）の関連」『精神神経学雑誌』96, 1994, pp.493-512.

(3) 平成 29 年度家族支援の在り方に関する全国調査委員会『平成 29 年度日本財団助成事業　精神障がい者の自立した地域生活の推進と家族が安心して生活できるための効果的な家族支援等のあり方に関する全国調査　報告書』公益財団法人全国精神保健福祉会連合会（みんなねっと）, 2018.

(4) Dixon, L. B., Dickerson, F., & Kreyenbuhl, J. The 2009 Schizophrenia PORT Psychosocial Treatment Recommendations and Summary Statements. *Schizophrenia Bulletin*, 36 (1), 2010, pp.48-70.

(5) 後藤雅博編『家族教室の進め方―心理教育的アプローチによる家族援助の実際』金剛出版, 1998.

(6) 伊藤順一郎・福井里江編『統合失調症を知る心理教育テキスト家族版―じょうずな対処　今日から明日へ　学びあい　支えあい　リカバリー（全改訂第 1 版）』認定特定非営利活動法人　地域精神保健福祉機構（コンボ）, 2018.

(7) 伊藤順一郎監修／心理教育実施・普及ガイドライン・ツールキット研究会・大島巌・福井里江編『心理社会的介入プログラム実施・普及ガイドラインに基づく心理教育の立ち上げ方・進め方ツールキット II』特定非営利活動法人地域精神保健福祉機構・コンボ, 2009.

(8) ファルーン, I. R. H. ほか著／白石弘巳・関口隆一監訳『家族のストレスマネージメント―行動療法的家族療法の実際』金剛出版, 2000.

理解を深めるための参考文献

● 野中猛『精神障害リハビリテーション論―リカバリーへの道』岩崎学術出版，2006.

精神障害者リハビリテーションの主だった内容と知見が網羅され、そのうえで集団精神療法の意義が述べられている。必読書である。

● 中村正利『グループミーティングのメソッド―作業所・デイケアでスタッフのできること』金剛出版，2007.

グループを活用した精神障害者への支援が、筆者の豊富な実践と理論からわかりやすく述べられており、広く現場で読まれている本である。

● 武井麻子『「グループ」という方法』医学書院，2002.

学生がはじめて読むのに適している本、グループの面白さから困難さまでを丁寧に述べている。

● 成瀬暢也『薬物依存症の回復支援ハンドブック―援助者，家族，当事者への手引き』金剛出版，2016.

依存症臨床の経験豊富な著者が、これまでの依存症治療の問題点や新たな治療プログラムの紹介、依存症からの回復に必要なことなどについて、わかりやすくまとめられている。

● 松為信雄『キャリア支援に基づく職業リハビリテーションカウンセリング―理論と実践』ジアース教育新社，2021.

障害のある人のキャリア支援の視点を軸に生涯におよぶ個別キャリアの育成と雇用環境の調整の双方向性のある支援のあり方に焦点を当てながら職業リハビリテーションカウンセリングの全体像を明らかにする著書。

● 田中英樹『精神障害者支援の思想と戦略―QOL から HOL へ』金剛出版，2018.

精神障害者支援の「世界標準」の思想・実践を基にエビデンスベースのリハビリテーションのあり方や精神障害者地域支援のベストプラクティスの検討を通して精神障害者支援の未来像を提示する画期的な著書。

● 天野聖子・多摩棕櫚亭協会編『精神障害のある人の就労定着支援―当事者の希望からうまれた技法』中央法規，2019.

共同作業時代から 30 数年に渡り、就労準備プログラムの開発・定着支援に力を注ぎ、「障害者総合支援法」における就労移行支援事業の礎を築いた（社福）多摩棕櫚亭協会の歴史と就労支援のノウハウを収めた著書。

● スワンソン，S. J.，＆ベッカー，D. R，著／林輝男監訳／中原さとみ訳『IPS 援助付き雇用―精神障害者の「仕事がある人生」のサポート』金剛出版，2021.

科学的根拠（エビデンス）がある就労支援モデルとして世界標準となっている IPS 援助付き雇用の思想（理念）と実践方法を使用するツールも含めて分かりやすく解説された IPS 支援者必携の著書。

● 前田ケイ『基本から学ぶ SST―精神の病からの回復を支援する』星和書店，2013.

当事者の希望を大切に、実生活に役立つ SST について、精神保健福祉士に必要な視点から SST の本質と技術について実例を交えながらわかりやすく解説した本。

● 向谷地生良『べてるの家の「非」援助論―そのままでいいと思えるための 25 章』医学書院，2002.

本書は、浦河べてるの家の当事者研究を紹介したものである。摂食障害というスキルの研究や被害妄想の研究など、13 名の当事者のユニークな研究成果が紹介されており、専門家主導とは異なる当事者研究の豊かな世界観が味わえる内容となっている。

● 川島聡・飯野由里子・西倉実季・星加良司『合理的配慮―対話を開く，対話が拓く』有斐閣，2016.

障害者の権利に関する条約に明記された合理的配慮について、その内容の解説や必要性、さらには合理的配慮をどう社会に広げるかについての本。

● レフ，J. ほか著／三野善央・牛島定信訳『分裂病と家族の感情表出』金剛出版，1991.

感情表出に関する原典である。家族の具体的な発言と感情表出の下位分類の例示もあり、現在の家族支援の根本を確認することができる。

第4章 精神障害リハビリテーションの動向と実際

精神障害当事者主体とする活動が、本人のリカバリーにとっても重要な意味をもつとされ、支援者による支援という枠組みを超えた多様な取組みが広がりつつある。本章では、これらの流れの中で、ピアサポート、ピアスタッフについて、依存症の取組み、オープンダイアローグについて取りあげる。

1

ピアサポートの定義や価値について学び、当事者による当事者活動、家族による家族支援、ピアスタッフをめぐる動向等について理解を深める。

2

依存症者という人がいるのではない。誰にでもある依存性傾向が、時にメンタルの不調に大きな影響を及ぼし、日常生活を脅かすほどの問題になることがある。これに対し、どのように支援すべきかを多角的に考える。

3

医療者の診断や見立てを脇に置き、まず患者の声に耳を傾け、患者の話す現実を理解し、そこからどのように支援していくかを患者と共に探る、3つのアプローチを理解する。

A. ピアサポートグループとピア活動

[1] ピアサポートとは

　ピアサポートとは、「同様の経験をしている対等な仲間同士の支え合いの営みのすべて」と定義される。ピアサポートの実践は、教育領域からはじまり、医療、子育て支援、福祉等の多様な領域で展開されている。それらは理論的な相互交流はほとんどみられず、それぞれ必要に迫られた実践活動が先行し独自に展開しているといえる。

　ピア（peer）は「仲間、同等、対等」を意味し、教育現場では生徒や学生同士、子育て支援では親同士、医療現場では患者同士、福祉では障害者同士とそれぞれのピアサポートが存在する。精神保健福祉の領域においては、当事者同士もピア、家族同士もピア、支援者同士もピアとなるが、精神保健福祉に関わる者同士と括れば、すべてのステークホルダーがピアとなり、括り方次第で多様なピアサポートが存在し、また生成される。

　ピアサポートの理論的な起源は、**クロポトキン**の「**相互扶助（Mutual aid)**」にみることができる[1]。ダーウィニズムが生き延びていく手段としての「生存競争」を進化の推進力とした一方で、クロポトキンは全く異なる意味をもつ別の相として「相互扶助」を説き、この両者が本能的、根源的なものであるとした。つまり、ピアサポートは、人間にとって特別なものでも、専門的なものでも、新たな技術でもなく、人間の本能的なものであるとともに、人間社会の恒久性に備わっている根源的な営みであるといえる。

　では、なぜ、「ピアサポート」が支援の領域で改めて取り上げられているのだろうか。人間の本能的な営みである「生存競争」と「相互扶助」のバランスが崩れ、競争原理の優勢化とともに、格差社会にみられる「する側」と「される側」の二分化による生きづらさが私たちの生活の中に忍び寄っているからだと考えられる。

[2] ピアサポートの種類

　ピアサポートは以下の、3つの種類（層）に分類される（**図4-1-1**）[2]。

ステークホルダー
ビジネス場面では、企業活動により影響を受ける利害関係者を指すが、今日ではより広く組織や地域社会の活動・行動に直接的・間接的な影響を受ける者を指す。

クロポトキン
Kropotkin, Pjotr
Aljeksjejevich
1842-1921

①インフォーマルなピアサポート

　仕事終わりに友人と仕事の愚痴をこぼしあったり、子育てをする親同士のつながり、ご近所同士の助け合い、地域活動支援センター等のオープンスペースでの語り合いなど、これらは私たちの暮らしの随所にある自然発生的な、非公式で気楽なピアサポートである。

②フォーマルなピアサポート（セルフヘルプグループ／ピアサポートグループ／サポートグループなど）

セルフヘルプグループ
自助グループ、当事者会などともいう。

　アルコール依存症のセルフヘルプグループである AA をはじめ、同様の経験をしている人同士が意図的に集まったセルフヘルプグループやピアサポートグループなどをいう。セルフヘルプグループ、ピアサポートグループ、サポートグループについては明確に区別されておらず、活動形態として同様のグループが散在している現状がある。それぞれの特徴について、高松は、**セルフヘルプグループ**は「自分が抱えている問題を仲間のサポートを受けながら自分自身で解決あるいは受容していく」こととし、**サポートグループ**は「自分が抱えている問題を、仲間のサポートや専門家などの助言を受けながら、解決あるいは受容を目指す」としている[3]。**ピアサポートグループ**は、セルフヘルプグループとサポートグループのハイブリッド的な形態で、専門家ではなく、ピアサポーターなどが互いの支え合う関係や場、空間作りに寄与、促進する役割を担っているグループなどが分類されている。セルフヘルプグループは「全員が平等」であることを大事な価値としており、司会やほかの役割は皆で分担し、全員がボランティアで会の運営を行う。一方で、ピアサポートグループでファシリテーター役のピアサポーターは、ボランティアの場合もあれば、金銭的報酬を支払われて仕事として会の運営を任される場合もある。

図 4-1-1　ピアサポートの 3 つの層

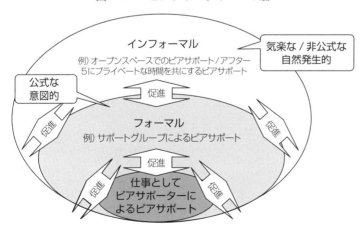

③仕事としてのピアサポート（ピアスタッフ・ピアサポーターなど）

　フォーマルなピアサポートの一つの形態といえるが、セルフヘルプグループやピアサポートグループ等と異なり、ピアサポーターらは金銭的報酬があり、機関等に雇用され、自身の経験を活かしてピアサポートの促進を図る。**ピアサポーター**および**ピアスタッフ**とは「自身の経験を活かして、同様の経験をしている仲間のリカバリーに寄与する人」と定義される。ピアサポーターおよびピアスタッフについて統一した明確な区別はされていない。加藤は、機関等との雇用契約を締結して働いている者をピアスタッフといい、雇用契約を締結していない者をピアサポーターとして区別するとしている(4)。また、2021（令和3）年度より制度化された「**ピアサポート体制加算**」および「**ピアサポート実施加算**」の対象となるための研修を受けたことを条件として、「ピアサポーター」募集がなされるようになることは今後想定される。

　上記の②、③をピア活動ということができる。

［3］ピアサポートの捉え方

　ピアサポートについてはこれまで、さまざまな視点から論じられてきている。主に①リハビリテーションおよび福祉サービスの一つとして（サービス論）②支援アプローチの一つとして（支援技術論）③関係性のありようとして（関係論）④新たな価値枠組みとして（価値論）の4点に加えて、2021（令和3）年度から始まった「**ピアサポート体制加算**」「ピアサポート実施加算」の制度化に伴って、今後は⑤障害福祉サービスの制度枠組のなかで（制度論）論じられることも多くなるであろう(5)。ピアサポートは、関係性からくる理念を表しており、そこに価値が伴って実践が展開されることが重要である。

［4］ピアサポートの価値

　精神保健福祉領域におけるピアサポートの価値については、以下の4点を挙げることができる。

①新たな関係性構築

　支援システムの中では「支援する－される」という固定化した関係性から、ピアサポートの導入により対等な関係性が導入され、またピアサポーターやピアスタッフ等による関係性の逆転が起きるなどによって、これまでの固定化した関係性を揺るがすダイナミクスが生まれる。「支援される」だけではない存在価値に気づくことでエンパワメントを生む。

②リカバリーの促進

同様の経験をしてきた当事者がリカバリーの道を歩んでいるなどのロールモデルとの出会い、これまで隠してきた経験を語り合えることによる内的変化などを通じてリカバリーが促進される。ピアサポーター・ピアスタッフもまた、役割をもち、マイナスだった経験が誰かの役に立つという価値転換が生じる中でリカバリーが促進される。

③リカバリー志向への変革

利用者、ピアサポーターらがリカバリーの道を歩んでいく当事者を目の当たりにすることで、リカバリーを信じることができるように意識が変わり、組織文化が変革されていく。誰もがリカバリーの道を歩むことができる、ということを信じる人びとで構成される文化を構築することが、リカバリー志向への変革につながる。

④新たな価値の創造

障害者は支援をしなければならない存在であるということや、当事者同士がつながることはトラブルや刺激になり、治療の妨げになると考えられてきたこと、また働くことはストレスになり再発の恐れにつながること、などのこれまでの支援文化のなかにあった暗黙の通説を覆していったのが当事者の声であり、ピアサポートの実践である。「私たち抜きに私たちのことを決めるな」（障害者権利条約）を声高に掲げる必要がなくなる支援文化を構築していくことが、ピアサポートの重要な価値である。

B. ピアスタッフ・家族による家族支援

[1] 当事者活動からピアスタッフまでの歴史と実際

（1）欧米諸国

精神保健福祉領域における最も初期の**ピアサポート**は、1845年頃に**パーシバル**によってイギリスで始まった**アリージドルナティックフレンズ協会**とされる[6]。

その後、アメリカでは1908年に**ビアーズ**が自らの入院体験をもとに著書『わが魂に会うまで』を出版し、その後精神衛生運動を展開した。1935年には、飲酒問題を解決したいと願う相互援助の集まり「**アルコホーリクス・アノニマス**」（セルフヘルプグループ）が生まれた。1937年には、**ロー博士**（シカゴ）によって設立されたリカバリー株式会社によって、ピアサポートによる退院および地域生活支援が行われた[7]。

アメリカでは1970年代に始まった公民権運動に端を発し、障害者運動とあいまって、精神障害当事者も声をあげていった。**チェンバレン**らは初

私たち抜きに私たちのことを決めるな
"Nothing About us without us"

パーシバル
Perceval, John Thomas
1803-1876

アリージドルナティックフレンズ協会
Alleged Lunatic Friends Society

ビアーズ
Beers, Clifford Whittingham
1876-1943

アルコホーリクス・アノニマス
「AA」と称される、匿名のアルコール依存症者たち。

ロー
Low, Abraham
1891-1954

リカバリー株式会社
Recovery Incorporated
現在は「リカバリーインタナショナル」。

チェンバレン
Chamberlin, Judi
1944-2010

期の当事者運動を率いた人びととして、今なお語り継がれている[8]。時を同じくして、1963年に発表された**ケネディ教書**によって精神医療改革が始まり、1970年代には大規模州立精神病院の閉鎖が進められ、多くの精神病患者が地域社会に解放され、同時にホームレスが急増した。このようにアメリカのピアサポートの展開は市民権獲得運動を背景として発展しており、**権利擁護（アドボケイト）**は切り離すことができない。

1980年代には政府機関や専門機関にこれらの運動と声が届き始め、ピアサポートサービスのブームへとつながった。1990年代には新たな当事者団体が生まれ、**ロジャース**[9]を代表とするセルフヘルプ情報センター、フィッシャーを代表とするナショナル・エンパワメント・センター等が設立された。また、**ディーガン**は自身のリカバリー経験をもとに、障害者権利擁護、心理学研究者として活躍している[10]。このように当事者運営のオルタナティブ・プログラムが大きく成長するとともに、リカバリームーブメントが展開されていった。

ピアサポーター／ピアスタッフのルーツは、精神保健福祉領域においては、その起源を18世紀後半にパリのビセートル病院にて、主任医師**ピネル**が回復した患者を病院のスタッフとして雇用したことだとされている。ピネルは、「残虐行為から脱却」し、患者に対して常に「穏やかで、正直で、人道的で」「親切な」ピアスタッフによって病院の哲学が変わったという記述が残されている。その後いくつかの病院においても雇用がなされたとされている[11]。

アメリカでは、1920年頃**サリバン**が病院で元患者を雇用したことが始まりとされている[11]。その後、1965年に**カーカフ**と**トゥルアックス**によって、専門的技術を身につけた**カウンセラー**が病院のなかで精神病患者を支援し、再び注目されるようになった[12]。1999年にジョージア州で「**認定ピアスペシャリスト**」が制度化されると、その後全米各州で導入され、トレーニングプログラムが確立し、地域や病院等で働く**ピアスペシャリスト**が増えていった。

リカバリー志向へのパラダイムシフトを推進したのは、2003年に出された「新たなメンタルヘルスに関する自由委員会（New Freedom Commission on Mental Health）」レポート[13]である。そのなかで「**リカバリーモデル**」への転換が示され、家族を含めた当事者主導への移行も示され、ピアサポートおよびピアスペシャリストの広がりへつながった[14]。

(2) 日本

日本においては、当事者活動のルーツは**断酒会**にある。1887（明治20）年に禁酒運動として**京都反省会**に端を発し、1895（昭和28）年に「**断**

酒友の会」が発足した。断酒会は AA の影響を強く受けつつも、日本独自の**自助グループ（セルフヘルプグループ）**として展開した。

　1950 年代には、松沢病院（東京）をはじめいくつかの医療機関で「病院患者自治会」が、1960 年代には島根、鹿児島、神奈川などで「退院者クラブ」が、1960 〜 70 年代にかけては、保健所や精神衛生センター、やどかりの里や国立精神保健研究所の当事者会が組織化された。1974（昭和 49）年に初の当事者の全国組織である「全国“精神病”者集団」が結成された。1976（昭和 51）年にはじまった「全国交流集会」は、その後 1993（平成 5）年に「精神障害者の人権の確立」を目的に結成された「**全国精神障害者団体連合会（全精連）**」へとつながっている。

　1990（平成 2）〜 2000（平成 12）年になると、**ピアカウンセラー、ピアヘルパー、ピアサポーター**などが誕生する。JHC 板橋会が 1991（平成 3）年にサクラメント（アメリカ）のピアカウンセリングを紹介、2001（平成 13）年に大阪府で「精神障害者ピアヘルパー養成」が開始、2003（平成 15）年より「精神障害者退院促進支援事業」のなかで長期入院者の同行支援等を行う「**地域移行ピアサポーター**」が誕生した。このように専門職によって「ピアサポート」がシステムのなかに位置づけられるようになった。

　2009（平成 21）年に、厚労省の補助金事業により**ピアサポーター養成研修研究**が開始された。その後、研修プログラム開発、テキスト作成等を中心とした「日本メンタルヘルス　ピアサポート専門員研修機構」が 2015（平成 27）年に設立され、精神保健福祉領域における「ピアサポート専門員」養成研修が開催された。その後これらの動きを踏まえて、すべての障害領域等へ拡大して研究がなされ（厚生労働科学研究）、2022（令和 4）年 4 月より、**障害者総合支援法**において、「**ピアサポート体制加算**」および「**ピアサポート実施加算**」が規定され、相談支援事業や就労継続支援 B 型事業所等において、都道府県および指定都市が認定する研修を受講した障害のある当事者（ピアサポーター）を雇用した場合に加算される制度が導入された。

　一方、制度化等の動きが出てくる中で、まずはピアスタッフ同士が集まり、語り合う場の必要性から、2012（平成 24）年に「第 1 回全国ピアスタッフの集い」が開催され、全国のピアスタッフ 80 名あまりが初めて一堂に会し、互いの日々の実践、思い、課題等について共有する機会を得た。徐々に増え始めていたピアスタッフの多くは一人職場で、孤立し、葛藤を抱えても話す相手もいない中で辞職等に至る例も少なくなく、ピアスタッフの可視化（見える化）、資格化、組織化について検討することが課題となり、2014（平成 26）年に「**日本ピアスタッフ協会**」が設立された。

精神衛生センター
現在の精神保健福祉センター。

国立精神保健研究所
現在の国立研究開発法人精神・神経医療研究センター。

ピアサポーター養成研修研究
NPO 法人十勝障害者サポートネットが受託し、平成 21 年度障害者保健福祉推進事業補助金事業（障害者自立支援調査研究プロジェクト）「精神障害者のピアサポートを行う人材を育成し、当事者の雇用を図るための人材育成プログラム構築に関する研究」として研修事業を実施した。

障害者総合支援法
正式名称は、「障害者の日常生活及び社会生活を総合的に支援するための法律」。

「第 1 回全国ピアスタッフの集い」
「第 1 回全国ピアスタッフの集い」は筆者（相川）の科研費を活用し、研究の一環として開催された。第 2 回目以降は、実行委員会を結成し、参加費による運営とし、第 3 回目以降は「日本ピアスタッフ協会」主催でコロナ禍を除き毎年度開催され、2022（令和 4）年度は 10 回目を迎え福岡にて開催される。

3 つの葛藤
ポジション葛藤とは、ピアスタッフが置かれる支援の受け手でもあり送り手でもあるというポジションにより生じる葛藤、関係性葛藤とは、利用者とは仲間であり支援関係という二重関係が、他の職員とは同僚もしくは雇用関係と、かつて利用者の場合は支援関係、相談関係といういわゆる二重関係、多重関係に陥る中で生じる葛藤、役割葛藤は、これまで支援者が担ってきた役割の一部を担うのか、新たなピアスタッフ独自の役割を担うのか、本当にピアスタッフが担うことが利用者にとっていいことなのかなど、役割をめぐる葛藤をいい、ピアスタッフはこれらの葛藤を抱えやすい構造の中で雇用されていることを認識する必要がある（相川，2013）。

退院促進支援事業
その後、地域移行支援特別対策事業（2008 年〜）、地域移行・地域定着支援事業（2010 年〜）等を経て、現在の地域相談支援（地域移行支援・地域定着支援）につながっている。

NPO 法人 地域精神保健福祉機構
COMHBO: Community Mental Health & Welfare Bonding Organization
「コンボ」と読む。

このような背景のなかで、現在、日本においてピアスタッフ／ピアサポーターが増加しており、活躍が期待されるとともに、**ポジション葛藤、関係性葛藤、役割葛藤**など現状の支援文化に入ることによる課題も明らかにされている。

[2] ピアスタッフの活躍

1990 年代から徐々に雇用が散見されるようになり、ピアカウンセリングの普及や大阪で始まったピアヘルパー制度などによって徐々に「ピア」という言葉とともに当事者と協働する支援が出てきた。**退院促進支援事業**で、長期入院者の退院意欲の喚起や地域での暮らしへの不安を軽減する役割として、入院経験等のある当事者による**地域移行ピアサポーター**が全国各地で導入された。現在では、就労支援、居住支援、相談支援、権利擁護、居場所等オープンスペースなどさまざまな事業所で雇用されるピアサポーターやピアスタッフが増加している。

[3] 家族による家族支援

家族会は 1950 年代後半より精神科病院単位で精神障害者家族会が全国各地で組織化され、その後 1965（昭和 40）年に「**全国精神障害者家族会連合会（略称・全家連）**」が結成された。2007（平成 19）年に解散となるが、後継組織として NPO 法人全国精神保健福祉連合会「愛称・みんなねっと」と、「**NPO 法人 地域精神保健福祉機構（COMHBO）**」が設立された。

家族は、これまで歴史的、制度的、社会的に多くの負担を背負わされてきた。家族に精神障害者がいることを誰にも言えず、ひた隠しに生きる中で、孤立する家族も少なくない。ご本人とは異なる苦しみ、辛さを抱える中で、医療も福祉も本人への支援のみで、家族が家族としての辛さや思いを相談できるところは少なく、サービスとして確立していない。このような中で家族会は家族にとって唯一の支援組織であり、砦としての重要な役割を担っている。

かつては、家族といえば精神障害本人の親だったが、近年は親の高齢化により「親亡き後」は共通の課題として取り上げられている。また、「兄弟姉妹の会」や「精神障害のある親を持つ子どもたち（**ヤングケアラー**）の会」などのグループが増加している。

C. 当事者プログラム

[1] ピアカウンセリング

　現在、日本においてのピアカウンセリングは、1970年代に自立生活センターから生まれたピアカウンセリングと、1990年代以降にJHC板橋会がサクラメント（アメリカ）からの精神保健福祉領域におけるピアカウンセリングの2つのピアカウンセリングの流れがあり、それぞれに講座やセミナー等を開催し、展開している。自立生活センターのピアカウンセリング講座では基本的に当事者のみが対象となっている。一方、JHC板橋会のピアカウンセリングセミナーでは、支援者と当事者が一緒に受講する形式をとり、専門職も当事者も生きづらさや悩みを抱える同じ当事者である、としている。共通点は、**セルフ・アドボカシー**（自分自らが当事者として権利擁護を行うこと、意識確立のためのサポート）と**エンパワメント**（自己信頼を回復し、当事者自らが決定権をもつ）、地域での自立生活実現、などが挙げられる(15)(16)。

[2] ピアアドボケイト

　1984（昭和59）年に明るみとなった宇都宮病院事件をきっかけに、1985（昭和60）年から活動開始した現・認定NPO法人**大阪精神医療人権センター**をはじめ、東京精神医療人権センター（1986〔昭和61〕年）、兵庫県精神医療人権センター（1989〔昭和64〕年）が設立された。その後、埼玉県精神医療人権センター（2017〔平成29〕年）、神奈川精神医療人権センター（2019〔平成31〕年）が立ち上げられた。電話相談をはじめ、精神科病院への訪問活動などを行っており、精神科病院において納得のいかない入院や処遇をされていると感じる入院患者が、入院者の側に立って話を聞き、入院先を訪問し、ご本人の思いを一緒に病院に伝えるなどの活動を行っており、当事者の側に立つアドボケイド活動である。

　大阪、兵庫、神奈川における活動は、自身の精神科医療利用経験による傷つき体験から精神科医療への不信と疑問を抱いたことを原動力とした**ピアアドボケイター活動**である。**神奈川精神医療人権センター（KP）**は、横浜ピアスタッフ協会（YPS）メンバーが中心となり設立され、ピアスタッフらによって運営されている。

神奈川精神医療人権センター
KP: Kanagawa Peer

[3] 当事者運営事業所

　精神保健福祉領域における当事者運営事業所は1983（昭和58）年に立ち上げられた「**すみれ共同作業所**」（札幌）に始まる。1998（平成10）年

に「精神障害者ピアサポートセンターこらーるたいとう」が、当事者であ
りソーシャルワーカーである加藤真規子により設立された。その後は、
2004（平成16）年に「NPO法人ポプラの会」（長野）のほか、奈良など
各地で当事者運営事業所が設立されている。

　近年は、べてるの家（北海道）やふれあいセンター（沖縄）をはじめ、
一般社団法人北海道ピアサポート協会（札幌）や、株式会社リカバリーセ
ンター（福岡）などのように、当事者経験のあるピアスタッフを代表とし
て、専門職との協働型によって運営する事業所も増えてきている。

注）
　　　ネット検索によるデータ取得日は，いずれも2022年7月14日.
(1)　クロポトキン，P. 著／大杉栄訳『相互扶助論（〔新装〕増補修訂版）』同時代社，
　　　2017.
(2)　相川章子『精神障がいピアサポーター──活動の実際と効果的な養成・育成プログ
　　　ラム─』中央法規出版，2013.
(3)　高松里『セルフヘルプ・グループとサポート・グループ実施ガイド─始め方・続
　　　け方・終わり方（新装版）』金剛出版，2009.
(4)　大島巌監修／加藤伸輔・岩谷潤・斉藤剛・宮本有紀編『ピアスタッフとして働く
　　　ヒント─精神障がいのある人が輝いて働くことを応援する本』星和書店，2019，
　　　pp. iii–iv
(5)　相川章子「ピア文化とコミュニティ・インクルージョン」『精神科』31（6），
　　　2017，pp.538–543.
(6)　Podvoll, E. R*ecovering sanity: A compassionate approach to understanding and
　　　treating psychosis*. Boston, MA: Shambhala, 2003.
(7)　Low, A. M*ental Illness, stigma and self-help: The founding o recovery Inc.* Glencoe,
　　　IL: Willet Pub, 1991.
(8)　Chamberlin, J. O*n Our Own: Patient-controlled alternatives to the mental health
　　　system.* National Empowerment Center, Inc., 1977.
(9)　Rogers, J. Work is key to recovery. P*sychosocial Rehabilitation Journal,* 18（4），
　　　1995, pp.5–10.
(10)　Deegan, P. E. Recovery: The lived experience of rehabilitation. P*sychosocial
　　　Rehabilitation Journal,* 11（4），1988, pp.11–19.
(11)　Davidson, L., et al. Peer support among persons with severe mental illnesses: a
　　　review of evidence and experience. W*orld Psychiatry,* 11（2），2012, pp.123–128.
(12)　Carkhuff, R. R., & Truax, C. B. Lay mental health counseling: The effects of lay
　　　group counseling. J*ournal of Consulting Psychology,* 29（5），1965, pp.426–431.
(13)　The President's New Freedom Commission on Mental Health（Final Report）
　　　（July 22, 2003）https://web.archive.org/web/20050519165543/
　　　http://www.mentalhealthcommission.gov/reports/FinalReport/downloads/
　　　ExecSummary.pdf.
(14)　Myrick. K, Vecchio P: Peer Support Services in the behavioral Healthcare
　　　Workkforce: State of the Field. P*sychiatrick Rehabilitation Journal,* 39（3），2016,
　　　pp.197–203.
(15)　社会福祉法人JHC板橋会『ピアカウンセリングマニュアル』JHC板橋会，1998，
　　　p.49.
(16)　JIL全国自立生活センター協議会ウェブサイト「ピアカウンセリングとは」.

当事者が専門職に望むこと

メンタルヘルス診療所しっぽふぁーれ　ピアスタッフ　降屋由美子

　私は精神保健福祉士（以下、MHSW）の資格を所持するピアスタッフである。自身も多くの医療被害を受けて生活をしてきた。当事者である私が専門職に期待するのは以下の三点である。

　第一に当事者の声に、耳を傾け、当事者と対話を行う MHSW であってほしい。そして、私たち当事者のリカバリーを共に歩んでほしいと心から願っている。客観性やアセスメントの前に一人の人間として、当事者と向き合い、人として目の前の人と対話する専門職であってほしいと願っている。

　第二に、自らの専門性を高める研鑽（けんさん）を続けること、対人支援スキルの獲得である。いくら人間として向き合うといっても、それだけでは私たち当事者の抱える問題を解決できるようなことはないのかもしれない。MHSWに必要な精神科医療の作法であるさまざまな精神療法・技法に精通していてほしい。それは、当事者が本当に苦悩に苛まれている時に、助けになり得る。そして、医療従事者との共通言語を獲得することは、それぞれが活躍する領域を拡げることになるため、必ず修得してほしい。

　第三に、社会システムを変更できるようなソーシャルアクションを起こし、社会変革を実現することである。どんなに優秀な医師やコメディカルが育成されても、専門職が私たち当事者のリカバリーを本気で応援できるフィールドが必要である。現行の精神保健福祉法をはじめとする精神保健医療福祉システムは、当事者の差別偏見を減らし、お互いが信じあえるような社会システムの中でのリカバリーを達成できるようなシステムではない。それは当事者のみならず、専門職になるあなたのモチベーションをも妨げるものになるであろう。社会システムの変更はひとりの専門職の力では達成できない。本当に必要なものは、異種専門職同士の連携や当事者との連携や家族等との協働、すなわち、メンタルヘルスに関わるすべての人びととの連携とつながりであり、このような連携を基盤として社会変革を可能にするのである。そして、これは政治的な意味合いも出てくる。法律や制度を変えるということは、必ず政治的な色彩を帯びる。その勇気をもち、果敢に向かう MHSW が社会で活躍してほしい。医療保護入院といった日本独自の強制入院の在り方や精神科特例、精神医療審査会の機能不全など当事者の不利益になっている現実が MHSW の前には転がっている。それを横目で見るのではなく、まっすぐに向き合い、解体していく MHSW を私は期待しているし、私もそのようなピアスタッフでありかつ MHSW であろうと格闘している。いつかこのテキストを読んでくれた MHSW の卵が MHSW になり、共にこの日本の精神保健医療福祉システムを変える担い手として、新しい法律や制度を創り、人びとの生活がリカバリーと共に歩むことを夢見ている。

2. アディクション治療とリハビリテーション

A. 依存症（アディクション）をめぐる日本の動向

　依存症とは、特定の物質や行為・過程に対して、「やめたくてもやめられない」「ほどほどにできない」状態を指す。一般的には、アルコール依存症がよく知られているが、最近では、ネット（スマホ）依存やギャンブル依存などの**プロセス依存**に注目が集まっている[(1)]。また、WHO（**世界保健機関**）による国際疾病分類の最新版「ICD–11」で、いわゆるゲーム依存が「**ゲーム障害**」の病名で依存症分野に加わった。さらに、インターネット依存に関しては、ひきこもりとの関連性なども指摘されており[(2)]、依存症はさまざまなメンタルヘルスの諸問題に大きく影響を与えている。

　ここでは最近の日本における言葉の使い方に鑑み、依存症＝アディクションとしたが、正確には、依存症は dependence と英訳され、addiction は嗜癖（しへき）と和訳される。状態によっては、有害な使用（harmful use）や、物質乱用（substance abuse）といった呼び方もなされる。**ICD**（WHOによる国際疾病分類）や **DSM**（アメリカ精神医学会による精神疾患の分類）といった診断分類によっても違いがあり、時代とともに概念も変化してきていることもあるので注意が必要である。

　このような背景を踏まえると、一般的によくいわれる、依存症＝アルコール・違法薬物依存というイメージは、多様化する現代において、すでに過去のものといってよいだろう。たとえば、処方薬乱用やニコチン依存も、アルコール・薬物依存と同じ、**物質使用障害**であるし、盗撮や窃盗といった犯罪行為を行う者の中にも、ネット依存と同じプロセス依存の状態になっており、その行為が犯罪とわかっているのにやめられない場合もある。また、**摂食障害**なども、食物という物質と食べるという行為（吐くという行為がセットになっている場合もある）が、やめられないという点で、依存症治療の対象に含まれる場合もある。ほかにも、家族の問題の裏側に家庭内における人間関係依存が隠れている場合や、精神科治療薬の副作用で水中毒になってしまっている場合なども、依存症の問題として含まれてくる。最近では、栄養学分野において糖分の依存についての研究なども行われてきており、単に依存症といっても広い視点が求められてきているといえる。

プロセス依存
物質ではなく特定の行為や過程に必要以上に熱中し、のめりこんでしまう症状のこと。

WHO: World Health Organization
世界保健機関

ICD: International Statistical Classification of Diseases and Related Health Problems
疾病及び関連保健問題の国際統計分類

DSM: Diagnostic and Statistical Manual of Mental Disorders
精神疾患の診断・統計マニュアル

物質使用障害
substance use disorders
物質使用障害は、一般に物質の使用により問題が生じているにもかかわらず、その使用を続ける行動パターンが見られるもの。広義には、物質の使用によって生じている症状も含まれる。

摂食障害
eating disorders
食事の量や食べ方など、食事に関連した行動の異常が続き、体重や体型の捉え方などを中心に、心と体の両方に影響が及ぶ病気をまとめて摂食障害と呼ぶ。

　これらを前提にすると、「精神科で依存症治療を受けている依存症者」として支援者の前に現れる依存症者は、ごく一握りでしかないことがわかる。逆に考えると、ソーシャルワーカーが支援をする多くのクライエントの問題の影には、依存症問題が隠れているかもしれないといえる。いやむしろ、そう考える方が自然なのではないであろうか。診断を基準とした「依存症」としてではなく、ソーシャルワーカーとしての視点で、広くアディクション問題を捉えなおすことで、依存症者へのリハビリテーションのあり方は、多様性に富んでくるということを、まずはしっかり押さえておくべきである。

　次に、リハビリテーションという用語について少し整理をしておく。リハビリテーションの語源は、ラテン語で、re（再び）＋ habilis（適する）からきている。しかし、依存症者は、元のようにその依存対象のものをコントロールして使えるようにはならないといわれている。re（再び）＋ habilis（適する）ように戻すということではなく、依存対象のものがない世界で、新しい生き方として社会に適応することが求められることになる。中世および近世ヨーロッパでは、ジャンヌダルクのリハビリテーション裁判などで知られているように、キリスト教の「破門の取り消し」や「名誉の回復」としてリハビリテーションという用語が使われている。依存症のリハビリテーションでは、後ほど出てくるハームリダクションといった考え方も含め、「全人的復権としてのリハビリテーションを提供する」という考え方が大切になってくるであろう。

　最後に、依存症のリハビリテーションを学習するに当たり、注意しておかなければならないポイントを挙げる。それは、依存症者への介入は、治療・リハビリテーション・支援を明確に分類することが非常に難しいという点である。これまで出版されている依存症を扱った書籍を概観しても「リハビリテーション」を別個に扱ったものは見当たらない。要するに、治療とリハビリテーションと支援は、連続し、かつループしている過程において、三者が相互に影響し合って、本人の回復へとつながっているのである。各専門職が職域を争っていては、適切な治療も、効果的なリハビリテーションも、そして、本人の視点に立った支援もできない。リカバリー支援でもいわれているように、依存症者へのリハビリテーションは、多職種に当事者も加えたひとつのチームで、そのクライエントの新しい生き方の旅路をそっと後押しするものだということを念頭に置く必要がある。

B. 仮想事例（覚せい剤残遺性精神障害・統合失調症の疑い）からの検討

　次に、臨床において困難事例として挙げられることが多い、違法薬物使用の仮想事例から、リハビリテーションについて検討してみる。違法薬物依存症者の事例は、ソーシャルワーカーが介入すべき心身の健康、住居、経済、コミュニティ等における生活上の問題を、ほぼ網羅してもち合わせているという点でとても参考になる。

【仮想事例】

　24歳男性　単身　生活保護受給中　補導歴3回　前科3犯（覚せい剤取締法違反・毒物劇物取締法違反・道路交通法違反・窃盗）

診断：カフェインおよび他の精神刺激薬使用による精神および行動の障害、残遺性および遅発性精神病性障害（ICD10-F15.7）および、統合失調症の疑い。

成育歴（家族歴含む）：父は覚せい剤の売人をしており、自身も覚せい剤依存症。母は統合失調症であり、精神科病院で知り合い本人を出産。出生直後より乳児院へ入所。2歳から16歳まで養護施設にて育つ。

現病歴：13歳頃から素行不良で、18歳時に覚せい剤を初回使用。その後職を転々とし、覚せい剤・シンナー・LSD・大麻を乱用。21歳時、コンビニで意味不明のことを言って暴れたため、精神科病院へ措置入院となる。退院後通院を中断し、不安感が高まり抑うつ状態となり、薬物を使用し錯乱状態となったため、2回目の入院となる。薬物療法（投薬治療）を行った結果、1ヵ月で状態は安定し日中の生活は穏やかに過ごすようになったが、幻聴および妄想は消失せず。職員が尋ねると「おなかの中から男の声がする」「目をつぶっていても全部の景色がみえる」という奇妙な内容の話をする。また、話の内容がかみ合わないなど、コミュニケーションに関し、障害が残っている。今後も継続的な精神科薬の服用は必要であるが、精神状態は今のところ安定しているため、近日中に退院の予定である。退院後は、**DARC**への入所も検討に上がったが、残遺精神症状が重篤であるため、日常生活における諸々のサポートも必要であり、12ステップミーティング（自助グループ）や**SMARPP**といったアディクションプログラムへの適応は難しいと考えられた[(3)]。そのため、一般的な精神障害者向けのデイケアやグループホーム、訪問看護等での支援が第一選択となった。また、暴力団に居た頃に暴力を振るわれたことによるPTSDの症状が出現することがあり、そうなると部屋にひきこもってすべての活動が停止してしまい、日常生活を送ることができなくなる。

DARC: Drug Addiction Rehabilitation Center
「ダルク」と読む。ダルクは、薬物依存症からの回復をサポートする施設であるが、時代とともに柔軟に変化し、最近では、ギャンブル依存症や、アルコール・市販薬等の依存症の人など、さまざまな依存症の方が回復のために利用する施設となっている。

SMARPP: Serigaya Methamphetamine Relapse Prevention Program
「スマープ」と読む。神奈川県立精神医療センターせりがや病院にて開発された認知行動療法型の外来依存症治療プログラム。
➡ p.198 第4章2節 C.

このような違法薬物使用と精神疾患の**併存性障害**（以下、併存性障害）の事例は、依存症者よりもさらに自己肯定感が低いことが指摘されている[4][5]。そのため、集団による介入のみで終わるのではなく、定期的な個別の面接を設け、集団や地域に馴染めるよう、肯定的に本人の話を聞いていき、丁寧にサポートする必要がある。併存性障害の地域生活支援にあたっては、処方薬による内因性精神病状への治療を基本とし、統合失調症患者へのリハビリテーションにならって精神的な安定を図った後に、精神保健福祉サービスの積極的な活用による生活支援を行うことが望ましい[5][6]。一方で、精神症状が安定し、地域生活が安定してくると、急に物質乱用の問題が顕在化してくることも稀ではない。そのため、地域支援の安定化を図るとともに、併せて負荷のかからない方法で、物質使用の問題と向き合う機会も提供できるとよい。自助グループにつながるまで専門職が一緒に同行して、**アルコホーリクス・アノニマス（AA）**、**ナルコティクス・アノニマス（NA）** 等の自助グループに参加するのもよいが、所属先機関の体制として無理な場合も多い。その場合は、DARC などから当事者のほうに所属先機関まで来てもらって、本人と個別で話してもらうのも効果的である。また、一部の DARC では、医療機関との連携体制をもちながら併存性障害者向けの入寮施設を運営しているところもあるので、DARC 関係者に相談するのもよいであろう。

　また、診断を可能な限りにおいて確定していくことは、臨床場面においてとても重要である。しかし、本人を取り巻く環境がめまぐるしく変化する状況にあって、診断のみに振り回されると、本来介入すべきポイントが抜け落ちることになるので、注意が必要である。物質使用障害以外の診断がついている患者で、違法薬物乱用歴や大量飲酒をしている生活状況が見過ごされていることは多い。ソーシャルワーカーには、幅広い視野をもってアセスメントを行うことが求められる。また、物質使用と内因性精神疾患に加え、摂食障害、発達障害、人格障害などがさらに併存する場合もある。しかし、そうした事例も排除せずに、重複する問題をどのように支援プランに反映させるかを検討することが重要である。加えて、アセスメントは一度きりで終わるものではない、信頼関係を築きながら、徐々に踏み込んでアセスメントをしていくことで、より多くの介入ポイントを見つけることができる[7][8]。

　さらに、簡易な集団プログラムを用いることで、物質使用と精神疾患の双方に対する心理教育的な介入を行うことが望ましい。集団プログラムの実施によって、さらにアセスメントが進み、問題点だけでなく、患者のストレングスまで見えてくるので、重要な介入の一つである。多職種が共同

併存性障害
co-occurring disorder
精神疾患と物質使用障害とを併せもつ状態。
二重診断例、重複障害などと呼ばれることもある。

アルコホーリクス・アノニマス
→ p.197　第 4 章 2 節 C.

ナルコティクス・アノニマス
→ p.197　第 4 章 2 節 C.

IMR: Illness Manage-ment and Recovery
精神障害者の人々のリカバリーのために効果があるとされる複数の支援方法を組み合わせ、総合的に提供できるように開発されたプログラム。

SST: Social Skills Training
SST 普及協会では、「社会生活スキルトレーニング」の和語を用いることを提唱している。精神科領域では「社会生活技能訓練」とも呼ばれてきた。

マインドフルネス mindfulness
現在において起こっている経験に注意を向ける心理的な過程である。瞑想、およびその他の訓練を通じて発達させることができるとされる。

トラウマインフォームドケア TIC: Trauma Informed Care
支援する多くの人たちがトラウマに関する知識や対応を身につけ、普段支援している人たちに「トラウマがあるかもしれない」という観点をもって対応する支援の枠組み。

ミラー Miller, William Richard 1947–

ロルニック Rollnick, Stepphen 1952–

ブリーフセラピー brief therapy
問題の原因を個人病理に求めるのではなく、コミュニケーション（相互作用）の変化を促して問題を解決・解消していこうとする心理療法。「原因が何か」ではなく、「今ここで何が起きているのか」（相互作用）を重要視する。

して、とりあえず、プログラムをはじめてみることが推奨される。**作業療法士**とチームを組むことで、診療コストパフォーマンスが高いプログラムを作ることも可能である。取り扱う内容は、①精神病症状について、②アルコール・薬物依存症について、③重複障害について、④服薬と自己管理、⑤欲求の引き金と錨（いかり）について、⑥健康で規則正しい生活をおくる、⑦自助グループについて、⑧感情をコントロールする、⑨再発につながる危険なサインに気づく（クライシスプラン）、⑩パーソナルリカバリーについて、等である。欧米ではすでに併存性障害向けに行われているプログラムがある。日本でも、既存の依存症向けワークブックや、**IMR** などの内容を組み合わせて、自身の臨床に合ったオリジナルのワークブックを作成し、実践しているところもある[3][4][9]。その他、**SST** や**マインドフルネス**等、統合失調症向けに提供されているリハビリテーションプログラムも有効であるとされている[10]。

加えて、近年では、**トラウマインフォームドケア（TIC）**といった、支援ツールの紹介もされている[11]。ソーシャルワーカーは、「依存症者」という偏った見方にならないように注意し、クライエントの当たり前の生活を継続するために必要な介入は、すべて提供できるように調整していくことが望まれる。

C. さまざまな心理社会的治療のための支援ツール

依存症の治療は、**心理社会的治療**と**薬物療法**に大別され、前者が主となるとされている[12]。ここでは、心理社会的治療をリハビリテーションと重なるひとつなぎの過程として捉え、海外で実施されているエビデンスに基づいた支援ツールの中から、主なものを取り上げて紹介する[12]。

[1] 動機づけ面接

動機づけ面接は、**ミラー**と**ロルニック**によって開発された介入法で、治療への動機づけを高めるための認知行動療法的技法である。「やめたい」「やめたくない」という矛盾点を意図的に拡大し、本人の「やめたい」方向を選択的に強化する。実際には、変化の方向へ向かう具体的な発言（**チェンジトーク**）を積極的に引き出す対応を行う。チェンジトークが多ければ多いほど、その方向に行動が変化するというエビデンスに基づいた戦略をとる。傾聴を重視して抵抗への対決を回避するため、指示的な直面化を多用する方法より、否認の強い患者に対し有効とされている。専門的な心理技法ではあるが、**ブリーフセラピー**をベースとしていることから、比較

的取り組みやすく、多職種が講習会等で学習し、自身の介入に取り入れている。

［2］随伴性マネジメント

随伴性マネジメントとは、治療の脱落を防止し、動機づけを維持するための行動療法的技法であり、治療に参加するたびに報酬を与える。報酬が除去されると効果が消滅するため、動機づけ面接を並行して行う。罰と報酬を適切に提示・実行することで効果が得られるが、罰より報酬が人を動かす。報酬といっても、お菓子や参加スタンプ、参加シールなどの場合が多いが、「治療に来てよかった」と思えるようにすることが目的である。

［3］12 ステップ・アプローチ

最初の自助グループである**アルコホーリクス・アノニマス（AA）**は、アメリカで 1935 年に設立された。**12 ステップ・アプローチ**は、AA による 1939 年の著書、Alcoholics Anonymous: The Story of How More Than One Hundred Men Have Recovered from Alcoholism（通称、ビッグブック）において、アルコール依存症からの回復手法として示されたものである。12 ステップは、多くの依存症者の回復経験から得られた知恵と哲学に裏づけられており、現在、世界的に最も普及している依存症治療アプローチである。「言いっぱなし聞きっぱなしの原則」に基づいたミーティングへの参加により、社会的支援を強化し、依存症に対処する方法論を学び、スピリチュアルへの理解を促していく。メンバーは、長い時間をかけてこの 12 ステップを理解しようとし、その過程で対象への依存が 1 日だけ止まり、そうした 1 日が積み重なることで、回復へとつながっていく。12 ステップを通じて、同じ苦しみをもつ仲間と分かち合っていくことが、回復にとっては大切なのである。

アルコール依存症を対象とした **AA** のほかにも、**薬物依存症**を対象とした **NA**、**ギャンブル依存症**の **GA**、共依存家族を対象とした **Al-Anon** や **Nar-Anon** など、多くの自助グループができてきているが、いずれも、この 12 スッテプを用いたミーティングを行っている。

最近では、この 12 ステップを、より理解しやすいようにするため、テキストを用いた形式に作り替えた「**リカバリー・ダイナミクス®（RD）**」も拡がりを見せつつある。

［4］コミュニティ強化と家族訓練

CRAFT は、家族などを介して、治療を拒んでいる依存症者を治療につ

アルコホーリクス・アノニマス
AA: Alcoholics Anonymous

ナルコティクス・アノニマス
NA: Narcotics Anonymous

ギャンブラーズ・アノニマス
GA: Gamblers Anonymous

Al-Anon
「アラノン」と読む。アルコール依存症の人の家族や友人のための自助グループ。

Nar-Anon
「ナラノン」と読む。薬物依存症の人の家族や友人のための自助グループ。

コミュニティ強化と家族訓練
CRAFT: Community Reinforce-ment and Family Training
「クラフト」と読む。

なげる認知行動療法プログラムである。直面化などの対立的手法を用いず、患者と良好な関係を築き動機づけを高める。そのため、参加者の心理機能の改善と、受容と共感を徹底したコミュニケーション技術の向上を図る。クライエントとの良好な関係を基盤として治療に惹きつける技法である[13][14]。

[5] マトリックスモデル

マトリックスモデル
Matrix Model

アメリカの西海岸で広く実施されている、マトリックス研究所の**マトリックスモデル**という治療プログラムでは、薬物使用の防止には認知行動療法を用い、支持する場合には動機づけ面接の原則に沿って行う。依存症に対する知識と具体的な対処スキルの修得に重点が置かれているプログラムである[7]。

日本では、神奈川県立精神医療センターせりがや病院にて、松本らが開発した**SMARPP**が広く知られるようになってきており、2012年からは保護観察所でもSMARPPモデルのプログラムが実施されるようになった[3]。このSMARPPは、医療機関では原則として任意の外来治療として提供されている。

併存性障害のための統合治療
ITCOD: Integrated Treatment for Co-Occurring Disoreders

[6] 併存性障害のための統合治療（ITCOD）

アメリカ連邦保健省薬物依存精神保健サービス部
SAMHSA: Substance Abuse and Mental Health Services Administration
「サムサ」と読む。

近年、**アメリカ連邦保健省薬物依存精神保健サービス部（SAMHSA）**によって開発された**ACT**や**IMR**などの**EBP**ツールキットが、リカバリー志向の支援法として注目されている[9][15]。その1つに、**併存性障害のための統合治療（ITCOD）**がある[10][16]。日本では、これまで紹介されて来なかったが、今後、日本においても臨床への応用が期待されている。

ACT: Assertive Community Treatment
包括型地域生活支援プログラム
重い精神障害を持つ人が、住み慣れた場所で安心して暮らしていけるように、さまざまな職種の専門家から構成されるチームが支援を提供するプログラムのこと。

D.「非犯罪化（ハームリダクション）」というアンチスティグマの視点

EBP: Evidence-Based Practice
臨床において、利用者の援助効果（アウトカム）を向上させるための、一貫した科学的根拠（エビデンス）に基づいた実践。

ソーシャルワーカーが物質使用障害者のリハビリテーションに関与するにあたって、最も重要ともいえるポイントの一つとして、スティグマの除去が挙げられる。ここでは、違法薬物使用者に対する欧米の取組みの一つとして注目されている**ハームリダクション**について説明する。なぜなら、一部の依存症者は、薬物使用が犯罪として扱われることで、早期の依存症の支援が届かず、結果として更なる犯罪行為に至ってしまうケースがあるといわれているからである。そして、違法薬物依存症者に限っては、違法薬物の使用そのものが直接犯罪行為となるといった点で、ほかの依存症にも増して、偏見の対象とされやすいという状況が背景として存在するからである。

ハームリダクション
harm reduction
直訳すると、損傷の低減。

　日本の違法薬物使用者対策は、法務省が管轄しており、健康被害という側面より、再犯予防という側面が重要視されているといった点で、他の依存症と大きく異なっている。こうした現代社会の対応の仕方は、違法薬物使用者に対し、その苦しみを理解することなく、犯罪者＝悪いことした人（悪者）＋依存症者＝意志の弱い人（弱者）＋生活困難者＝ダメな人（愚者）という、三重のスティグマを負わせるものであり、その支援策は未だもって未整備な状態であるといえよう。しかし、裏を返せば、この三重に積み重なったスティグマをどのように扱うかを考えれば、自ずとその先にある依存症者へのリハビリテーションの本質が見えてくるのではないだろうか。

　ハームリダクションとは、「健康上好ましくない、あるいは自身に危険をもたらす行動習慣を持っている人が、そうした行動を直ちにやめることができない場合に、その行動に伴う害や危険をできるかぎり少なくすることを目的としてとられる、公衆衛生上の実践や政策を意味する用語である」とされている[17]。すなわち、違法であるかどうかにかかわらず、精神作用性のある薬物について、必ずしもその使用量を減らすことができなくても、その使用によって生じる健康・社会・経済上の悪影響を減少させることを目的とする政策・プログラム・実践であるといえる。政策としてのハームリダクションは、違法薬物の合法化と混同されやすいが、実は大きく違う。厳しく処罰する政策ではドラッグ使用はアンダーグランドに潜り、個人の健康や社会に及ぼす被害が大きくなる。逆に、完全に合法化し

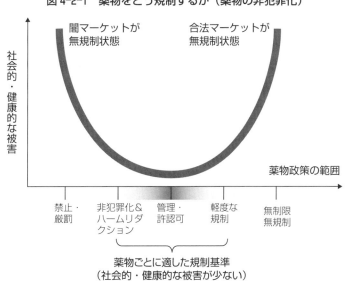

図 4-2-1　薬物をどう規制するか（薬物の非犯罪化）

出典）薬物政策アドボカシーネットワーク facebook ページ「図解 薬物の非犯罪化」.

199

て、無規制な状態になっても同様に被害が大きくなる。一方で、「非処罰化」では、法令的には違法行為であるが処罰はしないというものである（図4-2-1）[18]。

これは、司法的には処罰しないとし、同時に地域社会には、プログラムが普及しているという状況が提示されていることになる。すなわち、司法での処遇としてではなく、健康問題として地域保健の中で支援していくという考え方である。

近年、日本でも、こうした刑罰から支援への転換の動きは出てきている[17][18]。しかし、当事者やその家族を中心に、ごく一部の違法薬物依存症支援者や刑事司法関係者のかかわりによって起こってきているムーブメントであり、専門職としてのソーシャルワーカーは、まだ、わずかしか関与していないように見受けられる。ソーシャルワーカーは、この違法薬物問題への福祉専門職としての社会的役割を再認識し、問題の解決に向けて、クライエント個人に対しても、また、制度や社会に対しても、より積極的にかかわり、人権に配慮された支援制度の開発に関して発言していかなければならない。そのことこそが、クライエントのリカバリーを支援するソーシャルワーカーとしての根幹に関わることであるといえる。違法薬物使用者へのミクロレベルで積み上げたソーシャルワーク実践と当事者のニーズに基づいて、組織や地域社会に対するメゾ・マクロの実践を行い、アドボカシー型支援環境の開発を行っていくという役割が、専門職としてのソーシャルワーカーにあることを忘れてはいけない[19]。

注）

ネット検索によるデータの取得日は、いずれも2022年3月10日.

(1) 厚生労働省ウェブサイト「福祉・介護 依存症対策」.

(2) 樋口進「地域の依存の取り組み ゲーム障害の実態と対応」『日本社会精神医学会雑誌』30（4），2021，pp.396-397.

(3) 松本俊彦・今村扶美『SMARPP-24 物質使用障害治療プログラム』金剛出版，2015.

(4) 池田朋広・常岡俊昭・松本俊彦ほか「措置指定病院における精神病性障害と物質使用障害を併せ持つ「精神病性併存性障害」への集団認知行動療法プログラム実施の意義とその有効性の検討」『日本社会精神医学会雑誌』26（1），2017，pp.11-23.

(5) 池田朋広・小池純子・幸田実ほか「物質使用障害と精神病性障害を併せ持つ者への地域支援策の検討―薬物依存症リハビリテーション施設への全国調査から」日『日本アルコール・薬物医学会雑誌』49（6），2014，pp.340-355.

(6) 池田朋広・梅野充・森田展彰ほか「覚せい剤併存性障害への支援のあり方に関する一考察―統合失調症支援モデル事例と依存症支援モデル事例との比較から」『日本アルコール・薬物医学会雑誌』45（2），2010，pp.92-103.

(7) Health Canada ウェブサイト：*Best Practices Concurrent Mental Health and Substance Use Disorders*，2002.

(8) 森田展彰「併存性障害をもつ薬物依存症患者へのアプローチ」『精神科治療学』24（増刊号），星和書店，2009．pp.254-256.

(9) アメリカ連邦保健省薬物依存精神保健サービス部（SAMHSA）編／日本精神障害者リハビリテーション学会 監訳『IMR（疾病管理とリカバリー）』2009.

(10) Substance Abuse and Mental Health Services Administration（SAMSHA）website：*Integrated Treatment for Co-Occurring Disorders Evidence-Based Practices（EBP）KIT.*

(11) 兵庫県こころのケアセンターウェブサイト：アメリカ連邦保健省薬物依存精神保健サービス部著／大阪教育大学学校危機メンタルサポートセンター・兵庫県こころのケアセンター訳「SAMHSA のトラウマ概念とトラウマインフォームドアプローチのための手引き」.

(12) 松本俊彦『物質使用障害の治療―多様なニーズに応える治療・回復支援』金剛出版，2020.

(13) メイヤーズ，R.，＆ウォルフ，B. 著／松本俊彦・吉田精次・渋谷繭子翻訳『CRAFT 依存症家族のための対応ハンドブック』金剛出版，2013.

(14) ローゼン，H. G.，メイヤーズ，R. J.，＆スミス，J. E. 著／松本俊彦監修／境泉洋監訳／風間芳之・風間三咲訳『CRA 薬物・アルコール依存へのコミュニティ強化アプローチ』金剛出版，2018.

(15) アメリカ連邦保健省薬物依存精神保健サービス部（SAMHSA）編／日本精神障害者リハビリテーション学会監訳『ACT（包括型地域生活支援プログラム）』2009.

(16) 池田朋広・青木彩香・石川亜弓ほか「併存性障害（重複障害）者を支援するための EBP ツールキットの紹介―ITCOD（integrated treatment for co-occurring disorders）について」『精神科治療学』36（1），2021，pp.109-113.

(17) 松本俊彦・古藤吾郎・上岡陽江『ハームリダクションとは何か―薬物問題に対する，あるひとつの社会的選択』中外医学社，2017.

(18) 日本薬物政策アドボカシーネットワーク facebook ページ：「図解 薬物の非犯罪化」.

(19) 大島巌『マクロ実践ソーシャルワークの新パラダイム エビデンスに基づく支援環境開発アプローチ―精神保健福祉への適用例から』有斐閣，2016.

3. オープンダイアローグ

A. ニードは誰が定義するか？

[1] 2つの方法論

　精神科における「治療」「支援」とは、そもそも何を目指すのであろうか？ 2つの典型的なやり方を考えてみよう[1]。

　従来の精神医療は、幻聴や幻覚、妄想、うつなどの症状は「あってはならない病状」と認識し、その病状の喪失を目指す、という意味で「治療ニーズを特定」するアプローチだった。「病状の消失」をゴールとするならば、診断名を付けて標準化された治療を施すことになる。そのような前提に基づいて**精神疾患の診断・統計マニュアル（DSM）**や**疾病及び関連保健問題の国際統計分類（ICD）**が作られた。だが、両者はあくまでも医療者側が作り上げた統計分類に基づくマニュアルであり、患者の主観的枠組みとはずれる。また医療者だけが上記に関する知識や技術を身につけ、患者はそれに従う、という権力関係に陥りやすい。ICD や DSM などのマニュアルに医療者が頼る場合、患者の話もその枠組みに合わせて聞くことになるし、逆にいえば診断名の確定に不必要な個人的な生きる苦悩については医療者は特段聞く必要がない。また個人の病理だという認識なので、家族や友人関係に医療者が関与することもない。だからこそ、精神科でしばしばいわれる「3分診療」が可能になる。

　だが、幻聴や幻覚、妄想、うつ症状などは日々楽しく生きている中で突然襲ってくるわけではない。生育過程や家族関係での困難や、学校や職場などの人間関係の悪化などで、さまざまな生きる苦悩が高まり、個人が許容できる閾値を超えた状態が続いたときに、そのような「症状」が発生する。ということは、そのような「症状」が減少・喪失しても、その人の生きる苦悩は消え去る訳ではない。患者が求めるのは、単なる「病状の消失」ではなく、「病状に代表されるような生きる苦悩が、自分でコントロールできる範囲に収まること」である。そのために医療者に求められるのは、診断を下すうえで必要な情報だけを聞くのではなく、患者の生きる苦悩の全体像をしっかり聞き取り、その中でどのようなニーズが「いま・ここ」の時点で高まっているのかを理解することである。そして、そのニーズは複雑であり状況に応じて動いていくので、患者と常にそのニーズを確

精神疾患の診断・統計マニュアル
DSM: Diagnostic and Statistical Manual of Mental Disorders

疾病及び関連保健問題の国際統計分類
ICD: International Statistical Classification of Diseases and Related Health Problems

認しながら、「いま・ここ」の苦悩にどう対処するかを共に考え合う姿勢が医療者に求められる。そのためには、患者の家族や友人などとの関係性をどう変えていくのか、という点にアプローチすることも必要である。そして、それは診察室での「３分診療」では無理であり、医師一人で解決できることでもない。

［2］自己定義ニードの重要性

先に述べたことを**表4-3-1**に基づいて検討してみよう。

表4-3-1　ニードの特定とニードへの適応

	ニードの特定	ニードへの適応
価値前提	ニードは特定可能	ニードは常に変容する
目的	病気の喪失や寛解を目指し、治療をする	動的で不確実なニードに柔軟に対応する
方法	診断名で標準化可能	動的なニードを患者と共に理解し支える
聴く姿勢	支援者が抱く「見立て」に基づいて話を聞く	ただ聴くところから、物語全体を理解する
専門家	本人のために最善を尽くす	本人と共に考え合う
立ち位置	治療者の理解している枠組みを患者に当てはめる	患者と共に悪循環の構造と出口を探る
関係性	権力関係に陥りやすい	一緒に考え合う信頼関係
患者の捉え方	「精神症状という問題」を抱えた人	クライシスの中にいて、窓が開いている人
着目	患者個人の病理や逸脱行動	家族や社会的ネットワークとの関係不全
役割分担	医師は指示し、他は従う	異なる専門性が対等に協働

出典）竹端寛, 2013 と Alanen, Y. O., 1997 をもとに筆者作成.

社会的ネットワーク
social network
フィンランドでは、本人が生きていくにあたって関係性の深い、重要な他者を社会的ネットワークと名付けている。

前者のやり方を行っている場合、症状がなかなか消失しにくい・一度治療が成功しても何度も再発する、いわゆる「**難治性**」「**治療抵抗性**」なる現象を生み出していた。それはその個人の症状の特徴だと、問題が個人化されていた。だが「難治性」や「治療抵抗性」とされる原因が、症状にのみ向き合って、その背後にある患者の「生きる苦悩」に向き合わないことに発しているならば、何が問題かは変わってくる。医療者が患者の声をそのものとして大切にするのか、ただじっくり聞くところから治療がスタートできるのかが問われてくる。

この節で取り上げる**ヒアリング・ヴォイス、オープンダイアローグ、未**

来語りのダイアローグに共通するのは、前者のアプローチの限界に突き当たった医療者が、まず患者の声に耳を傾け、患者の話す現実を理解し、そこから共にどのように支援していこうか、を探るアプローチへのパラダイムシフトである。

オープンダイアローグの発祥の地、フィンランドで家族療法アプローチを採用した精神科医の**アラネン**によれば、患者の治療必要性を医師が特定する「**ニードを特定する治療**」から、患者のニードに合わせて医療者がアプローチを変える「**ニードに適合させる治療**」へのパラダイムシフトである[2]、といえる。白木孝二は「専門職の見解や判断による professional-defined need（専門家定義ニード）ではなく、利用者自身が望み、必要とされる self-defined need（自己定義ニード）が語られ、尊重されることが極めて重要になる」と述べる[3]。

それでは、どのような**自己定義ニード**が尊重されているのであろうか？

アラネン
Alanen, Yrjö
1927–
フィンランドのクリッカ生まれの医学者、精神科医。

ニードを特定する治療
need-specific treatment

ニードに適合させる治療
need-adapted treatment

B. ヒアリング・ヴォイス

［1］幻聴から聴声へ

幻聴というのは、「まぼろし（幻）を聴く」と書く。ほかの人には聞こえない・そこにはないはずの声を聴く、ということを意味する。従来の精神医学の教科書では、それが「症状」の一つであると記載されてきた。実際に、まぼろしの声に命令されて、自分自身を傷つけたり、他人に害を与える人もいる。そして「他の人が聞こえない、幻の声」を聴いて、それに支配されるのだから、それは恐るべき症状として忌避され、その喪失が目標とされてきた。また幻聴に関する訴えに耳を傾けると、その症状がますますひどくなるので、その声に取り合わない、ということも臨床現場ではいわれてきた。だがこの幻聴に対して、異なるアプローチを始めたのが、オランダの精神科医**ロウム**であった[4]。

ロウム
Romme, Marius Anton Joannes
1934–
オランダのアムステルダム生まれの医学者、精神科医。

ロウムの患者の一人の女性が、長年幻聴に支配され何度か入院し、薬物療法を受けるも、声そのものに対して何の効能もなかった。やがて自殺について訴えるようになり、治療が袋小路に陥っていた。そんな折、「紀元前の時代には声が聞こえる『聴声現象』は物事を決定する際のごく普通の方法だったが、後に「意識」にとって変わられた」という文献に出会い、現代でも幻聴を「聴声現象」と受け止めてうまく向き合っている人もいるのではないか、という仮説を二人は抱くようになる。

そこで1987年、オランダの人気テレビ番組に出演した二人は「聞こえる」体験をもつ人に連絡を呼びかけたところ、番組終了後に連絡してきた

人のうち 450 人が声を聴いている人で、うち 300 人はうまく対処できない
が、150 人はその声に何とか対処している、ということがわかった。そこ
で彼は対象者に質問紙を送り、そのパターンを探ると次の３つの時期に分
かれることがわかってきた。

- 驚　愕　期：通常は突然生じ、最初驚きとして体験される。
- 再構成期：声を選びまた声とコミュニケートしようとする時期。
- 安　定　期：より継続的に声を取り扱う方法が身につく時期。

　聴声現象にうまく対処できているかどうかは「声が『私の一部』として
受容され、ある種の安住に至る過程を必要とする」ことが必要であるとわ
かった。また医療者に求められるのは、患者の聴声の体験を受容すること、
その患者独特の体験を理解すること、個人が声とコミュニケートするのを
助けること、同じような経験をする患者と交流する・聴声についての書物
を読むように患者に刺激を与えること、という仮説を提起した。
　このロウムの提起以後、欧米でヒアリング・ヴォイシズのグループが各
地にできる。投薬で声を聴くこと（**聴声**）を消してしまうのではなく、
「私の一部」として声とうまくコミュニケートできるような方法論が、各
地の当事者グループで話し合われ、それは書籍としても広まっていった。
その後の研究では、思春期までの間に 10％の子どもが聴声体験をもち、
声は特別なものではないこともわかってきた[5]。
　そして日本でも、「幻聴」を捉え直す独自の実践が華開いている。

［２］「幻聴さん」と当事者研究

　北海道浦河にある「浦河べてるの家」という精神障害者のコミュニティ
では、幻聴や幻覚、妄想などの「精神症状」で苦しむ当事者たちが「**当事
者研究**」を始めた。これは「自分の苦労の主人公になる」ことを目標に、
支援者の向谷地が当事者たちと生み出した考え方で、次の５つを重視して
いた[6]。

---

①＜問題＞と人との、切り離し作業
②自己病名をつける
③苦労のパターン・プロセス・構造の解明
④自分の助け方や守り方の具体的な方法を考え、場面をつくって練習する
⑤結果の検証

　この「当事者研究」においては、「幻聴」という＜問題＞は、実際にそ
れが聞こえる当事者と切り離され、対象化されて「幻聴さん」と名付けら
れた。そして「幻聴さん」をうまく扱えない本人が、その苦労の状態に自

己病名を付ける。そのうえで、「幻聴さん」がどのように本人の思考や行動に働きかけ、支配するのか、それは具体的にどのようなパターンが多くて、引き金には何があるのかを整理していく。その後、ではその悪循環サイクルから逃れるにはどうすればよいかを仲間と共に考えたうえで、実際にロールプレイなどで幻聴さん役の人から身を守る練習をする。そして、その練習に成果があったかを後の当事者研究ミーティングで話し合い、検証し、改善方法を探る、というものであった。

べてるの家の当事者研究やヒアリング・ヴォイスの動きは、従来の精神医学の在り方に、別の可能性をもたらす実践である。これまで、「ありもしない声を聴く」という「症状」のみに医療者は着目していた。だが、声が『私の一部』として受容されると、うまく付き合うことができる可能性があることが、ヒアリング・ヴォイスの試みからは浮かび上がってきた。また、当事者研究からは声を消すのではなく、「苦労のパターン」に着目し、その苦労のパターンから自分自身を助ける方法論を模索することで、結果的に幻聴とうまく付き合い、幻聴に支配されない生き方を探ることが重視された。

どちらも、病気や症状より、それを含んだその人の人生のほうに着目し、より良い人生を送るためにはどうすればよいかを模索するアプローチだった。そして、それは支援者のアプローチをも変革することになる。

C. オープンダイアローグ

［1］急性期における対話

精神症状の急性期をどう捉えるか？表面的に見ると、自傷や他害の恐れがある状態であったり、興奮して落ち着かなかったり、あるいは周囲とのコミュニケーションの回路を閉ざそうとしたり、いずれにせよ「まともではない」状態だと思われがちだ。だが、そのような時期こそ「窓が開いている」状態と捉え、積極的に患者や家族などとの対話を繰り返すアプローチがある。それが**オープンダイアローグ（OD）**である[7]。

オープンダイアローグ
OD: Open Dialogue

これは、アラネンの「ニードに**適合させる治療**」を応用したアプローチである。急性症状の患者や家族から連絡を受けると、24時間以内に医療チームが患者の家に訪問するか、病院などに来てもらう。そこで、本人が参加して欲しい人（家族や友人、職場の人など）と本人、医療チームが毎日のように1時間半程度、本人の困っていることについて、話し合う。この際、治療チームのメンバーは全員が家族療法をベースとしたダイアローグのトレーニングを受けている。そのため、「話すことと聞くことを分け

る」「いま・ここで出た話題はどのようなものでもなおざりにしない」「多様な声をできる限り尊重する」など、安心して話せる環境の構築を重視している。そして、そのような対話を続けているうちに、急性症状が落ち着いたり、場合によっては症状が消失したり、投薬量が減る・投薬なしで治療が終了することもあるという。

ODはフィンランドの西ラップランドのケロプダス病院で始まった取組みだが、90年代以後、少しずつ論文を通じて世界に知られるようになり、ダニエル・マックラー監督が『オープンダイアローグ』というドキュメンタリー映画を作ったことにより、世界中に広まる。日本でも2013（平成25）年から上映会運動が始まり、その後YouTubeにも動画がアップされ、日本の精神科医の中にもOD実践者が現れるなど、急速に広まっていった[8]。

このオープンダイアローグの特色は、医者が患者を治療する、という一方的な治療関係を覆したという点である。医者や患者、ソーシャルワーカーや家族、看護師や友人などが一堂に会し、一緒に話し合い、患者の求める内容について話し合う。そこでは、幻聴や幻覚が訴えかけることがテーマになることもあれば、患者と家族や友人などの人間関係についても話し合う。解決に向けた戦略を立てることよりも、対話そのものが目的とされる。そして、治療を目指さない対話なのに、結果的に従来の投薬中心型の治療よりも「治る」のである。これは一体どういうことであろうか？

［2］対話実践の7原則

オープンダイアローグを実践するうえで大切な7原則がある（**表4-3-2**）。この7原則を臨床現場に具体的に当てはめながら解説してみよう。

「即時対応」が重要なのは、危機こそ対話のチャンスであるからである。本人だけでなく、家族や周囲の関係者もどうしてよいのかわからず、行政や医療機関に相談してくる。そのときは、先送りにせずに24時間以内に対応すると、本人や家族も「聴いてもらえた」という安心感から、対話の回路が開きはじめる。その際、本人だけでなく、家族や友人、付き合いのある人など、本人にとっての「**社会的ネットワーク**」のある人びとの視点も重要である。本人が見ている視点を、身近な他者の視点で捉え直すと、事態が別様に捉えられることもある。

そのような形で対話をしていると、話題は時にどんどん変わっていくし、毎日のように話し合いが求められることもある。その際、できる限り本人のニーズに沿った柔軟性と、必要であれば毎日のように話し合いを続けていく機動力が支援チームに求められる。また、支援チームに求められる責任とは、自分たちの責任範囲を限定するのではなく、ほかの支援者が必要

表4-3-2　オープンダイアローグの7つの原則

原語	一般的な訳	意味
1. Immediate help	即時対応	必要に応じてただちに対応する
2. A social networks perspective	社会的ネットワークの視点を持つ	クライアント、家族、つながりのある人々を皆、治療ミーティングに招く
3. Flexibility and mobility	柔軟性と機動性	その時々のニーズに合わせて、どこででも、何にでも、柔軟に対応する
4. Team's responsibility	責任を持つこと	治療チームは必要な支援全体に責任を持って関わる
5. Psychological continuity	心理的連続性	クライアントをよく知っている同じ治療チームが、最初からずっと続けて対応する
6. Tolerance of uncertainty	不確実性に耐える	答えのない不確かな状況に耐える
7. Dialogism	対話主義	対話を続けることを目的とし、多様な声に耳を傾け続ける

出典）ODNJP ウェブサイト「対話実践のガイドライン」.[7]

ならミーティングに招いて、共に考え合い、ミーティングを続ける責任である。それは患者本人にとって、いつもの人が会話をしてくれているという意味で、「心理的な連続性」が担保されることを意味する。

　上記で述べたアプローチは患者や家族にとっては安心感を増すが、従来のやり方に慣れた支援者にとっては不安が募るかもしれない。それは、支援者が決めた診断・治療・支援・サービスの枠組みに本人や家族を当てはめるのではなく、本人や家族のニーズに合わせて、対話の内容や方向性をどんどん変えていくからである。この際に大切なのは、支援者こそが「不確実性に耐える」ことである。支援者の枠組みに当てはめず、ミーティングのほかのメンバーのそれぞれ固有の力を信じて、性急な結論を求めず、対話を続けていくことである。それが「対話主義」にもつながる。患者や医者、家族やソーシャルワーカー、看護師や友人……などの属性を越えて、その場に参加する人が「いま・ここ」で感じることを対話し続け、多様な声に耳を傾ける中で、独自の道筋が見えてくるのである。

　これらの原則は、支援者の枠組みに患者を当てはめるのでなく、あくまでも本人の望む自己定義ニードに基づきながら、その「ニードに適合させる治療」を行っていくうえでの大原則であり、上記の原則に基づいたチーム支援を行う中で、従来の精神医療と大きな違いを生み出している。

D. 未来語りのダイアローグ

[1]「困難事例」での対話

　オープンダイアローグ（OD）とともに、参加する人びとの声を大切にするアプローチとして、**未来語りのダイアローグ（AD）**も注目されている。ODが精神病的危機介入に相応しいアプローチだとすると、ADはそれとは違う「困難な事態」に有効なアプローチである。ADの創始者である**アーンキル**は以下の状況下でADが機能する、という[(9)]。

未来語りのダイアローグ
AD: Anticipation
Dialogue

アーンキル
Arnkil, Tom Erik
1950-
フィンランド生まれの社
会科学者であり小説家。

- 問題に多様な立場の人がかかわっている時
- それぞれの立場の人が何をしているかわからず、一体誰がかかわっているのかがあいまいな時
- 問題を抱えている当人が相手のすることに不満である時
- 不安が強く、その解決に諸機関の手助けがいる時
- それなのに協働でことにあたれないでいる時

　これは「**困難事例**」や「**問題行動**」として臨床現場でしばしば困難さが語られる事例である。また高齢者福祉や児童支援など、多様な福祉領域で「なにかうまくことが運ばないとき」に共通する要素である。そして、支援者が感じる困難に焦点を当て、それにかかわる当事者や家族、ほかの支援者などの関係者に集まってもらう。対話にはファシリテーターが2名参加し、支援者の困りごとを伺った後、「想起すべき未来」をそこにかかわる当事者と決めたうえで、たとえば1年後と決めると、次のように聞く。

想起
anticipation

①「一年がたち、ものごとがすこぶる順調です。あなたにとってそれはどんな様子ですか？　何が嬉しいですか？」
②「あなたが何をしたから、その嬉しいことが起こったのでしょうか？　誰があなたを助けてくれましたか？　どのように、ですか？」
③「一年前、あなたは何を心配していましたか。あなたの心配ごとを和らげたのは、何ですか？」

　この3つの質問について、ご本人だけでなく、ご本人にかかわる支援者にも1人ずつ話してもらう中で、みんなの心配ごとだけでなく、希望する未来に向けての具体的な行動が明らかになり、本人と家族や支援者の関係が大きく変わり始める。

　フィンランドでは、精神医療の現場だけでなく、子どもの支援を巡って家族と学校、行政機関などが対立している場面や、あるいはある政策課題に関するタウンミーティングなどでも、このようなADのアプローチが用いられている。市役所にADのファシリテーターが配置されている自治体もある。

［2］ 関係性の中での心配ごと

　オープンダイアローグ（OD）や、未来語りのダイアローグ実践（AD）の魅力は、患者や家族の不安に向き合うだけでなく、「支援者にとっての心配ごと」にも向き合う点である（**図4-3-1**）。そして、その心配ごとは、関係性のなかで大きくも小さくもなるという意味で、「**関係性の中での心配ごと**」である[(10)]。

関係性の中での心配ごと
relational worries

図 4-3-1　主観的な心配の区分

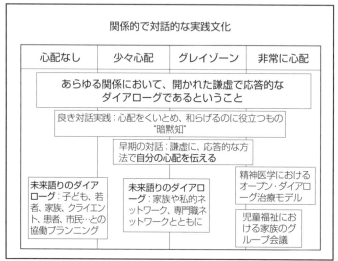

出典）アーンキルが日本で行った「未来語りのダイアローグ」集中研修資料，2017.

　一人で解決できる問題であれば、支援は必要ない。あるいは支援者が考える「標準的な・前例のある支援」でうまくいくなら、関係性の中での心配ごとは高まらない。だが、親が要介護状態で息子がひきこもりのような「**8050問題**」や、母親が精神疾患で子どもが発達障害といった「**多問題家族**」とカテゴライズされるケースでは、複合問題にかかわる支援者が多くなり、その支援者が属する支援機関の方針もバラバラであると、支援方針が定まらなかったり、責任の押し付け合いが生じる。これは「困難事例」ケースだけではない。支援組織の中で、ソーシャルワーカーと医師、看護師、事務スタッフなどが対立関係にあると、心配の度合いがどんどん増幅していく。

　精神科の急性期症状など、心配ごとが極度に高まった「非常に心配」なときには、オープンダイアローグなどの即時的な介入が求められる。だが、「困難事例」や組織の危機などは、急性期症状よりもマイルドな危機である。そのときに、未来語りのダイアローグのような形で、関係者が一堂に集まって、ファシリテーターを介してお互いの心配ごとを聞き合うことで、

多職種協働における心配ごとの度合いは低まっていく。つまり、そこに参加する全員の声がしっかり聴かれることが、結果的には問題解決にとって「急がば回れ」の方法論なのである。

　以上書いてきたことは、海外の精神医療の実践であって日本の現実と違うと、あなたの教師や現場指導者は言うかもしれない。だが考えてみてほしい。精神科における「治療」「支援」とは、そもそも何を目指すのだろうか？そして、誰が定義したニーズに基づく、どのような支援が望ましいのであろうか？あなた自身の声は、しっかりと聴かれていますか？

注)
(1) 竹端寛「「病気」から「生きる苦悩」へのパラダイムシフト―イタリア精神医療「革命の構造」」『山梨学院大学法学論集』70，2013，pp.31-61.
(2) Alanen, Y. O. *Schizophrenia: Its Origins and Need-Adapted Treatment.* Karnac Books, 1997.
(3) 白木孝二「ダイアローグ実践の哲学と臨床姿勢」石原孝二・斎藤環編『オープンダイアローグ―実践システムと精神医療』東京大学出版会，2022，pp.55-71.
(4) 以下の記述は次の2つの文献に基づく。ロウム，M. ＆エッシャー，A. 著「ヒアリング・ヴォイシズ―聴声現象」『臨床心理学研究』31（2），1993，pp.65-76. 日本臨床心理学会編『幻聴の世界―ヒアリング・ヴォイシズ』中央法規出版，2010.
(5) エッシャー，S. ＆ローム，M. 著／藤田純一監訳『まわりには聞こえない不思議な声―中高生のための幻声体験ガイド』日本評論社，2016.
(6) 浦河べてるの家『べてるの家の「当事者研究」』医学書院，2005，pp.4-5.
(7) セイックラ，J.，＆アーンキル，T. E. 著／斎藤環訳『開かれた対話と未来―今この瞬間に他者を思いやる』医学書院，2019.
(8) 次の2冊を参照。斎藤環・水谷緑『まんが　やってみたくなるオープンダイアローグ』医学書院，2021.　森川すいめい『感じるオープンダイアローグ』講談社現代新書，2021.
(9) セイックラ，J.，＆アーンキル，T. E. 著／高木俊介・岡田愛訳『オープンダイアローグ』日本評論社，2016.
(10) アーンキル，T. E.，＆エーリクソン，E. 著／高橋睦子訳『あなたの心配ごとを話しましょう―響き合う対話の世界へ』日本評論社，2018.

リハビリテーションとリカバリー

駒澤大学文学部社会学科　非常勤講師　城田晴夫

精神保健福祉士養成の専門科目に「精神障害リハビリテーション論」が新カリキュラムで再び独立して復活した。精神保健福祉士養成に専門学校と大学の初期の頃から携わってきた者として大いに喜ばしいことである。

精神保健福祉士法制定の翌年から、経過措置として現任者講習会が全国で開催されるとともに、全国各地の社会福祉系大学や専門学校等に、精神保健福祉士を養成する課程が順次開設されていった。

そのときに専門科目の指定科目に「精神科リハビリテーション学」があった。その黎明期の教科書の巻頭言には「精神科リハビリテーションは、精神保健福祉士の主たる業務であるソーシャルワークの核心をなす領域である。」（徳永純三郎）と書かれていた。

徳永は、1970（昭和45）年に「精神障害者回復者社会復帰施設運営要綱」によって全国に先駆けて設置された川崎市社会復帰医療センターを前身とする川崎市リハビリテーション医療センター所長を勤めた精神科医である。このセンターは1960年代後半からアメリカで始まった地域精神医療の考えをモデル化した地域リハビリテーションの先駆けの役割を負ったものといえる。

徳永自身も小平市で「地域精神医療」の普及を目指して、ケースワーカーと共に「地域精神衛生活動」（現在の精神科リハビリテーション）の先頭に立って「地域リハビリテーション」を1970年代に積極的な実践努力をしていた記録がある。

このことを改めて踏まえて「精神科リハビリテーション」の役割と意義として、「精神医療」と「福祉」そして3つ目に「精神科リハビリテーション」をケースワークの核心にすえた3本柱で、諸外国のように「地域精神保健リハビリテーション」を進めることが不可欠である。

1970年の「精神障害者回復者社会復帰施設運営要綱」から、日本でも「回復者」という言葉がリカバリー運動のはるか前に公的に使われていたことがわかる。地域で生活をしていくには、医療では「患者」、福祉制度では「障害者」と呼ばれてしまうなど、精神疾患になると、「自立した市民」としては認知してもらえないという困難がある。しかしながら、精神科リハビリテーションの先駆者だった野中猛は「（病気や障害が重くても、）地域は（誰に対しても）人に自立を求めるところだ」と述べた。だから支援も自立はゴールではなく、自立（社会参加ありき）から考えることが不可欠だと述べている。自立した生活を送ることは誰でもがもつ権利だということであろう。

病気からの回復を待つのではなく、「そのままの」生活や人生、生きがいの回復を意味する「リカバリー」を支援者が認め、「今のまま」からの自立の支援を考えて実行することが大切である。そして「リカバリー」が再び日本語になり、「希望」をもたらす「精神科リハビリテーション」の意義がさらに広く深く浸透することが大いに望まれる。

理解を深めるための参考文献

- レーガン，M. 著／前田ケイ監訳『ビレッジから学ぶ　リカバリーへの道—精神の病から立ち直ることを支援する』金剛出版，2005.
  当事者主体のリハビリテーションとは、リカバリー志向へのパラダイムシフトを意味する。リカバリーとはなにか、当事者主体とはなにか、そのなかでピアサポート、ピアスタッフがかかせない存在であることが、ビレッジ（カリフォルニア州ロングビーチ）の活動実践をとおしてわかりやすく理解できる本。

- マクミラン，S. 漫画／松本俊彦・小原圭司監訳・解説文／井口萌娜訳
  『本当の依存症の話をしよう—ラットパークと薬物戦争』星和書店，2019.
  依存症の背景にある心の葛藤や苦しみを理解し、その回復に必要なものは何かということに気づかされる。

- ミラー，W. R., & キャロル，K. M. 編／森田展彰監訳／佐藤明子訳『アルコール・薬物依存症を一から見直す』誠信書房，2020.
  各個人のアルコール・薬物使用の裏にある多様なリスクやそれに対する支援法を取り上げており、クライエントの立場で、依存症を理解することができる。

- セイックラ，J., & アーンキル，T. E. 著／斎藤環訳『開かれた対話と未来—今この瞬間に他者を思いやる』医学書院，2019.
  オープンダイアローグと未来語りのダイアローグの実践哲学や対話実践のガイドラインなどが網羅されており、自己定義ニードの重要性を理解する上で大切な一冊。

- ローム，M. ほか著／佐藤和喜雄監訳／森直作訳『声とともに生きる豊かな人生—50人のリカバリー体験記』解放出版社，2022.
  50人の「声が聞こえる人」の内的な実感や生きる苦悩、リカバリーのプロセスに関する自分語りと、そこから学べることを第一人者が整理した、ヒアリング・ヴォイスに関する最も優れた入門書。

キーワード集

ICD-11（国際疾病分類）

〔International Statistical Classification of Diseases and Related Health Problems〕

世界保健機関（WHO）による、国際的に統一した基準で定められた死因および疾病の分類。2018年に改訂11版が公表され、2022年に正式に発効となった。より多様な病態を表現できるようにコード体系が整備され、新たにゲーム症／ゲーム障害などが加わった。

ICF（国際生活機能分類）

〔International Classification of Functioning, Disability and Health〕

2001年に世界保健機関（WHO）総会において採択された。国際障害分類（ICIDH）を改訂した生活機能分類。ICFの「生活機能と障害」は、心身機能・身体構造、活動、参加の3つの次元に分類され、環境因子・個人因子という観点を加えている。

ICIDH（国際障害分類）

〔International Classification of Impairments, Disabilities, and Handicaps〕

1980年に世界保健機関（WHO）が、ICDの補助として人間の生活機能と障害の分類法として発表したもの。障害を機能障害、能力障害、社会的不利の3つのレベルから構成し、マイナス面を分類するものとした。

IPS（個別就労支援プログラム）

〔Individual Placement and Support〕

アメリカにおいて1980年代後半に開発された、精神保健機関における臨床と職業サービスを統合した就労支援。従来重視されてきた一般就労に就く前に訓練・教育等を行うこと（train-then-place〔訓練してから就労する〕）よりも、ジョブコーチによる支援などを得て早く一般就労に参入すること（place-then-train）やストレングスの重視、といった特徴がある。

アウトリーチ

〔out reach〕

ソーシャルワーカーや専門職などが積極的に地域へ出向き、在宅の利用者を発見し、サービス利用を実現させるような取組みをいう。アウトリーチにより、利用者の潜在的なニーズの発見やケアマネジメントの導入も可能となる。

ACT（包括型地域生活支援プログラム）

〔Assertive Community Treatment〕

重度の精神障害者が地域（病院外）において質の高い生活を送ることができるように種々の専門職がチームを組んで支援するプログラム。さまざまな生活上のニーズに関する多彩な支援を24時間、365日、自宅に出向いて継続して実施する。

アセスメント（事前評価）

〔assessment〕

適切な支援計画を立てるために、クライエントのニーズや動機を受け止め、対処能力や取り巻く環境等、生活に係る問題の全体状況を包括的に評価すること。社会資源の評価のツールとしては、エコマップ（支援形成図）や、ジェノグラム（家族関係図）などを活用する。

アッカーマン

〔Ackerman, Nathan Ward 1908-1971〕

精神分析医。家族療法の先駆者。家族力動論に基づ

いて、家族関係に焦点をあてた診断法である「家族診断」を提唱する。また、1960年にはニューヨークにおいて「家族協会（The Family Institute）」を設立している。

アドボカシー
〔advocacy〕
権利を侵害されやすい認知症高齢者、障害者、子どもなどの利用者に代わり、支援者が代弁・弁護すること。アドボカシーの実践者はアドボケイトと呼ばれ、利用者が自分で権利を主張できるよう支持し、共に主張する。アドボカシーには、自らの権利を主張するセルフ・アドボカシーや同じ仲間が代弁するピアアドボカシー等がある。

アンソニー
〔Anthony, William A.〕
心理学者。1979年にボストン大学に精神科リハビリテーションセンターを設立した。精神科リハビリテーションの実践及び理論の体系化およびリカバリー志向のアプローチの発展に貢献し、「精神科リハビリテーションの父」と呼ばれている。アンソニーが提示した9つの基本原則は、リカバリー志向の支援を基盤に置く、今日でも重要な指針となっている。

医学的リハビリテーション
世界保健機関（WHO）は「個人の身体的機能と心理的能力、また必要な場合には補償的な機能を伸ばすことを目的にし、自立を獲得し、積極的な人生を営めるようにする医学的ケアのプロセスである」としている。ほかに、職業的リハビリテーション、教育的リハビリテーション社会的リハビリテーションなどがある。

インターディシプリナリーモデル
チームの各メンバー間に階層性はなく、それぞれの役割は概ね固定的であるが、一部に流動的な役割を持ち相互作用が高くなるものをいう。支援プランを共有する多職種チームによるアプローチなどが相当する。

インフォームド・コンセント
〔informed consent〕
医療者側が患者側に診断名や治療目的、治療法、予想される治療期間やその治療により期待される治療効果、ほかに考えられる治療法などを適切に説明し、患者側がそれを十分に理解したうえで、自らの意思で治療法を選択する過程をいう。「説明に基づく同意」と訳される。

インフォームド・チョイス
〔informed choice〕
医療者側が患者側に十分な治療目的や治療法などの説明を受けた後、患者側が自らの意思で選ぶことをいう。

ウイング
〔Wing, John Kenneth 1923–〕
精神科リハビリテーションにアセスメントが必要な理由について、「存在する精神的及び身体的障害の種類とその程度を決定する」「発達させうる潜在的な能力を発見する」など5項目を挙げた。また、社会的環境刺激が少ないことが、長期入院患者の陰性症状に悪影響を与えていることを明らかにし、「施設症」の概念を示した。

ヴォルフェンスベルガー
〔Wolfensberger, Wolf 1934–2011〕
アメリカ・カナダにおける知的障害者福祉の研究および行政経験を通し、ノーマライゼーションの理念を導入した。その後、障害をもつ人たちの人間としての固有の価値を大切にするために、障害者本人を援助するためのシステムを強調した社会的役割の実現である「ソーシャルロール・バロリゼーション理論」を提唱した。

エンパワメント・アプローチ
〔empowerment approach〕
1976年にソロモン（Solomon, B. B.）が黒人に対するソーシャルワークを通して提唱したアプローチ。精神保健福祉分野でも取り入れられ、社会的に不利な状況に置かれた人（高齢者・障害者）が、自己決定の能力や主張性を高め、主体的にその状況に働き

かけ改善すること、またはそのプロセスをいう。エンパワメント・アプローチによる支援過程は、クライエント自身が問題解決の主体となる。

OJT
〔On the Job Training〕
研修形態の一つ。職務を通じての研修であり、職務を遂行する中で支援者として必要な知識や技術、価値観や倫理観などについて、職場の上司や先輩から指導を受ける実践的な形態をいう。

Off-JT
〔Off the Job Training〕
研修形態の一つ。職務から離れて行われる研修であり、職場内や職場外において支援者に必要な専門的知識や技術などについて、教育訓練スタッフから指導を受ける集中的な形態をいう。

介護サービス計画（ケアプラン）
介護保険制度において「居宅サービス計画」「施設サービス計画」「介護予防サービス計画」をまとめて「介護サービス計画（ケアプラン）」という。

家族会
精神障害者の家族が、相互支援と保健・福祉の向上などを目的とした運動体を組織するセルフヘルプグループ。同じ立場の家族と悩みを分かち合いながら、精神障害者に対しての接し方や精神疾患・精神障害に関することを学び、福祉制度について情報などを得る場である。また、アルコール依存症など家族への病気の理解や教育的要素を含み実施され、それぞれの体験を分かち合うミーティングも取り入れられている。病院家族会や地域家族会がある。

家族教室・家族会における支援
家族教室は、目的をもった意図的なグループ活動である。心理教育的な側面が強い。家族会では、良き理解者、サポーターとしての支援ネットワークを築くことで、見守りの姿勢をもった側面的な援助をしていくことが望ましい。家族会の主体は家族であり、家族のセルフヘルプグループとしての機能や効果に焦点を置くことも大切である。回復へ向けた支援として、それぞれの疾患や障害に対する自助グル

ープにつなぐことも一つの支援となる。

家族心理教育
アンダーソン（Anderson, C. M.）は、統合失調症の家族への心理教育を行うことにより、再発率の低下や家族の感情表出を低下させる効果を報告した。再発を予防するための知識や対応の仕方を学ぶもので、病気のメカニズムや障害、薬物療法などの情報提供や、疾病・障害の対処方法など療養生活に必要な正しい知識を提供するプログラム。

家族の感情表出（EE）
〔Expressed Emotion〕
1960年代の終わりから1970年代の初めにかけてブラウン（Brown, G. W.）らによって行われた、家族精神病理の研究により提唱されたもの。家族の感情表出と再発の関連に焦点化し、「批判的コメント」「敵意」「情緒的巻き込まれ過ぎ」の感情表出が高い状態を高EE、低い状態を低EEとした。高EE群の再発率が高いことが指摘されている。

家庭訪問
精神障害者の生活の場である居宅や家庭に出向いて、支援をすること。生活の場に踏み込むことになるため、訪問相手の負担や依存などについての配慮が必要であり、訪問する理由の理解と同意を得ることが重要である。精神保健福祉士が医療機関において実施するものに精神科退院前訪問指導や精神科訪問看護・指導などがある。

環境因子
〔environmental factors〕
ICF（国際生活機能分類）は、「生活機能と障害」「背景因子」の2部で構成される。背景因子として環境因子があり、人的な環境や物的な環境と制度的な環境を広く捉えている。環境要因が生活機能に対して肯定的に影響をしているときは促進因子となり、また否定的な場合は阻害因子となる。

GAF（機能の全体的評定）尺度
〔Global Assessment of Functioning〕
1962年に開発。改訂を経て、アメリカ精神医学会の精神疾患の診断・統計マニュアル（DSM）に取

り入れられた尺度のこと。「社会心理的機能」の良好さを 1 ～ 100 点で表し、心理的、社会的、職業的機能を評価し社会生活の全体機能を示す。GAF の尺度は身体的および環境的制約の障害は含まれない。アセスメントを目的としたツールの一つである。

教育的リハビリテーション

世界保健機関（WHO）は「障害のある児童や人の能力を向上させ、潜在能力を開発し、自己実現を図れるように支援することを目的にしている。学齢前教育、学齢期教育、大学・大学院などの高等教育、社会人を対象とする社会教育や生涯教育なども含む、ライフサイクルを包含する幅広い教育活動をいう」としている。

呉秀三

〔1865-1932〕

東京帝国大学教授、巣鴨病院長を務める。1901（明治 34）年「無拘束の原則」を提唱し、患者を拘束具から解放した。1902（明治 35）年には困窮者に対する「精神病者慈善救治会」を組織した。また、作業療法や看護教育にも力を入れた。1918（大正 7）年には樫田五郎と『精神病者私宅監置ノ実況及ビ其ノ統計的観察』を著し、日本の私宅監置の実態を明らかにした。

欠格条項

障害があることを理由に国家資格や営業等の許可を与えないとする法令上の規定（条項）のこと。1998（平成 10）年、総理府（当時）障害者施策推進本部による欠格条項に関する見直しに向けての基本的な考え方と具体的な対処方針が決定された。それを受けて関係省庁の見直し作業の結果、精神障害者関係に関して絶対的欠格条項の廃止もしくは相対的欠格条項への変更がなされた。

ゲートキーピング（門番機能）

包括型地域生活支援プログラム（ACT）は、24 時間対応で行うことから利用者の依存性などを防ぎ、サービスを必要としている人に限定されなければならず、その機能として利用者のプログラムへの加入基準を定め、その適否を判定するゲートキーピングの役割が重要になる。

ケネディ教書

1963 年、ケネディによって打ち出された、脱施設化と地域ケアへの移行を推進した「精神疾患及び精神遅滞に関する大統領特別教書」を指す。しかし、地域におけるケアの体制やサービスおよび資源の整備もされておらず、精神障害者のストリートピープルの発生や再入院を繰り返す「回転ドア現象」が出現した。

ケネディ大統領

〔Kennedy, John Fitzgerald 1917-1963〕

アメリカ合衆国第 35 代大統領。1963 年に「ケネディ教書」を連邦議会に提出し、従来は無知や偏見などにより顧みられることが乏しかった精神障害者に対する対策の革新と拡充が、国策上急務であることを訴えた。

行動形成（シェイピング）

〔shaping〕

スキナー（Skinner, B. F.）によって提唱されたプログラム学習。小さな行動を重ねながら、望ましい行動に向けて変化させ形成していく方法。オペラント条件づけによる訓練を重ね、新しい行動を獲得していくための技法である。

行動療法

〔behavior therapy〕

行動を建設的な方向に変化させるために学習理論を用いる心理療法。行動変容、嫌悪療法、脱感作、トークン・エコノミーなどの技法がある。個人の心の問題の解決のために、その原因追究よりも問題となっている思考や行動を変えることを目指す。

コープランド

〔Copeland, Mary Ellen 1941-〕

精神障害当事者として、セルフケアプログラムの WRAP（Wellness Recovery Action Plan：元気回復行動プラン）を開発し、ワークショップを通じて実践を発信している。

心のバリアフリー

精神障害者などの生活のしづらさの除去や、差別や

偏見などを排除すること。すべての障害者が対象となり、相互理解を深めコミュニケーションを取り、支え合う地域住民参加型のリハビリテーション実践の目標の一つである。

コリガン
〔Corrigan, Patrick W.〕
精神科リハビリテーションの原則を挙げ、人へのアプローチとしてリカバリー、希望、目標への焦点づけ、生活の質、ストレングスの焦点づけ、失敗する尊厳を挙げた。またコミュニティへのアプローチとして、自己決定、地域統合、サポートと修正、インクルージョン、サービスの連続性、サービスの統合などを戦略として位置づけた。

コンフリクト
〔conflict〕
葛藤や対立を意味する言葉で、精神科病院や精神障害者の施設などの建設に対して住民の反対運動が起こる施設コンフリクトがある。

札幌宣言
1982（昭和57）年に当時の精神医学ソーシャル・ワーカー協会が、Y問題によって提起された課題を踏まえて採択された協会の基本方針宣言文。精神科ソーシャルワーカーの実践目標として「精神障害者の社会的復権と福祉のための専門的・社会的活動」を掲げた。

自殺対策基本法
2006（平成18）年公布施行。自殺は従来「個人の問題」と認識されていたが、社会問題として自殺対策を総合的に推進した。2016（平成28）年改正により「誰も自殺に追い込まれることのない社会の実現」を目指し、自殺の実態を踏まえて自殺総合対策の基本方針と重点施策を定めた。

施設症
〔institutionalism〕
地域社会と隔離された環境で長期にわたる施設収容によって生じる、自発性の低下、無気力、無感動、興味の喪失といった症状。精神科病院で長期入院している精神障害者にみられる二次障害を意味する。

社会生活スキルトレーニング（SST）
〔Social Skills Training〕
1998年にリバーマン（Lieberman, R. P.）によって提唱された、社会生活における認知と行動の改善を図る目的で行う認知行動療法による生活技能訓練をいう。当事者が解決したい問題について、モデリング、ロールプレイ等の練習を行い、改善点を明確にする。訓練には正のフィードバックを与えながら練習を重ね、適切な社会生活行動を形成していく。今できていることに着目し段階的に伸ばしていく努力が基本となる。希望志向的アプローチ（hope-oriented approach）と呼ばれている。

社会的入院
積極的な入院治療の必要のない退院可能な状態にもかかわらず、地域で暮らす環境条件が整わないことを理由に入院継続を余儀なくされてしまい、入院が長期化している状態。入院期間が長ければ長いほど、社会復帰が困難になるため、早期の退院・地域移行支援やグループホームなどが必要とされる。

社会的リハビリテーション
〔social rehabilitation〕
地域社会に密着した包括的な援助活動であり、障害のある人がもっている社会生活力を高め、リハビリテーション活動に困難をきたす社会的条件を減少させるソーシャルワークの取組みを指す。

ジャクソン
〔Jackson, Donald De Avila 1920-1968〕
アメリカの家族療法家。家族内でどのようなメッセージが送られ、それがどのように受け取られるかという家族内コミュニケーション理論をもとに、家族内ホメオスタシス（恒常性）の過程が存在しているという仮説を提唱。

集団精神療法
利用者同士の集団力動を活用して、ミーティングやプログラム活動を通して、症状や現実適応の改善を図ろうとするもの。統合失調症や神経症、アルコール依存症等のアディクション分野まで多岐にわたり効果をあげている。

障害者基本計画

障害者基本法 11 条 1 項に基づき、障害者の自立及び社会参加の支援等のための施策の総合的かつ計画的な推進を図るために策定されるものであり、政府が講ずる障害者のための施策の最も基本的な計画として位置づけられる。「すべての国民が、障害の有無によって分け隔てられることなく、相互に人格と個性を尊重し合いながら共生する社会の実現を目指して講じられる必要がある」としている。5 年ごとに立案され、2023（令和 5）年度からは第 5 次障害者基本計画となる。

障害者基本法

1993（平成 5）年 12 月に「心身障害者対策基本法」が一部改正され「障害者基本法」になり、「完全参加と平等」を目指すことが明らかにされた。日本における障害者のための施策に関する基本的事項を定めたもの。2004（平成 16）年に一部を改正する法律が公布され差別の禁止等が基本的理念として明記された。また 2010（平成 22）年にも改正され、ノーマライゼーション理念がより強調されている。2011（平成 23）年の一部改正では発達障害が含まれた。

障害者雇用促進法

正式名称は、「障害者の雇用の促進等に関する法律」。精神障害者を含むすべての障害者の雇用について具体的施策を定め、雇用の促進を図ることを目的とする。2021（令和 3）年 3 月から国、地方公共団体は 2.6％、民間企業は 2.3％、都道府県等の教育委員会 2.5％、特殊法人等は 2.6％以上の障害者を雇用しなければならない。従業員が一定数以上の規模の事業主は、従業員に占める身体障害者・知的障害者・精神障害者の割合を「法定雇用率」以上にする義務が生じる。また、対象となる事業主の範囲も従業員 43.5 人以上に拡がった。法定雇用率は今後さらに段階的に引き上げられる予定である。

障害者職業センター

独立行政法人高齢・障害・求職者雇用支援機構が運営し、障害者職業総合センター、広域障害者職業センター、地域障害者職業センターの 3 種がある。障害者の就職に向けての相談や、職業準備のための訓練などその人の状況に応じたサービスを行う。また障害者を雇用する事業主に対して、雇用する際の職場環境の整備についての相談などの支援が行われる。

障害者総合支援法

正式名称は、「障害者の日常生活及び社会生活を総合的に支援するための法律」。2013（平成 25）年 4 月に障害者自立支援法から改正され、「地域社会における共生の実現に向けて」を理念に掲げ、障害者の定義に難病などが追加された。障害者や障害児の基本的人権を享有する個人としての尊厳にふさわしい日常生活または社会生活を営むことができるよう、必要な障害福祉サービスに係る給付に加え、地域生活支援事業その他の支援を総合的に行うこととされている。

障害者プラン（ノーマライゼーション 7 か年戦略）

1995（平成 7）年、リハビリテーションとノーマライゼーションを基本理念とし、障害者対策推進本部によって策定された計画。1996（平成 8）年度から 2002（平成 14）年度の 7 か年の計画期間における、数値目標などの具体的な施策目標を明記した。

障害者リハビリテーションの 4 側面

世界保健機関（WHO）の障害者リハビリテーションの定義により「医学的リハビリテーション」「社会的リハビリテーション」「職業的リハビリテーション」「教育的リハビリテーション」の 4 側面が示されている。

障害の概念

1980 年、WHO（世界保健機関）は国際障害分類（ICIDH）において、障害の概念として「機能障害」、「能力障害」、「社会的不利」の 3 つの次元で整理した。2001 年に改訂された生活機能分類（ICF）では生活機能を心身機能・身体構造、活動、参加の 3 つの次元に分類し、環境因子・個人因子という観点が加えられた。

障害福祉サービス事業所等

障害者総合支援法の基づき、障害者が自立した生活

を営むことが可能となるよう、支援サービスを提供する事業所。自立訓練（生活訓練）、グループホーム（短期入所）、就労移行支援、就労継続支援A型・B型などのほか、地域生活支援事業として、地域活動支援センターや基幹相談支援センターの整備・機能拡充が図られている。

職業的リハビリテーション

世界保健機関（WHO）は、「職業指導、訓練、適職への就職など、障害者がふさわしい雇用を獲得し、または職場に復帰することができるように計画された職業的なサービスの提供」としている。

職場適応援助者（ジョブコーチ）

〔job coach〕

一般事業所に就労している障害者の職業生活や仕事内容への適応について直接援助するとともに、職場環境の調整や仕事内容の指導方法について事業所に提案助言する間接支援も行う専門職のこと。障害者職業センターの職員である配置型ジョブコーチと、関係機関における協力機関型（登録型）ジョブコーチがある。

ジョーンズ

〔Jones, Maxwell 1907-1990〕

イギリスの精神科医。患者を取り巻く環境や社会を、治療的な人間関係の場とすることで、治療やリハビリテーションの効果を高めようとする治療共同体の理念を提唱。患者と医師、看護師等の共同による決定や病棟運営、治療活動を行う過程で、地域社会への啓発と長期入院患者の社会復帰を促した。

自立生活運動（IL運動）

〔Independent Living movement〕

重度障害者であっても地域社会において自らの意志と責任において生活する権利を有するという考え。そのために、所得保障や住居や介助者の確保、社会参加の機会や教育やリハビリテーションの充実等を確保するために、当事者を中心として1960年代以降にアメリカにおいて運動が起きた。

自立生活センター（CIL）

〔Center for Independent Living〕

1960年代以降のアメリカで起こった自立生活運動の拠点としてカリフォルニア州バークレーにおいて設立。その後世界各地に拡がりをみせる。障害者が地域で生活するにあたり、①ピアカウンセリング、②介助者の斡旋、③住宅、④移動、⑤就労等の支援活動を展開し、障害者の自立生活への移行と地域統合を目指す。活動が当事者中心であるところにその特徴がある。

心理教育

〔psycho-education〕

統合失調症や慢性疾患患者またはその家族に対して、病気の正しい理解や治療法、その対処方法などの情報提供によって、対処技能を獲得し問題解決に役立て、予後を改善させることを目的とする。統合失調症の再発予防と家族の感情表出（EE）の変化や情緒的な安定などに効果が認められている。アンダーソン（Anderson, C. M.）は、統合失調症の家族に対して心理教育の取組みを行っている。

心理教育プログラム

主に統合失調症の本人および家族向けのプログラムであり、本人の再発防止や家族の負担の軽減を図るため、病気の性質や治療法・対処法などを理解し、療養生活に必要な正しい知識を学ぶものである。現在は、他の疾患や障害にも取り入れられ実践されている。

診療報酬

医療保険の保険者から保険診療に要した医療行為の対価として、医療機関に支払われる報酬のこと。精神科医療機関において精神科医の指示によるものと、精神科医とともに実施するものがある。精神保健福祉士に対して算定されるものには、退院指導料、精神科訪問看護・指導料、入院生活技能訓練療法、入院集団精神療法、通院集団精神療法などがある。

スキルトレーニング

〔skill training〕

スキルとは、個々人がもっている生活や社会に対する技能を意味する。スキルトレーニングには、SST（社会生活スキルトレーニング）のように社会生活に対する行動や認知の改善を図る生活技能を習得す

るためのトレーニングがある。

ストレングスモデル
〔strengths model〕
ラップ（Rapp, C. A.）とゴスチャ（Goscha, R. G.）のストレングスモデルの原則に基づくモデル。利用者の病理や欠陥ではなく、個人の能力、才能、経験知などの強みに着目した援助展開の在り方を示す。ストレングスの視点では当事者の力、変化や成長を促すことが基本となる。

生活能力障害（生活のしづらさ）
精神科病院への長期入院による生活経験の乏しさから派生する、食事の仕方、服装、金銭管理、服薬管理など、日常生活をしていくための技術の不十分さをいう。本人の生活能力再獲得に向けた支援のほか、物や制度、人などで補完し、本人の生活を整えることを重視するようになっている。

生活の質（QOL）
〔Quality Of Life〕
「生命の質」「生活の質」「人生の質」などと訳される。さまざまな生活場面を質的に捉える概念である。日本では1970年代以降、「心の貧困」が指摘され「心の豊かさ」が強調されるようになり、福祉分野においてQOLを重視する必要性が語られている。

精神医療審査会
精神保健福祉法に基づいて都道府県および政令指定都市に設置される、精神科病院入院に関する要否および処遇の適否に関する審査を行う機関。事務局は精神保健福祉センターが担っている。委員は医療委員（精神保健指定医）2名以上、法律家委員1名以上、精神障害者の保健または福祉に関し学識経験を有する委員1名以上の合計5名の合議体で審査を行う。任期は2年（再任可）である。

精神科作業療法
呉秀三によって日本で最初に導入され、呉の指導のもと松沢病院で加藤普佐治郎によって体系化された。作業療法は日常生活関連動作、仕事関連活動、余暇関連活動、社会生活関連活動を通して、患者の残存能力を発現させる。生活全般を作業と捉え、生

活者である精神障害者の活動に焦点を当ててリハビリテーションを行う。作業療法の段階は、急性期・回復期・維持期・終末期に分かれる。主に入院中の精神障害者に対して行われ、回復状態に応じて亜急性期においても病的状態からの早期離脱と二次的障害の防止を目的として行われる。

精神科ショート・ケア
2006（平成18）年に診療報酬化された。ショート・ケアの目的は、デイ・ケアと同様であるが、デイ・ケアのように長時間、参加することが難しい患者に対して適用されるものである。その実施時間は、患者1人当たり1日につき3時間が標準になっている。

精神科デイ・ケア
1940年代にカナダのキャメロン（Cameron, E.）やイギリスのビエラ（Bierer, J.）が始めた試みが体系的なデイ・ケアの最初とされる。精神障害者が生活向上と再発予防を目的にデイ・ケアを実施している医療機関へと通い、プログラムとなる集団活動を通じて治療や社会生活の訓練、支援などを受ける。1日6時間を標準とし、地域精神医療とリハビリテーションを推進する重要な形態となっている。

精神科デイ・ナイト・ケア
1996（平成8）年に診療報酬化された。デイ・ナイト・ケアの目的は、デイ・ケアと同様であるが、実施時間は患者1人当たり1日につき10時間が標準になっている。高齢や単身で、生活をしている患者の生活支援を主な目的としている機関が多く、プログラム活動のほか、個別の生活支援サービスが提供されている。

精神科ナイト・ケア
デイ・ケアと同様の目的と運営方法のもとに午後4時以降の4時間に実施される。昼間地域の福祉サービス事業所を利用している人や家族のいない単身生活者などを対象に、生活支援の重要な役割を担う。

精神科病院の入院形態
精神科病院における入院は精神保健福祉法において規定されており、この法に基づかない入院は認めら

れていない。現在は①任意入院、②医療保護入院、③応急入院、④措置入院、⑤緊急措置入院の5形態が定められている。

精神科訪問看護・指導
せいしんかほうもんかんご・しどう

在宅の精神障害者が、病気や障害に対処できるよう、訪問をして服薬や生活に関する指導を行う看護およびリハビリテーションの一手法である。診療報酬における訪問看護・指導は、精神科医の指示により、保健師・看護師・精神保健福祉士などが従事すると規定されている。

精神科リハビリテーションの基本原則
せいしんか ほんげんそく

アンソニーは精神科リハビリテーションにおける基本原則として次のような9点を挙げている。①精神障害を抱えた人の能力の改善、②当事者自らの行動の改善、③依存できるよう支えることが、最終的な自立能力の向上につながる、④当事者の技能開発と環境的支援開発、⑤精神障害のある人にとっての居住的、教育的、職業的な予後の改善、⑥リハビリテーションプロセスへの当事者の積極的参加、⑦薬物療法だけでリハビリテーションが不要になることはない、⑧さまざまな技法を駆使する必要性、⑨希望は精神科リハビリテーションに不可欠な構成要素である。

精神科リハビリテーション・プログラム
せいしんか

心理社会的リハビリテーション・プログラムとして、心理教育、SST、就労支援、居住支援、ケースマネジメント、ピアサポートなどが展開されている。本人と主治医をはじめとした関係スタッフとの合意に基づきプログラムは組まれる。本人の意思や地域での支援体制を考慮しながら、日常生活・社会生活の支援のほかにも、健康管理や服薬管理なども考慮する。

精神障害者ケアマネジメント
せいしんしょうがいしゃ

生活困難な状態で多様な支援を必要とする精神障害者が、継続的かつ効果的にサービスを受けられるように調整し、生活を向上させることを目的とした地域生活支援の方法をいう。

精神病者監護法
せいしんびょうしゃかんごほう

相馬事件を契機に、1900（明治33）年に公布された日本で最初の精神病者に係る法律。親族の中から選ばれた監護義務者が医師の診断書を添えて警察署を経て地方長官に願い出て許可を受けた場合、その精神障害者を私宅に監置または病院に監置することができると定められた。

精神病者の保護及び精神保健ケア改善のための諸原則
せいしんびょうしゃ ほごおよ せいしんほけん かいぜん しょげんそく

1991（平成3）年12月、第46回国連総会において採択された精神保健医療福祉に関する原則（国際基準）で、「国連原則」と通称される。原則1〜25までであり、精神医療の濫用防止、地域社会における生活、秘密保持、精神障害者の人権擁護を目的とし、ノーマライゼーションやインフォームド・コンセントの考えなどが盛り込まれている。法的拘束力はないが、国連加盟国のガイドライン（勧告）となっている。

精神保健医療福祉の改革ビジョン
せいしんほけんいりょうふくし かいかく

2004（平成16）年9月に精神保健福祉対策本部によって示された報告書。「入院中心医療から地域生活中心へ」という基本的方策推進のため、①国民各層の意識の変革、②精神保健医療福祉体系の再編、③地域生活支援体制の基盤強化を、今後10年間で進めることとそれぞれの推進を図る数値目標を示し、併せて社会的入院者の10年後の解消を図るとした。

精神保健指定医
せいしんほけんしていい

精神科医療において患者の意思によらない強制的な入院の判断や、身体拘束等の一定の行動制限の必要に関する判定の権限を有する医師のこと。一定の実務経験等を有し、指定の研修を修了した者の中から厚生労働大臣が指定をする。5年ごとの研修の受講が義務づけられている。

精神保健福祉センター
せいしんほけんふくし

精神保健福祉に関する技術的側面における中核行政機関となる。設置主体は都道府県および政令指定都市である。①精神保健福祉に関する知識の普及や研究調査、②複雑または困難な精神保健福祉相談及び

指導、③精神医療審査会の事務局、④精神障害者保健福祉手帳及び自立支援医療費（精神医療分）の判定等の業務を行う。1965（昭和40）年の精神衛生法改正時に精神衛生センターとして設置された。

精神保健福祉法

正式名称は、「精神保健及び精神障害者福祉に関する法律」。精神障害者の医療および保護を行い、障害者総合支援法とあいまって、社会復帰の促進および自立と社会経済活動への参加の促進に必要な援助を行い、並びにその発生の予防、その他国民の精神保健の向上を図ることを目的とした法律。

世界人権宣言

〔universal declaration of human rights〕

人権および自由を尊重し確保するために、「すべての人民とすべての国とが達成すべき共通の基準」を宣言したもの。1948年12月10日の第3回国連総会において採択。1950年の第5回国連総会において、毎年12月10日を「人権デー」として、世界中で記念行事を行うことが決議された。

世界保健機関（WHO）

〔World Health Organization〕

1948年発足の国際連合における専門機関の一つ。「すべての人々が可能な最高の健康水準に到達すること」を目的とする。参加各国から拠出される分担金により運営されるが、日本はアメリカに次ぐ多額の分担金を拠出するとともに、人材も提供している。

セルフヘルプグループ

〔self help group〕

病気や障害などの生活上の困難や問題をもつ人が、同じ悩みや経験など共通の問題をもちつつ生きる人々と出会い、ミーティングでの分かち合いを大切に相互に支援し合うために組織され運営されるグループで、自助グループともいう。薬物依存症本人のグループはNA（Narcotics Anonymous）であり、家族・友人の自助グループとしては、ナラノン（Nar-Anon）への参加が有効となる。また、アルコール依存症はAA（Alcoholics Anonymous）であり、その家族はアラノン（Al-Anon）となる。さ

らに、ギャンブル依存症はGA（Gamblers Anonymous）であり、その家族はギャマノン（Gam-Anon）となる。

ソロモン

〔Solomon, Barbara Bryant〕

1976年、著書である『黒人のエンパワーメント―抑圧された地域社会におけるソーシャルワーク』において「エンパワメント」という用語が、初めてソーシャルワーク分野に取り入れられた。エンパワメントの重要性はストレングスモデルにもつながっている。

退院後生活環境相談員

2013（平成25）年の改正精神保健福祉法で、医療保護入院者の早期に退院に向けて配置された。医療保護入院による相談支援の中心的役割を担う精神保健福祉士のほか、保健師など精神障害者の退院後の生活環境に関する相談や指導について3年以上の経験を経たうえで、厚生労働省が指定する研修を修了した者がなる。退院後生活環境相談員は、医療保護入院が開始されてから、7日以内に選任されなければならない。担当できる医療保護入院者の人数の目安は概ね50人以下となっている。

退院支援

クライエントの意向を尊重し、地域で生活をすることへの不安を受容したうえで、クライエントがもつ能力について評価し、退院後の生活を取り巻く環境を整え、退院に向けて支援すること。

退院を妨げる要因

入院患者の病状や施設症等の個体要因の他に、家族の不安、生活費などの経済的問題、住居確保の困難、社会的支援の不足、退院促進意欲の乏しい精神科病院側の問題、診療報酬を含めた現行法制度などの環境的要因が複合している。単に退院させ外来通院をさせるだけでなく、精神障害者に医・食・職・住・友（仲間）といわれる条件を保障するような地域生活支援が必要となる。

多職種連携教育（IPE）

〔Interprofessional Education〕

医療、保健、福祉等の専門職が連携して、ケアの質を改善するために互いが学び合い高め合うことを意味する。学生のうちから多職種と協働するスキルを獲得することが求められている。

タスクゴール
〔task goal〕
地域援助技術の評価過程において、目標が達成できたか否かを測ることをいう。課題の達成度や財政効果の程度、住民のニーズの充足度、援助に関わった機関や団体の貢献度などを確認する。

脱施設化
ノーマライゼーション理念に端を発し、1963年のアメリカのケネディ（Kennedy, J. F.）大統領教書に基づく政策転換が有名。精神科病院の閉鎖的な環境の中で、一律に処遇を受けることで生じる施設症の問題を改変していく考え方や運動を意味する。イギリスでは「精神保健に関するナショナル・サービス・フレームワーク」により、積極的アウトリーチや家族ケアラー支援などの充実を図っている。

WHO/QOL-26
精神障害者の生活の質の調査法に関する評価尺度の一つで、「身体的領域」、「心理的領域」、「社会的領域」、「環境」の4つの領域、および「全般的な生活の質」についての質問項目2つからなる全26項目から構成される。

多面的アプローチ
多くの職種が、それぞれの異なった視点や専門性を相互に分かち合いながら、精神障害者に関する個人やグループでの支援目標にもとづいて行っていくチーム医療を指す。精神科リハビリテーションにおいて重要なアプローチであり、専門職による協力関係は欠かすことができない。

地域移行支援・地域定着支援
精神障害者が住み慣れた地域を拠点とし、本人の意向に即して、本人が充実した生活を送ることができるよう、関係機関の連携の下で、医療、福祉等の支援を行うという観点から、統合失調症を始めとする入院患者の減少および地域生活への移行に向けた支援並びに地域生活を継続するための支援を推進すること。2012（平成24）年から障害者総合支援法の地域相談支援に位置づけられ、指定一般相談支援事業者が担うこととされた。

チームアプローチ
精神科リハビリテーションに係る専門職が、それぞれの強みと専門技能を活かしあいながらアセスメントとモニタリングを行い、その結果をチームで共有して働きかけることを意味する。

チームビルディング
高いパフォーマンスを上げるチームを作ること。タックマン（Tuckman, B. W.）によれば、次の5段階を踏むことでチームは強化される。①形成期：新たなセクションの立ち上げ段階。②混乱期：支援方針などに意見対立や葛藤が生まれる段階。③統一期：混乱期を乗り越えた後に訪れる段階。④機能期：目標に向けて各専門職の力が結集される段階。⑤散会期：チームの目標が達成され終結する段階。

DAS（精神医学的能力障害評価面接基準）
〔WHO Disability Assessment Schedule〕
WHOによって開発されたアセスメントを目的としたツールの一つで、精神障害者の社会生活能力を評価する尺度として使用されている。ICIDHに連動して作成され、社会的活動性の障害と社会的役割遂行の障害などに焦点をあて総合的に評価を行う。

DSM-5（精神疾患の分類と診断の手引）
アメリカ精神医学会が発表している精神疾患の診断・統計マニュアル。現在は2013年に改訂されたその第5版が使用されている。第4版までの多軸診断システムは廃止され、精神疾患等の重症度を判定するための多元的診断が導入された。自閉症スペクトラムに代表される各疾患単位や各パーソナリティ障害のスペクトラム（連続体）を想定して、症状や不適応の重症度のレベルをパーセントで表現しているのが特徴である。

ディーガン
〔Deegan, Patricia E.〕
アメリカの心理学者で障害者権利運動の活動家。当

事者に対するリカバリーがもつ思想を概念化している。精神保健福祉サービスにおいては、当事者の意思が重要であり、当事者が新たな目的を再構築し、課題に立ち向かうことが求められるとしている。

特定医師

2005（平成17）年の精神保健福祉法改正によって医療保護入院や応急入院における診断にかかわる条件を満たした精神科医師。精神保健指定医に代わり、12時間に限り入院させることができる。一定の基準を満たした精神科病院に限るものである。

トランスディシプリナリーモデル

役割の固定性がインターディシプリナリーモデルよりも低く、共通の達成課題を掲げ、各専門職の役割代替が認められる多職種チーム。

ナラティブアプローチ

クライエントが語る物語（narrative）を通して、物事の見方の多様性を認め、クライエントの新たな生き方や意味づけを重視するかかわり。

日常生活自立支援事業

認知症高齢者や知的障害者、精神障害者など、判断能力が十分でない人の地域自立生活を支えるための事業。社会福祉法によって規定された福祉サービス利用援助事業の一つで、都道府県・指定都市社会福祉協議会によって運営される。お金の管理や支払い、書類の作成等をサポートするものである。

認知行動療法

学習理論に基づく行動変容法・理論を総称して行動療法、認知や感情に焦点を当てる心理療法を認知療法といい、それぞれのアプローチが統合され「認知行動療法」となった。認知の歪みを修整する技能を身につけ、否定的な気分、身体的変化、行動面での変化に対してより適合的な捉え方ができるようにすることで症状の改善をはかる。

ノーマライゼーション

〔normalization〕

高齢や障害があっても差別されず、地域において普通の生活を営むことが当たり前であるという社会を

つくる基本理念をいう。1950年代にデンマークにおいて障害児をもつ親の会から草の根運動的に広がり、バンク−ミケルセン（Bank-Mikkelsen, N. E.）を中心に展開された。その後スウェーデンのニィリエ（Nirje, B.）や北米のヴォルフェンスベルガー（Wolfensberger, W.）らによって広められた。日本では1981（昭和56）年の国際障害者年を皮切りに、ノーマライゼーションの理念が普及していった。

バイステックの7原則

バイステック（Biestek, F.）は、ケースワークの援助過程において、援助者とクライエントとのよりよい援助関係を形成するために、①個別化の原則、②意図的な感情表出の原則、③統制された情緒関与の原則、④受容の原則、⑤非審判的態度の原則、⑥自己決定の原則、⑦守秘義務の7つの原則を示した。

バウンダリー

〔boundary〕

ソーシャルワーカーと利用者、あるいはスーパーバイザーとスーパーバイジーが職業上の専門的な信頼関係であるラポールを形成するために越えてはならない境界を示す。グループワークの場面においては、基本的なルールを定め、メンバーに明瞭な枠組みと安心感を与え、活動に参加できるような場を保障する。

バザーリア

〔Basaglia, Franco 1924-1980〕

イタリアのトリエステ公立病院の元院長。精神病院システムを否定し、脱施設化への精神医療改革を推し進める。その成果を含めて1978年には法律第180号「自発的及び強制による健康診査と治療」法（通称「バザーリア法」）が制定された。長年その成果はイタリアの一部の地域にとどまっていたが徐々に、全土に広まっていった。

発達障害者支援法

発達障害を早期に発見、生活全般にわたる支援を通して、福祉の増進を図ることを目的とした法律。発達障害は、自閉症、アスペルガー症候群その他の広汎性発達障害、学習障害、注意欠陥障害など脳機能

の障害で、通常低年齢で発現する障害、と定義している。また、発達障害者は、発達障害および社会的障壁により日常生活または社会生活に制限を受けるものと定義している。18歳未満の者もこの法律の対象者に含まれている。

PANSS
〔Positive and Negative Syndrome Scale〕
統合失調症の精神症状を全般的に把握する評価尺度をいう。過去1週間について、陽性症状（尺度）7項目と陰性症状（尺度）7項目で構成され、総合精神病理（尺度）16項目からなっており、7段階で評価する。

ピアカウンセリング
〔peer counseling〕
職場や学校、自助グループなどで仲間同士が行うカウンセリングのこと。ピアとは「仲間」を意味し、クライエントにより近くにいる人間がカウンセリングを行うことで気やすく話せる、話が通じやすい等の利点があるが、非専門家が行うことによる限界があることも指摘されている。

ビアーズ
〔Beers, Clifford Whittingham 1876-1943〕
アメリカにおける精神衛生運動の創始者。24歳のとき、自殺未遂。その後3回の精神科病院で患者への暴力的な処遇を受けた入院歴を有する。そのときの体験を書いた『A Mind That Found Itself（わが魂にあうまで）』を1908年に出版。精神障害者の人権擁護、精神科医療に対する改善を訴える活動を展開する。

ピアスーパービジョン
〔peer supervision〕
スーパーバイジー同士が行うスーパービジョンであり、仲間同士の雰囲気から自発性が活発となる。スーパーバイザーの役割とスーパーバイジーの役割をする者を一組とし、そのいくつかの組をまとめたグループを作り、各々のグループがケースを出し合いながら、相互に事例検討を通して行われる。

BPRS
〔Brief Psychiatric Rating Scale〕
簡易精神症状評価尺度をいい18項目の症状を面接時において、陳述や行動をもとに評価する。重症度を1（症状なし）から4（中等度）から7（最重度）で評価する。

病床機能の専門分化・専門病棟
精神科病棟においては、病棟機能の専門分化が進んでいる。主なものとしては、精神科救急入院病棟、精神科急性期治療病棟、精神科療養病棟、児童・思春期病棟その他、アルコール依存症や薬物依存症の専門病棟などが挙げられる。

ブラウン
〔Brown, G. W.〕
統合失調症などの患者に対する家族の感情表出（EE）に関する評価尺度を開発し、研究を行う。この研究は、精神障害者の家族に対する心理教育の発展に大きく寄与している。

ベイトソン
〔Bateson, Gregory 1904-1980〕
イギリスの人類学者。統合失調症家族のコミュニケーション理論である「二重拘束（ダブルバインド）仮説」を提唱した。統合失調症の家族関係において、ジレンマに陥るような相反する2つの事象（メッセージ）を同時に抱えるストレスが、統合失調症発症の原因と考えたものである。

マルチディシプリナリーモデル
チームを構成する専門職間は階層性をもつ関係にあり、それぞれ異なる分野の専門職が個別の治療やケアを行う固定的な役割を果たし、相互作用も小さいチームをいう。

面接技法
クライエントと援助者の関係の基礎を作り、クライエントのニーズを把握するための基本的な面接の技術をいう。言葉を用いた（バーバル）言語的コミュニケーションと、言葉を用いない（ノンバーバル）身振りや表情などの非言語的コミュニケーションが

ある。

面への対処の仕方や解決法などを学び、人間性の再獲得を目指す。

ライフサイクルに伴う専門的援助

エリクソン（Erikson, E. H.）は、ライフサイクルの概念を導入し、発達段階における課題への葛藤が問題を引き起こす原因とした。思春期の家庭内暴力や青年期のひきこもり、成年期のアルコール依存症、老年期のうつ病など、発達段階ごとのライフサイクルに応じたメンタルヘルス対策に取り組むことをいう。

ラスク

〔Rusk, Howard A. 1901-1989〕
アメリカの内科医。第二次世界大戦における空軍戦傷者に対する回復訓練や社会生活・就労への復帰などを含め医学的リハビリテーションにおいて著しい成果を上げた。

LASMI（精神障害者社会生活評価尺度）

〔Life Assessment Scale for the Mentally Ill〕
1994（平成 6）年に日本で開発され、慢性期にある統合失調症患者の生活障害を包括的に捉えることを目的とした尺度。5 つのカテゴリー（日常生活、対人関係、労働または課題の遂行、持続性・安定性、自己認識）、全 40 項目で評定数値化し、レーダーチャートを用いて示す。

ラップ

〔Rapp, Charles Anthony〕
アメリカのカンザス大学社会福祉学部名誉教授。ストレングスモデルを提唱し、リカバリーのために個人の願望や能力、自信、その他環境の資源や社会関係にストレングスがあるとして 6 原則を挙げている。

WRAP（元気回復行動プラン）

〔Wellness Recovery Action Plan〕
当事者を中心とした、リカバリーを実現するためのプログラム。リカバリーのために大切な 5 つの考え方として、①希望、②自分に責任をもつこと、③学ぶこと、④自分のために権利擁護すること、⑤サポート、を挙げている。WRAP のプログラムを作成し、当事者同士でアイディアを出し合い、困難な場

リカバリー

〔recovery〕
1990 年代にサービスの消費者（コンシューマー）やリハビリテーション専門家によって論じられるようになった新しい概念。病気や障害によって失ったものを回復する過程であり、人生を生きることの新しい意味と目的を作りだすこと。医学的な回復過程とは区別され、心理的・社会的目標達成による精神的回復に重点が置かれる。

力動的集団精神療法

生物的、心理的、社会的な諸力による因果関係を力動的に捉えた力動精神医学をもとに、集団内に起こるグループ・ダイナミックスに焦点をあて治療を行う。

リハビリテーション

〔rehabilitation〕
「国連・障害者に関する世界行動計画」（1982 年）において、「リハビリテーションとは、身体的、精神的、かつ社会的に最も適した機能水準の達成を可能とすることによって、各人が自らの人生を変革していくための手段を提供していくことを目指し、かつまた時間を限定したプロセスである」と定義している。すなわち、全人間的復権を目指す技術的および社会的、改革的対応の総合的体系であり、「生活の質（QOL）の向上」につなげるものである。

リハビリテーションモデル

〔rehabilitation model〕
精神障害者を対象としたケアマネジメントのモデルの一つ。スキルトレーニングを強調し、1 人のケアマネジメント従事者の担当する対象者は 20 ～ 30 名とされている。

REHAB（精神科リハビリテーション行動評価尺度）

〔Rehabilitation Evaluation of Hall and Baker〕
1983 年イギリスのベーカー（Baker, R.）とホール（Hall, J. N.）が開発した社会生活評価のための行動評価尺度。退院の可能性や病棟・デイケア等の利

用者の特徴を明らかにすることを目的とし、全般的行動16項目と逸脱行動7項目の2つでチェックする。

リバーマン
〔Liberman, Robert Paul 1937-2021〕
アメリカの精神科医。カリフォルニア州立大学ロサンゼルス校で精神科教授を務める。認知行動療法と社会的学習理論に基づいた生活技能訓練（SST: Social Skills Training）を治療技法として確立し、発展させた。

リフレーミング
〔reframing〕
ヘイリー（Haley, J.）とジャクソン（Jackson, D. D.）が最初に用いた、クライエントのもつ否定的なイメージに対して、支援者が肯定的な意味に変える

ためのコミュニケーション技法である。

リレーションシップゴール
〔relationship goal〕
地域福祉計画の評価を行う際の一つの目標である。現状の在り方にどの程度の変化をもたらしたかという地域社会の変革を目標とする。縦割り構造の行政改革や地域分権の推進に向けた住民権の変化などを目指す。

レジリエンス
〔resilience〕
個人の内的な性格特性にとどまらず、個人のおかれた環境への適応プロセス全体を含めて、直面した逆境や困難な環境を克服した経験によって強化される、人間に潜在的に備わっている復元できる力のことをいう。

（太字で表示した頁には用語解説があります）

仁科雄介　（にしな　ゆうすけ）　文京学院大学人間学部　非常勤講師／
伊東市役所子育て支援課母子保健係　精神保健福祉士……………第2章1節

増川ねてる　（ますかわ　ねてる）　アドバンスレベル WRAP® ファシリテーター／ピアサポーター
……………………………………………………………第3章3節D・同コラム

向井智之　（むかい　ともゆき）　聖徳大学心理・福祉学部　准教授……………………………第1章5節

矢萩未来　（やはぎ　みく）　東北文化学園大学医療福祉学部　助教………………………第3章1節C

コラム執筆者（五十音順）　　　　　　　　　　　　　　　　執筆分担

宇田川健　（うだがわ　けん）　認定特定非営利活動法人 地域精神保健福祉機構・コンボ　代表理事
………………………………………………………………………第1章コラム

城田晴夫　（しろた　はるお）　駒澤大学文学部社会学科　非常勤講師
…………………………………………第2章コラム、第4章3節コラム

高田大志　（たかだ　だいし）　医療法人薪水 浦河ひがし町診療所　副院長・ソーシャルワーカー
…………………………………………………………第3章3節Bコラム

降屋由美子（ふりや　ゆみこ）　メンタルヘルス診療所 しっぽふぁーれ　ピアスタッフ……第4章1節コラム

柳瀬敏夫　（やなせ　としお）　社会福祉法人 やおき福祉会　理事長………………第3章3節Gコラム

精神障害リハビリテーション論
【新・精神保健福祉士シリーズ5】

2023(令和5)年3月30日　初　版1刷発行

編　者　古屋龍太・森山拓也
発行者　鯉渕友南
発行所　株式会社　弘文堂　　101-0062　東京都千代田区神田駿河台1の7
TEL 03(3294)4801　振替 00120-6-53909
https://www.koubundou.co.jp
装　丁　水木喜美男
印　刷　三美印刷
製　本　井上製本所

© 2023 Ryuta Furuya, et al. Printed in Japan

ISBN978-4-335-61129-2

新・精神保健福祉士シリーズ 全21巻

福祉臨床シリーズ編集委員会/編

2021年度からスタートした新たな教育カリキュラムに対応!

シリーズの特徴

精神保健福祉士の新カリキュラムに対応した全面改訂版を編むにあたり、①血の通ったテキスト、②実践の哲学を伝えるテキスト、③現状変革・未来志向のテキスト、④現場のリアルを伝えるテキスト、⑤平易で読みやすいテキスト、の5点を基本的な編集方針としました。

精神保健福祉士をめぐる時代状況の変化とともに、本シリーズもまた新陳代謝を図り、新しい価値と哲学を発信していければと願っています。

新・社会福祉士シリーズ　全22巻

福祉臨床シリーズ編集委員会/編

2021年度からスタートした新たな教育カリキュラムに対応！

新・社会福祉士シリーズ　1
医学概論

シリーズの特徴

社会福祉士の新カリキュラムに合致した科目編成により、社会福祉問題の拡大に対応できるマンパワーの養成に貢献することを目標とするテキストです。

たえず変動し拡大する社会福祉の臨床現場の視点から、対人援助のあり方、地域福祉や社会福祉制度・政策までをトータルに把握し、それらの相互関連を描き出すことによって、社会福祉を学ぶ者が、社会福祉問題の全体関連性を理解できるようになることを意図しています。

		編者	定価/予価・ISBN	刊行
◎	1 医学概論	朝元美利・平山陽示 編	定価2,500円＋税　ISBN978-4-335-61206-0	2021年4月刊行
◎	2 心理学と心理的支援	岡田斉・小山内秀和 編	定価2,500円＋税　ISBN978-4-335-61207-7	2022年2月刊行
◎	3 社会学と社会システム	杉座秀親・石川雅典・菊池真弓 編	定価2,500円＋税　ISBN978-4-335-61208-4	2021年4月刊行
◎	4 社会福祉の原理と政策	福田幸夫・長岩嘉文 編	定価2,500円＋税　ISBN978-4-335-61209-1	2021年8月刊行
◎	5 社会福祉調査の基礎	宮本和彦・梶原隆之・山村豊 編	定価2,500円＋税　ISBN978-4-335-61210-7	2023年3月刊行
◎	6 ソーシャルワークの基盤と専門職	柳澤孝主・増田康弘 編	定価2,500円＋税　ISBN978-4-335-61211-4	2021年3月刊行
	7 ソーシャルワークの基盤と専門職(社福専門)	柳澤孝主・増田康弘 編	予価2,500円＋税　ISBN978-4-335-61212-1	2023年6月刊行予定
◎	8 ソーシャルワークの理論と方法	坂野憲司・増田康弘 編	定価2,500円＋税　ISBN978-4-335-61213-8	2021年4月刊行
	9 ソーシャルワークの理論と方法(社福専門)	柳澤孝主・増田康弘 編	予価2,500円＋税　ISBN978-4-335-61214-5	2023年6月刊行予定
◎	10 地域福祉と包括的支援体制	山本美香 編	定価2,500円＋税　ISBN978-4-335-61215-2	2022年3月刊行
	11 福祉サービスの組織と経営	三田寺裕治・西岡修・早坂聡久 編	予価2,500円＋税　ISBN978-4-335-61216-9	2023年7月刊行予定
◎	12 社会保障	阿部裕二・熊沢由美 編	定価2,500円＋税　ISBN978-4-335-61217-6	2023年3月刊行
	13 高齢者福祉	原葉子・東康祐 編	定価2,500円＋税　ISBN978-4-335-61218-3	2021年6月刊行
◎	14 障害者福祉	峰島厚・木全和巳・児嶋芳郎 編	定価2,500円＋税　ISBN978-4-335-61219-0	2021年8月刊行
	15 児童・家庭福祉	八重樫牧子・原葉子・土田美世子 編	定価2,500円＋税　ISBN978-4-335-61220-6	2022年11月刊行
	16 貧困に対する支援	伊藤秀一 編	定価2,500円＋税　ISBN978-4-335-61221-3	2022年5月刊行
	17 保健医療と福祉	幡山久美子・福田幸夫 編	定価2,500円＋税　ISBN978-4-335-61222-0	2021年5月刊行
◎	18 権利擁護を支える法制度	福田幸夫・森長秀 編	定価2,500円＋税　ISBN978-4-335-61223-7	2021年12月刊行
◎	19 刑事司法と福祉	森長秀・淺沼太郎 編	予価2,500円＋税　ISBN978-4-335-61224-4	2023年7月刊行予定
◎	20 ソーシャルワーク演習(共通)	柳澤孝主・上原正希・森山拓也 編	予価2,500円＋税　ISBN978-4-335-61225-1	2023年7月刊行予定
	21 ソーシャルワーク演習(社福専門)	柳澤孝主・上原正希・増田康弘 編	予価2,500円＋税　ISBN978-4-335-61226-8	2023年10月刊行予定
	22 ソーシャルワーク実習・実習指導(社福専門)	早坂聡久・長岩嘉文・上原正希 編	予価2,500円＋税　ISBN978-4-335-61227-5	2023年6月刊行予定

◎＝精神保健福祉士と共通科目